Clemens Hausmann, Martina M. Koller

Psychologie, Soziologie und Pädagogik
Ein Lehrbuch für Gesundheitsberufe

4., überarbeitete Auflage

Clemens Hausmann, Martina M. Koller

Psychologie, Soziologie und Pädagogik

Ein Lehrbuch für Gesundheitsberufe

4., überarbeitete Auflage

facultas

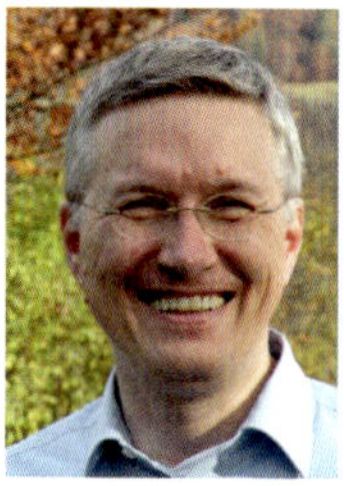

Clemens Hausmann
ist klinischer Psychologe und Gesundheitspsychologe am Kardinal-Schwarzenberg-Klinikum sowie Lehrbeauftragter der Universität Salzburg und der FH Gesundheitsberufe OÖ.

Nähere Informationen zum Verfasser:
www.clemens-hausmann.at
E-Mail: ***info@clemens-hausmann.at***

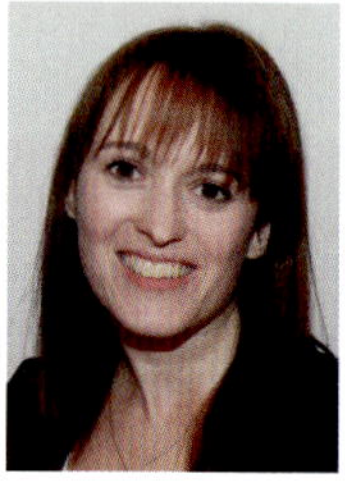

Martina M. Koller
ist im Bereich der Gesundheits- und Pflegeforschung tätig. Ihre Schwerpunkte liegen sowohl in der Forschung als auch in der Lehre an diversen Hochschulen im Bereich der quantitativen Forschung und Statistik.

Eine geschlechtergerechte Schreibweise wird in diesem Buch durch die abwechselnde Verwendung männlicher und weiblicher Formen realisiert. Ist die Nennung auf diese Weise nicht möglich oder hemmt sie den Lesefluss, wird nach Möglichkeit auf neutrale Formen zurückgegriffen. Es sind stets alle Geschlechter gemeint.

Bibliografische Information der Deutschen Nationalbibliothek
Die Deutsche Nationalbibliothek verzeichnet diese Publikation in der Deutschen Nationalbibliografie; detaillierte bibliografische Daten sind im Internet über http://dnb.d-nb.de abrufbar.

4. Auflage 2022

Facultas Verlag, Stolberggasse 26, A-1050 Wien
Umschlagbild: © Prot Tachapanit, istockphoto.com
Lektorat: Laura Hödl
Typographie, Satz & Abbildungen: Florian Spielauer, Wien
Druck: Druckerei Berger, Horn
Printed in Austria
ISBN 978-3-7089-2250-8
e-ISBN 978-3-99111-602-8

Inhalt

Hinweise zum Gebrauch des Buches

Am Beginn jedes Kapitels sind **Lernziele** formuliert.

Wichtige Worte und Textpassagen sind **fett** gedruckt.

Im Text verwendete und den Lesern vielleicht unbekannte Begriffe sind farbig gesetzt und in der Randspalte erklärt.

Unbekannte Begriffe werden in der Randspalte erklärt.

In der Randspalte sind weiters Erläuterungen angeführt, die wichtig sind oder das Verstehen des Textes erleichtern, jedoch den fortlaufenden Haupttext zu sehr belasten würden.

Kernaussagen

sowie **Beispiele** sind orange hinterlegt.

Am Ende eines jeden Kapitels findet sich eine **„Zusammenfassung“**

sowie Fragen **„zum Üben“**

und Literaturtipps **„zum Nachlesen“**.

Teil I
Grundlagen der Psychologie

von Clemens Hausmann

Der Text des 1. Teiles „Grundlagen der Psychologie“ folgt den entsprechenden Abschnitten des Buches „Psychologie und Kommunikation für Pflegeberufe“ (4. Auflage 2019) von Clemens Hausmann.

1 Psychologie als Wissenschaft

Nach dem Studium dieses Kapitels sollten Sie ...

... Gegenstand und Fragestellungen der Psychologie beschreiben können.

... den Beitrag der Psychologie zur Pflege erklären können.

... die Berufe Psychologe, Psychiaterin und Psychotherapeut unterscheiden können.

Psychologie ist eine wesentliche Grundlage der Gesundheits- und Krankenpflege. Im Umgang mit pflegebedürftigen Menschen unterstützt sie das Erkennen der psychischen Situation von Patienten, Heimbewohnerinnen und Angehörigen. Sie ermöglicht das tiefergehende Verstehen von Einstellungen, Verhaltensweisen und Reaktionen. Damit bildet sie die Grundlage für angemessenes Handeln auch in psychologisch heiklen Pflegesituationen.

1.1 Gegenstand und Fragestellungen der Psychologie

Die Psychologie behandelt Fragen, die uns Menschen von alters her bewegen: Was sind Gefühle und woher kommen sie? Welchen Einfluss haben unsere Gedanken und Erwartungen auf unser Leben? Warum bleiben manche Menschen unter Stress psychisch stabil und andere nicht? Warum verhalten wir uns in Gruppen manchmal anders, als wenn wir allein sind? Was bestimmt unsere seelische Entwicklung im Laufe der Jahre? Was genau sind psychische Störungen und wie kann man sie behandeln?

In früheren Jahrhunderten galt **Psychologie** als „Lehre von der Seele". Allerdings vermochte man die menschliche Seele weder näher zu definieren noch wissenschaftlich klar zu umschreiben. Der Begriff bezeichnet etwas „Inneres" – z. B. Gedanken und Gefühle –, das sich von körperlichen Prozessen unterscheidet, andererseits mit diesen auch eng verknüpft ist. Theologinnen spekulierten über die Bedingungen der Unsterblichkeit der Seele, während Materialisten sie als eine Art Begleiterscheinung der „Körper-Maschine" ansahen.

Psychologie
(griech.), wörtlich „Lehre von der Seele". Der Begriff „Seele" wird in der heutigen Psychologie kaum mehr verwendet.

Die moderne Psychologie wird über ihren Gegenstandsbereich definiert:

Psychologie ist die Wissenschaft vom menschlichen Erleben und Verhalten.

- Zum Erleben gehören Wahrnehmung, Gefühle, Gedanken, Erinnerungen, Bedürfnisse, Erwartungen, die Inhalte des Bewusstseins und des Unbewussten.
- Das Verhalten umfasst alle unsere Handlungen und Reaktionen – alles, was wir bewusst oder unbewusst tun, einzeln oder in der Gruppe. Dazu gehören auch alle Arten von verbaler und nonverbaler Kommunikation, d. h. alles, was wir der Umwelt mitteilen und wie wir das tun.

Direkt zugänglich ist uns nur das eigene Erleben. Das Erleben anderer Menschen kann durch Beobachtung und begründete Vermutung erschlossen werden. Wie sich z. B. jemand fühlt, ob er oder sie sich freut oder traurig ist, können wir aufgrund des Gesichtsausdrucks, der Körperhaltung und Gestik usw. durchaus erschließen. Wie genau die Freude oder Traurigkeit aber beschaffen ist, welche spezielle und individuelle Tönung sie für die Person aufweist, wissen wir von außen nicht. Darüber kann nur die erlebende Person selbst Auskunft geben.

Die Psychologie ist eine grundsätzlich empirische Wissenschaft, d. h., ihre Erkenntnisse und Theorien werden auf der Grundlage überprüfbarer Tatsachen (empirischer Daten) gewonnen und formuliert. Ihre Ziele sind die Beschreibung, Erklärung und Vorhersage des Erlebens und Verhaltens sowie – im Rahmen psychologischer Behandlung – deren Veränderung zur Verbesserung der Lebensqualität (Gerrig 2015).

Beispiel

Frau R. ist 67 Jahre alt, Pensionistin, seit sechs Jahren Witwe und kinderlos. Sie wird wegen eines Darmverschlusses stationär aufgenommen und soll in zwei Tagen operiert werden. Auf die Pflegepersonen und den behandelnden Arzt wirkt sie „misstrauisch" und „verschlossen".

Beschreibung des Verhaltens:
Obwohl sie völlig mobil ist, hält sich Frau R. den ganzen Tag in ihrem Zimmer auf. Von sich aus beginnt sie kein Gespräch, weder mit dem Krankenhauspersonal noch mit den Mitpatientinnen. Wenn sie angesprochen oder etwas gefragt wird, antwortet sie knapp und kurz angebunden. Dabei fixiert sie ihr Gegenüber mit ihrem Blick. Als sie einmal von einer Nichte besucht wird, spricht sie mit ihr leise und hastig, aber so, dass niemand anderer das Gespräch mitverfolgen kann.

Erklärung:
Frau R. lebt seit dem Tod ihres Mannes allein und hält außer zu einigen Verwandten keine sozialen Kontakte. Die vielen verschiedenen Menschen im Krankenhaus stellen für sie eine erhebliche Belastung dar, auf die sie mit Rückzug reagiert. Darüber hinaus ist ihr Mann vor sechs Jahren in ebendiesem Krankenhaus an Krebs gestorben. Die Erinnerungen an die Ärztinnen und das Pflegepersonal, die ihrem sterbenden Mann nicht mehr helfen konnten, sind noch immer schlimm für sie. Zugleich hat sie insgeheim Angst, dass es ihr nun selbst so ergehen könnte wie ihrem Mann.

Vorhersage und Veränderung:
An die vielen neuen Bezugspersonen wird sich Frau R. nach und nach gewöhnen. Das Pflegepersonal kann sie dabei unterstützen, indem solche Pflegepersonen sie betreuen, zu denen sie leichter einen Bezug herstellen kann, etwa weil sie aus derselben Gegend stammen wie sie oder indem man gezielt ihre Interessen und Bedürfnisse anspricht. Die Erinnerungen an den Tod ihres Mannes werden für Frau R. so lange eine Rolle spielen, wie sie ihre jetzige Situation mit der ihres Mannes gleichsetzt. Ein klinischer Psychologe kann ihr helfen, ihren jetzigen Krankenhausaufenthalt von dem ihres Mannes gedanklich zu trennen und die beiden Ereignisse unabhängig voneinander zu sehen. Dadurch wird sie frei, sich auf ihre eigene Genesung zu konzentrieren.

1.2 Der Beitrag der Psychologie zur Pflege

Psychologische Fragen spielen während des gesamten Pflegeprozesses eine wichtige Rolle.

Gesprächsführung und Kommunikation sowie Beratung und psychosoziale Betreuung gehören zu den Kernkompetenzen der Gesundheits- und Krankenpflege.

Dabei sind vor allem folgende Punkte bedeutsam:

- Das **Verständnis** für den Patienten in seiner jeweils besonderen Situation wird durch klinisch-psychologisches Wissen vertieft. Das ermöglicht die fundierte Beschreibung und Erklärung von psychischen Veränderungen und Verhaltensauffälligkeiten (z. B. Angst, Kontrollbedürfnis, sozialer Rückzug, Aggression).
- Im **Gespräch** kann besser auf die Patientin eingegangen werden. Dadurch ist es leichter möglich, wichtige Informationen zu gewinnen und zu geben, bestimmte Themen anzusprechen (z. B. Gefühle) und Fehler oder Fallen in der Gesprächsführung zu vermeiden (z. B. bei gereizten Patienten). Die Motivation der Patientin und die Zusammenarbeit mit den behandelnden Ärzten und Pflegepersonen kann gezielt verbessert werden. Konflikte können frühzeitig erkannt und geklärt werden.
- Die **Kooperation im Team** wird durch psychologisches Wissen vertieft. Schwierige Situationen, Stress und Konflikte können frühzeitig erkannt und konstruktiv geklärt werden.
- Im Rahmen der **multidisziplinären Zusammenarbeit** werden Psychologinnen über psychische Auffälligkeiten informiert und in die Behandlung einbezogen. Psychologen geben ihrerseits Hinweise für die weitere Kommunikation und Betreuung.

- Die Psychohygiene der Pflegenden wird gefördert durch Selbstreflexion, Stress- und Konfliktmanagement. Der aktive Umgang mit den vielfältigen beruflichen Belastungen beugt innerer Erschöpfung und dem emotionalen Ausbrennen vor.

1.3 Psychologin – Psychiater – Psychotherapeutin

Psychologin, Psychiater, Psychotherapeutin
In Österreich sind rund 11.100 klinische Psychologen, 10.800 Psychotherapeutinnen und 1.200 Fachärzte für Psychiatrie tätig (BMSGPK 2022; Statistik Austria 2022).

„Du brauchst ja einen Psychiater!" – Im alltäglichen Sprachgebrauch werden die sogenannten „Psycho-Berufe" – Psychologe – Psychiaterin – Psychotherapeut – immer wieder miteinander verwechselt. Zwar haben sie tatsächlich vieles miteinander gemein, vor allem was die Behandlung von psychischen Störungen und Leidenszuständen betrifft; dennoch sollten sie klar voneinander unterschieden werden.

Psychologe

Grundausbildung ist das Universitätsstudium der Psychologie (Bachelor und Master). Das berufliche Spektrum von Psychologinnen ist sehr breit und umfasst u. a. folgende Arbeitsbereiche: Krankenhäuser, Kuranstalten, Heime und Schulen, psychosoziale Beratungsstellen, Behinderteneinrichtungen, Erwachsenenbildung, Personalwesen, Wirtschaft, Forschung sowie die freie Praxis. Spezialisierungen für den klinischen und den Gesundheitsbereich sind in Österreich eigens gesetzlich geregelt (Psychologengesetz 2013):

- Ein klinischer Psychologe hat nach Ende des Studiums eine mehrjährige postgraduelle Ausbildung absolviert. Zu den Aufgabengebieten zählen die klinisch-psychologische Diagnostik in Bezug auf psychische Störungen und körperliche Krankheiten, die Erstellung von klinisch-psychologischen Befunden und Gutachten sowie die klinisch-psychologische Behandlung. Dies umfasst die Unterstützung bei der Bewältigung körperlicher Krankheiten (z. B. Krebs) ebenso wie die fokussierte, ziel- und lösungsorientierte Behandlung von Verhaltensstörungen und Leidenszuständen (z. B. Depression, Angststörungen, Burn-out) und die Begleitung in Krisensituationen.

präventiv
(lat.) = vorbeugend, verhütend

- Eine **Gesundheitspsychologin** arbeitet vor allem präventiv, im Sinne der Gesundheitsförderung und Krankheitsverhütung. Die gesundheitspsychologischen Maßnahmen und Projekte beziehen sich u. a. auf Gesundheits- und Risikoverhalten (Ernährung, Bewegung, Rauchen) sowie auf die Analyse und Beratung von Betrieben und Organisationen in Bezug auf gesundheitsbezogene Rahmenbedingungen, Vorsorge und Rehabilitation (z. B. Arbeitsplatzanalyse, Stressmanagement, betriebliche Gesundheitsförderung).

Psychiaterin

Ein Psychiater ist Facharzt für Psychiatrie. Er arbeitet zumeist in psychiatrischen Kliniken bzw. Stationen und/oder in freier Praxis. Psychiatrische Patienten weisen oft schwere psychische Störungen auf (z. B. Schizophrenie, manisch-depressive Psychosen), die häufig mittels Medikamenten (Psychopharmaka) behandelt werden. In zunehmendem Maße kommen auch psychotherapeutische Methoden zum Einsatz (therapeutische Gespräche, Gruppentherapie u. a.). In modernen Behandlungsansätzen werden möglichst alle Lebensbereiche der Patienten berücksichtigt (Schneider et al. 2012).

Psychotherapeut

Eine Psychotherapeutin ist Spezialistin für die Behandlung von psychischen Störungen. Um in Österreich tätig sein zu dürfen, muss ein Psychotherapeut zunächst eine Grundausbildung in einem gesetzlich definierten Beruf absolvieren (Psychologen, Ärztinnen, Pädagogen, Theologinnen, Sozialarbeiter, Diplompflegepersonen u. a.). Daran schließt sich eine vier- bis sechsjährige Ausbildung in einer speziellen **psychotherapeutischen Methode** an. Ein Psychotherapeut arbeitet meist in freier Praxis und/oder in einer Einrichtung des Gesundheitswesens, oft in Kooperation mit Ärzten und Psychologinnen (zur Diagnostik, medizinischen Behandlung etc.).

Psychotherapeutische Methoden
In Österreich sind derzeit 23 psychotherapeutische Methoden gesetzlich anerkannt. Die häufigsten sind Systemische Familientherapie (21%) und Verhaltenstherapie (11%).

1.4 Vertiefung des Lernstoffes

Zusammenfassung

Psychologie ist die Wissenschaft vom menschlichen Erleben und Verhalten. Ihre Ziele sind die Beschreibung, Erklärung und Vorhersage des Erlebens und Verhaltens sowie – im Rahmen psychologischer Behandlung – deren Veränderung zur Verbesserung der Lebensqualität. Der Beitrag der Psychologie zur Pflege betrifft Verständnis für den Patienten, Gesprächsführung, Kooperation im Team, interdisziplinäre Zusammenarbeit und Psychohygiene. Das berufliche Spektrum von Psychologen ist sehr umfangreich. Es unterscheidet sich in wichtigen Punkten von dem von Psychiatern und Psychotherapeutinnen.

Zum Üben

1. Was ist Psychologie? Beschreiben Sie den Gegenstandsbereich.
2. Welchen Beitrag liefert die Psychologie zur Pflege?
3. Beschreiben Sie die Berufe Klinische Psychologin, Psychiaterin und Psychotherapeutin.

Zum Nachlesen

Gerrig, Richard (2018): Psychologie. 21. Auflage. Pearson.

Hoyer, Jürgen & Knappe, Susanne (Hrsg.) (2021). Klinische Psychologie & Psychotherapie. 3. Auflage. Springer.

Hausmann, Clemens (2011): Das erste Jahr in der Pflege. Einstiege in den Pflegeberuf. Facultas.

2 Neurobiologische Grundlagen des Erlebens und Verhaltens

Nach dem Studium dieses Kapitels sollten Sie ...

... die Auswirkung von Störungen der Signalübertragung zwischen Nervenzellen beschreiben können.

... die Funktionen von Großhirnrinde und limbischem System in Bezug auf das Erleben und Verhalten erklären können.

... die Wirkung von Neuromodulatoren beschreiben können.

Das menschliche Gehirn ist jenes Organ, in dem Informationen über die Außenwelt und den Körper gesammelt, verarbeitet und gespeichert werden. Im Gehirn laufen alle höheren geistigen Prozesse ab, die wir als Bewusstsein, Denken, Gefühle, Bedürfnisse, Wissen etc. erleben und die unser persönlichstes Inneres ausmachen. Das Gehirn steuert und koordiniert weiters Körperfunktionen und Muskelaktivitäten und bestimmt so unser Verhalten, von einfachen Reaktionsmustern bis hin zu hoch spezialisierten Handlungen.

Aus neurobiologischer Sicht bringt „das Gehirn die Seele hervor“ (Roth et al. 2014, S. 43).

2.1 Signalübertragung zwischen Nervenzellen

Nervenzellen (Neuronen) bilden die Grundeinheiten des Nervensystems. Das Gehirn besteht aus 60 bis 100 Milliarden Neuronen; davon entfallen allein auf die Großhirnrinde rund 15 Milliarden. Die Nervenzellen nehmen Reize (Informationen) auf, verarbeiten sie und leiten sie an andere Zellen weiter. Sie sind in ausgedehnten und stark überlappenden neuronalen Netzwerken (nicht nur in eng umgrenzten „Zentren") organisiert.

Größe und Form der Nervenzellen sind sehr unterschiedlich, jedoch weisen alle den gleichen Grundplan auf: Sie bestehen aus einem Zellkörper (Soma) und Fortsätzen an diesem Zellkörper: einem mehr oder weniger langen **Axon** (Neuriten) und meist mehreren **Dendriten** mit kleinen, knollenförmigen Endknöpf chen (Synapsen).

Axon
zentraler Strang einer Nervenfaser

Dendrit
verästelter Fortsatz einer Nervenzelle

Die Signalübertragung zwischen den Neuronen läuft in folgenden Schritten ab (siehe Abb. 1):

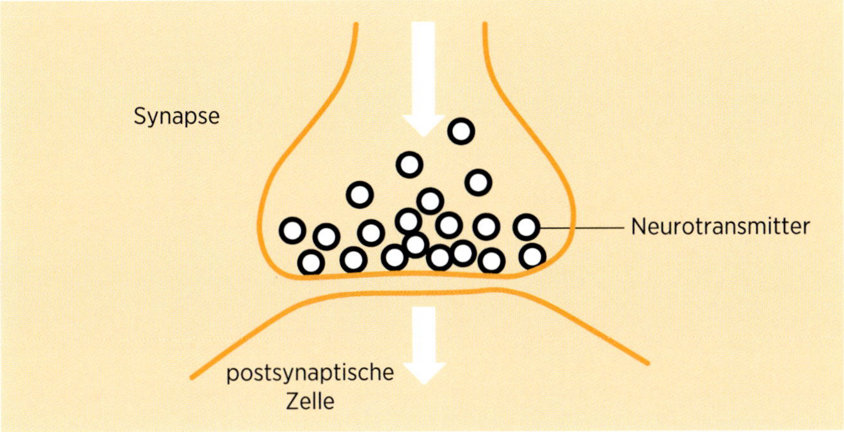

Abbildung 1
Signalübertragung zwischen Nervenzellen

1. Ein Nervenimpuls erreicht als elektrisches Signal die Synapse und muss, um an die nächste Nervenzelle weitergeleitet zu werden, den Abstand zwischen zwei Neuronen (den synaptischen Spalt) überwinden. Das geschieht chemisch, durch **Neurotransmitter**. Diese werden in den synaptischen Spalt ausgeschüttet.
2. Die Neurotransmitter binden sich an die **Rezeptoren** der postsynaptischen Zelle und können dort ein elektrisches Signal auslösen, das dann in der neuen Zelle weiterverarbeitet wird; andere wirken hemmend und unterbinden Impulse in der postsynaptischen Zelle. Die Art der Wirkung hängt u. a. von der chemischen Bauweise der Transmitter und der Rezeptoren ab.
3. Nach der Rezeption werden die Neurotransmitter entweder zersetzt oder sie wandern zurück in die Synapse.

Neurotransmitter
biochemische Stoffe, die Informationen von Nervenzelle zu Nervenzelle weitergeben

Rezeptor
(lat.), Ende einer Nervenfaser oder spezialisierte Zelle zur Aufnahme von Reizen

Die einwandfreie Signalübertragung innerhalb und zwischen den Nervenzellen bildet die Grundlage der Wahrnehmung, der kognitiven und emotionalen Verarbeitung sowie der Verhaltenssteuerung. Störungen dieser biochemischen Prozesse können dramatische Folgen für das Erleben und Verhalten haben.

Halluzinationen sind Scheinwahrnehmungen von Objekten oder Ereignissen, die objektiv nicht da sind. Die betroffene Person hält sie jedoch für

Halluzination
(lat.) = Sinnestäuschung, Trugwahrnehmung

völlig real. Sie hört z. B. Stimmen, die zu ihr sprechen oder sie beschimpfen. Andere Patientinnen haben optische Halluzinationen und sehen z. B. Lichtpunkte, die sie umtanzen und bedrängen. **Wahnvorstellungen** entstehen oft aus dem Bedürfnis der Betroffenen, sich ihre beunruhigenden Erlebnisse zu erklären. Daraus können komplizierte, unverrückbare Gedankengebäude entstehen, die für andere Menschen nicht nachvollziehbar sind. Denkstörungen äußern sich in zerfahrenen und zusammenhangslosen Gedanken, unlogischen Verknüpfungen und willkürlichen Sprüngen. Bei Ichstörungen verschwimmen die Grenzen zwischen dem Ich und der Umwelt (Depersonalisation: die eigenen Gedanken, Gefühle oder Körperteile werden als unwirklich erlebt; Derealisation: die Umwelt erscheint unwirklich und andersartig; Gedankeneingebung, Gedankenentzug: die eigenen Gedanken scheinen von außen gesteuert). Bei **Schizophrenie** treten diese Symptome oft gemeinsam auf.

In früheren Zeiten stand man diesen und anderen psychotischen Symptomen weitgehend hilflos gegenüber. Die Geschichte der Psychiatrie zeugt von den fortgesetzten Versuchen, mit ihnen irgendwie zurande zu kommen (Brückner 2010). In der Mitte des 20. Jahrhunderts wurden jedoch Wirkstoffe entdeckt, die diese Symptome eindämmen. Die Psychopharmaka, die heute zur Behandlung von Schizophrenie und anderen psychotischen Störungen verwendet werden, wirken auf den gestörten Mechanismus der Signalübertragung und bringen ihn sozusagen wieder in geordnete Bahnen. Allerdings wirken sie nur symptomatisch, d. h., sie bringen die Störungsbilder zwar zum Verschwinden, heilen aber nicht die damit verbundene Grundstörung (etwa Schizophrenie). Deshalb müssen die Medikamente oft über einen sehr langen Zeitraum eingenommen werden.

Die Neurotransmittersysteme können auch künstlich durch verschiedene psychoaktive **Drogen** beeinflusst und vorübergehend verändert werden. So bewirken Cannabis und LSD oft Wahrnehmungssteigerungen und Halluzinationen, Heroin und Morphium Euphorie und Schmerzstillung, Kokain und Ecstasy Antriebssteigerung usw. Die Wirkstoffe jeder dieser Drogen sprechen bestimmte Neurotransmitter-Rezeptoren an. Aufgrund ihrer chemischen Ähnlichkeit mit Neurotransmittern werden sie von den Rezeptoren irrtümlich „akzeptiert" und lösen so dieselben Wirkungen aus.

2.2 Großhirnrinde und limbisches System

Höhere geistige Prozesse sind in der **Großhirnrinde** (dem Cortex) lokalisiert.

Verschiedene Areale sind jeweils zuständig für Wahrnehmungen (Tasten, Sehen, Hören, Riechen, Gleichgewicht), Motorik (Steuerung von absichtlichen Bewegungen), Denken (Vorstellen, Erinnern, Sprache) und überlegtes Handeln (Verhaltensplanung und -vorbereitung).

Wenn ein Areal des Cortex beschädigt oder zerstört wird (z. B. durch einen Unfall oder einen Schlaganfall), können andere nicht spezialisierte Bereiche die ausgefallenen Funktionen übernehmen. Dieser Prozess wird im Rahmen der Rehabilitation gezielt angeregt.

Bei der überaus komplexen Verarbeitung von Informationen werden verschiedene Areale zugleich aktiviert, z. B. in Bezug auf soziale Situationen, Problemlösungen und die Einschätzung eigener Fähigkeiten („Was ist angemessen? War wäre die Lösung? Kann ich das?"). Dabei spielt die Synchronisation der neuronalen Aktivitäten in den einzelnen Bereichen eine besondere Rolle.

Beispiel: Schädigung des präfrontalen Cortex

Der Stirnlappen der Großhirnrinde (präfrontaler Cortex) ist u. a. für die räumlich-zeitliche Einordnung von Wahrnehmungen und die Planung und Vorbereitung von angemessenen Handlungen zuständig. Schädigungen können dazu führen, dass Patientinnen sich nicht mehr flexibel auf neue Situationen oder Probleme einstellen können, während Alltagsroutinen (Haushalt, gewöhnlicher Einkauf) keine Probleme darstellen. Zugleich kann die Impulskontrolle vermindert sein („Ich will alles, sofort"), verbunden mit Selbstüberschätzung und Aggressivität im Umgang mit anderen Menschen. Auch Antriebslosigkeit, gedrückte Stimmung und Sprechverarmung können auftreten. (Man nennt diese Symptomgruppen auch Pseudodemenz, Pseudopsychopathie, Pseudodepression.)

limbisches System
von (lat.) „limbus" (Saum); Funktionseinheit des Gehirns, das u. a. für die Verarbeitung von Emotionen zuständig ist

Das **limbische System** besteht aus einer Reihe kleiner Strukturen unterhalb der Großhirnrinde sowie des Zwischenhirns. Seine zentrale Funktion ist es, Ereignisse und Verhaltensweisen als angenehm bzw. unangenehm zu bewerten und abzuspeichern.

Das limbische System ist die neuronale Grundlage für Gefühle, Motivation und Gedächtnisprozesse.

Die Emotionen reichen von elementaren Affekten (Wut, Zorn, Freude, Trauer) und damit verbundenen Reaktionsweisen (Flucht, Aggression, Erstarren) über konditionierte Reaktionen (siehe Kap. 7) bis zu komplexen Gefühlen und Motiven (z. B. in Bezug auf Eltern, Partner, Arbeit). Dazu zählen auch die Fähigkeiten zur Einfühlung in andere Menschen (Empathie), zur Abwägung von Risiken und der möglichen Folgen einer Handlung und zur Impulskontrolle. Auch Merken und Lernen – die Speicherung einer Wahrnehmung oder eines Erlebnisses im Langzeitgedächtnis – stehen mit dem limbischen System in Verbindung. Wir merken uns Dinge umso leichter, je stärkere Gefühle wir damit verknüpfen.

Trauma
Verletzung und nachhaltige Schädigung einer bestehenden Struktur

Psychisches Trauma
ein Ereignis oder eine Situation intensiver Bedrohung, verbunden mit Hilflosigkeit und schutzloser Preisgabe, wodurch Grundannahmen über die Welt und das eigene Selbst erschüttert werden (Hausmann 2021)

Beispiel: psychische Traumatisierung

Ein psychisches **Trauma** (z. B. durch einen Unfall oder ein Gewaltverbrechen) kann zu deutlichen neurophysiologischen Veränderungen führen. Das limbische System ist bei extremer Stressbelastung überfordert, die äußerst intensiven sensorischen Informationen können räumlich, zeitlich und biografisch nicht mehr zugeordnet werden. Sie bleiben unverknüpft und entziehen sich der bewussten Verarbeitung, Bewertung und Kontrolle. Viele Betroffene befinden sich danach in einer Art Dauererregung bzw. einem anhaltenden Alarmzustand. Kleinste Irritationen und harmlose Wahrnehmungen können zu heftigen Reaktionen führen – im Zuge einer Traumatherapie lernt der Betroffene, die einzelnen Eindrücke in Worte zu fassen und miteinander in Beziehung zu setzen. Neurophysiologisch werden die Trauma-Erinnerungen mit den anderen Lebenserfahrungen verknüpft, das limbische System lernt, die emotionalen Reaktionen wieder angemessen zu steuern.

2.3 Neuromodulatoren

Die „klassischen" Neurotransmitter bewirken innerhalb von Millisekunden den Informationsaustausch zwischen Synapsen und angrenzenden Nervenzellen. Diese Wirkung wird von weiteren neurochemischen Substanzen, den sogenannten Neuromodulatoren, verändert (moduliert). Gebildet werden Neuromodulatoren in verschiedenen, speziellen Hirnregionen und von dort oft schubartig freigesetzt; sie wirken innerhalb von Sekunden. Wichtige Neuromodulatoren sind u. a. folgende:

- **Dopamin** lässt bestimmte Reize besonders attraktiv erscheinen und erzeugt eine Belohnungserwartung; es ist das neurochemische Motivationssystem. Verstärkte Dopaminfreisetzung zeigt an, dass „eine Belohnung winkt". Bei Dopaminmangel erscheinen bisher wichtige Ziele nicht mehr attraktiv oder gar unerreichbar; Apathie und Hoffnungslosigkeit sind die Folge.
- **Serotonin** hemmt u. a. die Bereitschaft zu Aggression sowie zu schnellen, ungeplanten, riskanten Handlungen. Es ist das neurochemische „Brems- und Beruhigungssystem", das uns abwarten und überlegen lässt. Bei Mangel an Serotonin erscheint die Welt bedrohlicher und gefährlicher. Ängstlichkeit und Depression, aber auch Impulsivität und reaktive Aggression und Gewalt können die Folge sein.
- **Endogene Opioide** fördern das Wohlgefühl und lindern körperlichen Schmerz. Sie sind das körpereigene Belohnungssystem, wenn ein Ziel erreicht ist. Störungen im Opioidhaushalt können zu stärkerer Schmerzempfindlichkeit sowie zu größerer Empfindlichkeit gegenüber sozialer Ablehnung führen. Der verstärkte Drang nach intensiver positiver Erfahrung (sensation seeking) kann die Grundlage für Drogensucht werden.

- **Oxytocin** erhöht die Fähigkeit, emotionale und soziale Signale zu erkennen; es fördert die Bereitschaft, sich auf andere Menschen einzulassen, sowie Vertrauen und elterliche Fürsorge. Frühkindliche Vernachlässigung wirkt sich negativ auf die Entwicklung des Oxytocinsystems aus. Zusammen mit einer bestimmten genetischen Disposition kann das zu schweren Bindungs- und Persönlichkeitsstörungen führen.

2.4 Vertiefung des Lernstoffes

Zusammenfassung

Das Gehirn ist jenes Organ, das „die Seele hervorbringt". Die Signalübertragung zwischen den Nervenzellen ist die Voraussetzung für rasche Informationsverarbeitung und zielgerichtetes Handeln. Störungen im Neurotransmitterhaushalt können u.a. zu Schizophrenie und anderen psychotischen Störungen führen. Verschiedene Areale der Großhirnrinde sind zuständig für Wahrnehmung, Motorik, Denken und überlegtes Handeln. Schädigungen können zentrale psychische Funktionen beeinflussen. Das limbische System ist die neuronale Grundlage für Gefühle, Motivation und Gedächtnisprozesse. Ein psychisches Trauma kann zu neurophysiologischen Veränderungen führen. Neuromodulatoren steuern u.a. Motivation, Beruhigung, Belohnung und soziales Bindungsverhalten.

Zum Üben

1. Welche psychischen Auswirkungen können Störungen der neuronalen Signalübertragung haben?
2. Wie werden höhere geistige Prozesse im Gehirn verarbeitet?
3. Welche Aufgaben erfüllt das limbische System?
4. Wie beeinflussen Neuromodulatoren das Erleben und Verhalten? Nennen Sie vier Beispiele.

Zum Nachlesen

Roth, Gerhard/Strüber, Nicole (2018): Wie das Gehirn die Seele macht. 4. Auflage. Klett-Cotta.

Schandry, Rainer (2016): Biologische Psychologie. 4. Auflage. Beltz.

Hausmann, Clemens (2021): Interventionen der Notfallpsychologie. Was man tun kann, wenn das Schlimmste passiert. 2. Auflage. Facultas.

3 Andere Menschen wahrnehmen

Nach dem Studium dieses Kapitels sollten Sie ...

... die Stufen des Wahrnehmungsprozesses nachvollziehen und die Eigenschaften der Wahrnehmung beschreiben können.

... wichtige Faktoren kennen, die die Wahrnehmung beeinflussen.

... die Besonderheiten der sozialen Wahrnehmung beschreiben und daraus Folgen für die Pflege ableiten können.

Die Wahrnehmung versorgt uns mit Informationen über die Umwelt und den eigenen Körper. Sie ermöglicht es, sich in der Welt zu orientieren und gezielt zu bewegen. Zugleich bildet sie die Voraussetzung für viele nachfolgende psychische Prozesse wie Gedanken, Gefühle, Lernen usw. (Sperling/Schmidt 2012).

3.1 Der Wahrnehmungsprozess

Die physikalische Welt, in der wir uns bewegen, besteht aus Atomen und Molekülen, elektromagnetischen und mechanischen Schwingungen. Der Wahrnehmungsprozess liefert aber kein „objektives" Bild der Wirklichkeit. Was wir sehen, hören, tasten, riechen schmecken usw., ist vielmehr eine Folge von Umwandlungen, in denen schrittweise ein Bild der Wirklichkeit konstruiert wird (siehe Abb. 2).

Abbildung 2
Die Stufen des Wahrnehmungsprozesses

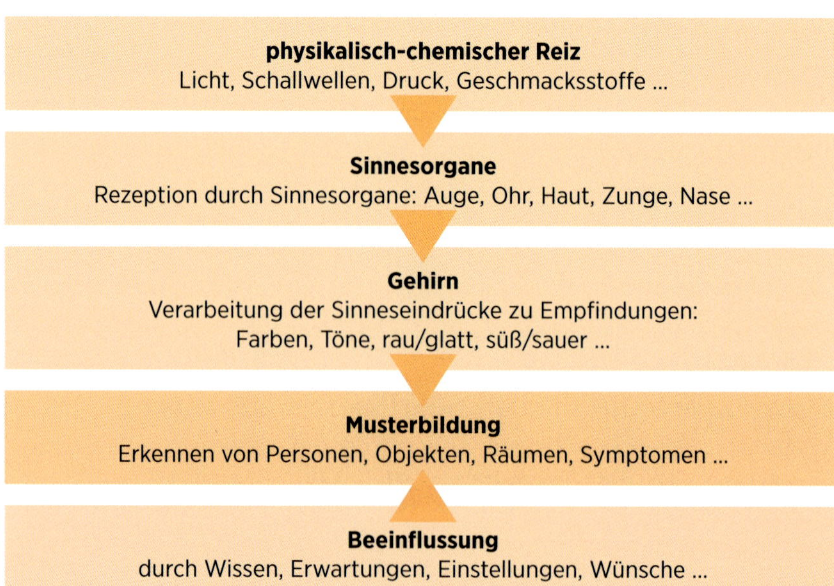
physikalisch-chemischer Reiz
Licht, Schallwellen, Druck, Geschmacksstoffe ...
Sinnesorgane
Rezeption durch Sinnesorgane: Auge, Ohr, Haut, Zunge, Nase ...
Gehirn
Verarbeitung der Sinneseindrücke zu Empfindungen:
Farben, Töne, rau/glatt, süß/sauer ...
Musterbildung
Erkennen von Personen, Objekten, Räumen, Symptomen ...
Beeinflussung
durch Wissen, Erwartungen, Einstellungen, Wünsche ...

Die in diesem Prozess gewonnenen Wahrnehmungen sind die Grundlage für weiterführende Einschätzungen, Bewertungen und Urteile (z. B. angenehm/unangenehm, sympathisch/unsympathisch, gefährlich/harmlos). Im Alltagsleben gehen Wahrnehmung und Beurteilung oft sehr schnell ineinander über. Die Verwechslung von Wahrnehmungen und Interpretationen ist eine Quelle unzähliger Missverständnisse. Aus ihnen können Vorurteile und Konflikte entstehen, die oft nur schwer zu beseitigen sind.

In sozialen Berufen und speziell in der Pflege und Betreuung hilfsbedürftiger Menschen ist eine genaue Wahrnehmung (von Veränderungen, Verhaltensauffälligkeiten etc.) besonders wichtig. Nur durch eine klare Trennung zwischen Wahrnehmung und Interpretation ist eine weitgehend vorurteilsfreie Betreuung möglich.

3.2 Eigenschaften der Wahrnehmung

Der Wahrnehmungsprozess ist durch drei grundlegende Eigenschaften gekennzeichnet: Subjektivität, Selektivität und Tendenz zur Vereinfachung.

Subjektivität

Jede Wahrnehmung ist subjektiv, d. h., ein und derselbe Reiz wird von verschiedenen Personen unterschiedlich wahrgenommen. Auch ein und dieselbe Person kann zu unterschiedlichen Zeitpunkten einen konstanten Reiz verschieden wahrnehmen. Gründe dafür sind u. a. verschiedene Intensitätsschwellen, ab denen Reize überhaupt wahrgenommen werden, sowie subjektive Bezugspunkte, von denen aus verglichen wird, ob ein Gegenstand leicht oder schwer, groß oder klein, hell oder dunkel ist.

Beispiel

Eine Praktikantin soll Herrn A. baden. Sie lässt Wasser in die Wanne und prüft mit ihrer Hand die Temperatur, bis ihr das Wasser warm genug erscheint. Kurz vorher hat sie Medikamente in den Stationskühlschrank eingelagert, weshalb sie kalte Hände hat. Herr A. kommt direkt aus dem warmen Bett. Er steigt nur zögernd in die Wanne: Ihm ist das Wasser zu kalt.

Selektivität

Selektion
(lat.) = Auswahl

Von allen Reizen, die wir wahrnehmen könnten, wählen wir (bzw. unsere Sinne) nur einen Bruchteil aus. Der Wahrnehmungsapparat filtert die Informationen aus der Umwelt und dem Körper und lässt nur ein Fragment in das Bewusstsein ein. Dieser Filterprozess ist die Grundlage von

Aufmerksamkeit und Konzentration und somit entscheidend für Denken, Lernen und schnelles Reagieren.

- **Aufmerksamkeit** wird wie ein Scheinwerfer auf die momentan wichtigen Dinge und Sachverhalte gelenkt. Dadurch werden sie besonders deutlich wahrgenommen. Die unwichtigen treten kaum ins Bewusstsein. Zum Beispiel ändert sich die Schmerzintensität je nachdem, ob man die Aufmerksamkeit auf die betroffene Körperregion oder auf etwas ganz anderes richtet.
- **Konzentration** ist die Fähigkeit, die Aufmerksamkeit längere Zeit auf einen Gegenstand oder ein Thema zu richten. Bei schwierigen Arbeiten ist diese Fähigkeit ebenso wichtig wie beim Lernen für eine Prüfung. Sie kann durch verschiedene Lerntechniken geübt werden (siehe Kap. 7.6).

Beispiel

Georg ist den ersten Tag als Praktikant auf der neuen Station. Die Praxisanleiterin stellt ihn den Kollegen vor, zeigt ihm die Räume, beschreibt die Patienten, nennt Krankheiten, Behandlungspläne und Medikamente. Schon bald dröhnt Georg der Kopf. Er versucht, sich wenigstens das Wichtigste zu merken.

Vereinfachung

Die vielen verschiedenen Einzeleindrücke und Beobachtungen werden zu einem Gesamtbild zusammengefügt, das in sich möglichst geschlossen und „griffig“ ist.

Das führt zu einer Vereinfachung der wahrgenommenen Information. Komplizierte Zusammenhänge werden umstrukturiert und zurechtgebogen, sodass sie ein möglichst einfaches, gut erkennbares Muster ergeben. Diese Tendenz ist in unserem Wahrnehmungsapparat angelegt. Sie führt dazu, dass wir manchmal Dinge wahrnehmen, die eigentlich gar nicht da sind (siehe Abb. 3).

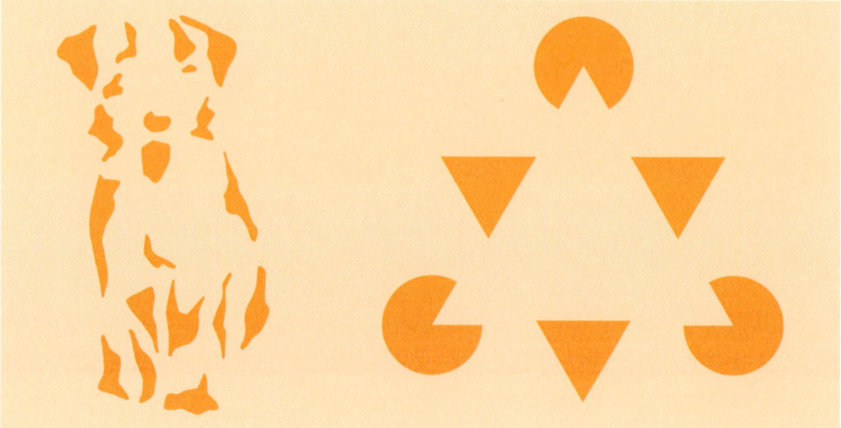

Abbildung 3
Was ist hier zu sehen?
(Sbz 1993)

Wahrnehmung ist kein passives „Aufnehmen", sondern ein Konstruktionsprozess. Wir nehmen die Welt so wahr, wie wir sie wahrzunehmen gewohnt sind bzw. wie es uns leicht fällt, sie wahrzunehmen und zu verarbeiten.

Bei Pflegeanamnesen werden die Informationen, die der Patient über seinen Körper, seine Lebensumstände, Bedürfnisse und Gewohnheiten gibt, in verschiedenen Kategorien zusammengefasst und abgekürzt festgehalten. Dabei bleiben Informationen unberücksichtigt, die für die Pflege nicht relevant sind. Auch ärztliche oder psychologische **Diagnosen** stellen eine Vereinfachung dar: Auffälligkeiten werden als Symptome erkannt und klassifiziert, die Symptome bestimmten Störungsbildern zugeordnet. Bei ausreichendem Vorliegen relevanter Symptome wird eine Diagnose gestellt. Diese Vereinfachungen erlauben es uns, gezielt und effektiv zu handeln.

Anamnese
Erfassung der Vorgeschichte und der Lebensumstände einer Patientin anhand spezieller Fragen bzw. Kategorien

3.3 Beeinflussung der Wahrnehmung

Der Wahrnehmungsprozess kann durch eine Reihe von Faktoren erheblich beeinflusst werden:

- **Wissen:** Je mehr man über eine bestimmte Sache weiß, desto mehr nimmt man davon wahr. Je genauer beispielsweise eine Pflegeperson über die psychischen Aspekte von Alter und Krankheit Bescheid weiß, desto mehr Gefühlsäußerungen einer Patientin nimmt sie wahr; je mehr sie über die Folgen von Dauerstress weiß, desto früher erkennt sie die Symptome bei sich und kann frühzeitig darauf reagieren.
- **Erwartungen:** Wenn man bestimmte Dinge oder Ereignisse erwartet, nimmt man bereits erste Anzeichen sehr genau wahr. Beim Zahnarzt erwarten z. B. viele Menschen, dass es weh tun wird. Sie nehmen bereits einfache Berührungen des Zahnfleisches als Schmerz wahr.
- **Bedürfnisse, Wünsche:** Wünsche und Bedürfnisse schärfen die Wahrnehmung. Wer z. B. eine Diät halten muss, sieht und riecht in der ersten Zeit oft die „verbotenen" Speisen.
- **Einstellungen:** Einstellungen wirken auf die Wahrnehmung wie Filter: Wahrgenommen wird vor allem, was mit bereits bestehenden Einstellungen übereinstimmt und sie bestätigt. Was nicht zu ihnen passt, wird oft nur ungern oder lückenhaft wahrgenommen. Manche Menschen wollen bestimmte Dinge überhaupt nicht hören oder bemerken (z. B. ein Tumorpatient, in welchem körperlichen Zustand er sich tatsächlich befindet; siehe Kap. 8.4).

- **Gefühle**: Je emotionaler ein Objekt oder Thema erscheint, desto intensiver wird es wahrgenommen. Das gilt im positiven Bereich (Freude, Dankbarkeit) wie auch im negativen (Angst, Wut, Verzweiflung). Sachliche Informationen, z. B. über eine bevorstehende Untersuchung oder Behandlung, bleiben oft nicht so gut im Gedächtnis haften wie emotionale Berichte („Horrorgeschichten", „Wunderheilungen").
- **Soziale Umgebung**: Unsere Mitmenschen lenken mit ihrem Verhalten, ihren Aussagen und Reaktionen die Aufmerksamkeit auf bestimmte Bereiche, auf die man bisher wenig geachtet hat (z. B. Unfallverhütung aufgrund der Arbeit im Notfallbereich).

3.4 Soziale Wahrnehmung

Wir nehmen andere Menschen nicht einfach so wahr, „wie sie sind". Soziale Wahrnehmung bedeutet, sich ein Bild von einer Person zu machen, ihr Eigenschaften zuzuschreiben und diese zu bewerten. Dieser Prozess bestimmt, wie man sich der Person gegenüber verhält – freundlich oder vorsichtig, entgegenkommend oder fordernd, neutral oder emotional.

Die soziale Wahrnehmung setzt sich aus folgenden Elementen zusammen:

- **Beobachtungen** von konkreten Verhaltensweisen, selbst erlebte Situationen, selbst gehörte Aussagen etc.
- **Vermutungen** über dahinterliegende oder „dazu passende" Fähigkeiten, Eigenschaften, Einstellungen, Motive und Verhaltensweisen.
- **Verallgemeinerungen**: Man nimmt an, dass das beobachtete Verhalten immer wieder auftritt und die Person immer ungefähr so ist wie jetzt.
- **Emotionale Bewertung**: Die Person und was sie tut, findet man sympathisch bzw. unsympathisch.
- **Blinde Flecken**: Manche Verhaltensweisen, die nicht „ins Bild" passen, werden ausgeblendet.

Beispiel

In die Ambulanz eines Krankenhauses kommt ein Mann um die 50 mit verschmutztem Anzug und ungepflegtem Haar. Er geht schwankend, mit der Hand greift er immer wieder ins Leere. Seine Aussprache ist verwaschen, der Atem riecht säuerlich. Er wird für einen Betrunkenen oder Obdachlosen gehalten. Andere Wartende rücken von ihm ab. Auch das Pflegepersonal verhält sich zunächst sehr distanziert. Der untersuchende Arzt diagnostiziert einen Schlaganfall.

Erster Eindruck

Von all den Dingen und Merkmalen, die man an einem Menschen beobachten kann – äußere Erscheinung, Gesichtsausdruck, Körperhaltung, Gestik, Sprache usw. – werden in der Regel die hervorstechendsten ausgewählt. Auf dieser Grundlage entsteht der erste Eindruck. Wissen, Normen und Einstellungen spielen dabei eine wesentliche Rolle. Die weitere soziale Wahrnehmung orientiert sich an diesem ersten Eindruck. Er wirkt wie ein Wahrnehmungsfilter, der die dazu passenden Beobachtungen hervorhebt und alle anderen ausblendet.

Vorurteile, Klischees

Häufig nimmt man bei anderen Menschen Eigenschaften an, auf die es keinen direkten Hinweis im beobachteten Verhalten gibt. Sie werden hinzugedacht, weil sie (scheinbar) ins Bild passen. Vorurteile sind Urteile, die man fällt, bevor man eine Person richtig kennengelernt hat. Wenn sie sich auf eine ganze Gruppe beziehen, spricht man von **Klischees** oder **Stereotypen** (z. B. „typisch Mann/Frau“, „typisch Psychiatrie“). Es handelt sich um vorgeprägte Meinungen, wie eine Person „eben ist“, z. B. „Pflegepersonen sind freundlich, Ärztinnen sind kompetent, Psychologen können gut zuhören“. Häufig wird vor allem auf Eigenschaften geachtet, die diese Klischees bestätigen. Im Umgang mit anderen – Patientinnen, Heimbewohnern, Angehörigen, Kolleginnen – können sie zu erheblichen Fehleinschätzungen führen.

Klischee
(franz.) = fixe, überlieferte Vorstellung

Stereotyp
eingebürgertes Vorurteil in Bezug auf eine Gruppe oder Klasse von Menschen

Sympathie

Schon nach kurzem Kennenlernen kann ein Mensch sympathisch oder unsympathisch wirken. Dieses Sympathie- bzw. Antipathiegefühl wirkt ebenfalls als Wahrnehmungsfilter, der die weiteren Beobachtungen lenkt und verfälscht. Manche Menschen wirken sympathisch, weil sie dem Beobachter ähnlich sind. Andere erscheinen unsympathisch, weil sie so sind, wie man selbst auf keinen Fall sein möchte, oder weil sie Eigenschaften zeigen, die man an sich selbst nicht mag.

Möglichst neutral bleiben

Für Pflegepersonen ist es wichtig, andere Menschen möglichst neutral und vorurteilsfrei wahrzunehmen. Nur so kann man auf die Bedürfnisse von Patienten, Bewohnern, Klienten und Angehörigen angemessen eingehen und ihnen die Pflege und Betreuung zukommen lassen, die sie brauchen. In der Praxis kann der Einfluss des ersten Eindrucks und der Sympathie nicht völlig ausgeschaltet werden. Auch ist niemand ganz ohne Vorurteile. Diese Störfaktoren können jedoch in ihrem Einfluss möglichst klein gehalten werden.

Um auf Patienten und Angehörige möglichst neutral zuzugehen, ist Folgendes wichtig:

- genau beobachten und zuhören
- sich der eigenen Vorannahmen bewusst sein
- akzeptieren, dass jedes Bild eines Menschen vorläufig ist
- offen für neue Wahrnehmungen und Eindrücke bleiben, auch wenn sie nicht in das bestehende Bild passen

3.5 Vertiefung des Lernstoffes

Zusammenfassung

Die Wahrnehmung ist ein mehrstufiger Prozess, in dem schrittweise ein Bild der Wirklichkeit konstruiert wird. Jede Wahrnehmung ist subjektiv, selektiv und neigt zur Vereinfachung. Sie wird durch Wissen, Erwartungen, Bedürfnisse, Wünsche, Einstellungen, Unsicherheit und die soziale Umgebung beeinflusst. Die soziale Wahrnehmung enthält Beobachtungen, Vermutungen, Verallgemeinerungen, emotionale Bewertungen und blinde Flecken. Sie wird zusätzlich bestimmt durch den ersten Eindruck, Vorurteile und Sympathie. Eine möglichst neutrale Wahrnehmung ist in der Pflege besonders wichtig.

Zum Üben

1. Beschreiben Sie die Stufen des Wahrnehmungsprozesses.
2. Beschreiben Sie die Eigenschaften der Wahrnehmung anhand von Beispielen aus der Pflege.
3. Welche Faktoren beeinflussen die Wahrnehmung?
4. Was ist soziale Wahrnehmung? Woraus setzt sie sich zusammen, was beeinflusst sie?

Zum Nachlesen

Spering, Miriam & Schmidt, Thomas (2017): Allgemeine Psychologie 1 kompakt: Wahrnehmung, Aufmerksamkeit, Denken, Sprache. 3. Auflage. Beltz.

Jonas, Klaus, Stroebe, Wolfgang & Hewstone, Miles (2014). Sozialpsychologie. 6. Auflage. Springer.

4 Gefühle – die Farben des Seelenlebens

Nach dem Studium dieses Kapitels sollten Sie ...

... Gefühle als Reaktionen anhand von Beispielen erklären können.

... wichtige Gefühle im Zusammenhang mit Krankheit beschreiben können.

... die Bedeutung von Urvertrauen und Selbstwertgefühl kennen und Folgen für die Pflege ableiten können.

Das menschliche Gefühlsleben ist außerordentlich vielfältig. Wir fühlen Freude, Liebe, Hoffnung, Glück und Zufriedenheit ebenso wie Sehnsucht, Überdruss, Enttäuschung, Unzufriedenheit und vielleicht Hass (Hunger und Durst sind keine Gefühle, sondern Wahrnehmungen). Im klinischen Bereich spielen Angst, Hilflosigkeit, Traurigkeit und Wut eine wichtige Rolle, aber auch positive Gefühle wie Dankbarkeit, Erleichterung und Zuversicht.

4.1 Gefühle als Reaktionen

Gefühle (Emotionen) sind ein grundlegender Bestandteil der menschlichen Existenz. Sie umfassen einen allgemeinen affektiven Zustand (Lust – Unlust, angenehm – unangenehm) und eine spezielle Gefühlstönung (z. B. Freude, Ärger, Angst). Gefühle werden durch verschiedene Prozesse ausgelöst bzw. von diesen begleitet und äußern sich im Verhalten auf vielfältige Weise (Lächeln, Weinen, Rückzug, Aggression etc.). Zugleich können sie komplexe Handlungen auslösen.

Emotionen
Als Primäremotionen, die sich im Lauf der Evolution als überlebenswichtig erwiesen haben, gelten Angst, Wut, Freude, Traurigkeit, Vertrauen, Ekel, Überraschung und Neugierde (Plutchik 2002).

Gefühle sind Reaktionen auf Wahrnehmungen, Vorstellungen und Erinnerungen bzw. Folgen körperlicher Zustände.

- **Wahrnehmungen**: Freude beim Anblick eines geliebten Menschen, Angst beim Ertönen eines Notsignals, Zuversicht beim Hören einer ruhigen Stimme
- **Vorstellungen**: Vorfreude, Zuversicht vor einer Operation, Prüfungsangst
- **Erinnerungen**: angenehme bzw. unangenehme Gefühle bei der Erinnerung an einen früheren Krankenhausaufenthalt, beim Gedenken an die „gute alte Zeit“
- **körperliche Zustände**: Erschöpfungsdepression, Stimmungsänderung durch Medikamente

Auf einen Auslöser sind stets mehrere emotionale Antworten möglich: Einer bevorstehenden Chemotherapie kann ein Patient z. B. mit Gefühlen von Zuversicht, Sorge oder Niedergeschlagenheit entgegensehen, je nachdem, was er sich von ihrer Wirkung verspricht: „Das wird den Krebs besiegen“, „Mir werden alle Haare ausfallen“, „Es hat ohnehin keinen Sinn mehr“. Die Gefühlsreaktionen folgen keiner strikten Automatik, sondern sind veränderlich. Darin liegt ein wichtiger Ansatzpunkt für psychosoziale Unterstützung und psychologische Behandlung.

4.2 Gefühle im Zusammenhang mit Krankheit

Durch körperliche Beschwerden, Symptome und Krankheiten ist das emotionale Gleichgewicht oft empfindlich gestört. Zwei extreme Reaktionsweisen sind immer wieder zu beobachten:

- Die eine Form betrifft sehr starke emotionale Reaktionen, wobei auch bisher unbekannte oder längst überwunden geglaubte Gefühle (Angst, Hilflosigkeit, ohnmächtige Wut etc.) auftreten. In manchen Fällen können sie das Bewusstsein des Patienten geradezu überschwemmen. „Vernünftige“, d. h. bewusst geplante Verhaltensweisen werden dadurch verzögert. Der Patient wirkt „kopflos“ und emotional labil, heftige Gefühlsausbrüche sind ohne Vorwarnung möglich.
- In scheinbarer Gefühlskälte wirkt die Patientin sehr kontrolliert, gefasst oder emotional unbeteiligt. Gefühle werden nicht zugelassen oder sind scheinbar überhaupt nicht vorhanden. Hinter der Fassade können jedoch starke Emotionen verborgen sein, die bei Fortschreiten der Krankheit oder zusätzlichen Belastungen unvermutet hervorbrechen können.

Beide Extreme – heftige emotionale Reaktionen wie das völlige Unterdrücken von Gefühlen – sind für den Patienten oft sehr anstrengend. Auf lange Sicht ist es am besten, wenn die Gefühle nach und nach bewusst werden und in angemessener Form ausgedrückt werden können. Den meisten Menschen bringt es Erleichterung, wenn sie den inneren Druck ablassen und sich etwas „von der Seele reden“ können. Wann, mit wem und in welcher Form das am besten geht, ist von Fall zu Fall verschieden.

Eine wesentliche Aufgabe der Krankheitsbewältigung ist es, einen angemessenen Umgang mit den neuen und verstärkten Gefühlen zu finden.

Abbildung 4
Häufige Gefühle im Zusammenhang mit Krankheit

	... kann sich steigern zu ...
Unsicherheit	Angst
Verlegenheit	Scham
niedriges Selbstwertgefühl	Mutlosigkeit, Pessimismus
Traurigkeit	Verzweiflung, Depression
Ärger	Wut, Zorn
Misstrauen	Rückzug, Verweigerung
Sicherheit	Vertrauen, Geborgenheit
Erleichterung	Dankbarkeit
Freude	Lebensfreude, Glück

Unsicherheit, Angst

Das Gefühl von Unsicherheit begleitet in verschiedenen Ausprägungen das gesamte Krankheitsgeschehen. Die Patientin sieht sich mit Veränderungen konfrontiert, von denen sie nicht genau weiß, welche Folgen sie letztlich haben werden. Die Unsicherheit kann sich zur Angst steigern. Diese bezieht sich auf die Krankheit und ihre Begleiterscheinungen (z. B. Schmerzen, Behinderungen, Lebensgefahr) sowie auf ihre Folgen (körperliche, psychische, soziale). Manche Patienten versuchen, die Angst zu überspielen oder Angst auslösende Gedanken zu verdrängen, um sich zu entlasten und vor den anderen „stark" zu wirken. Wenn die Angst so massiv ist, dass sie ein angemessenes **Krankheitsverhalten** verhindert, sollte sie psychologisch oder psychotherapeutisch behandelt werden.

Krankheitsverhalten
alles, was ein Mensch tut, wenn er sich krank fühlt oder als krank bezeichnet wird

Verlegenheit, Scham

Vielen Menschen ist es peinlich, wenn sie auf fremde Hilfe angewiesen sind. Im Zustand der Krankheit ist man oft schon bei alltäglichen Verrichtungen (Waschen, Ankleiden, Essen) beeinträchtigt und hilfsbedürftig. Die Folge sind Verlegenheit und Scham, die manchmal so weit gehen können, dass eine Patientin nicht um Hilfe bittet, obwohl sie sie dringend benötigt. Scham bezieht sich in unserer Kultur oft auf die Körperpflege, den Genitalbereich und die Ausscheidung. Pflegehandlungen in diesen Bereichen erfordern deshalb in besonderem Maße die Wahrnehmung der Intimsphäre des Patienten.

Geringes Selbstwertgefühl, Pessimismus

Durch die Einschränkungen und Verlusterlebnisse sinkt bei vielen Patientinnen das Selbstwertgefühl. Sie kommen sich schwach und hilflos, manchmal auch unnütz und wertlos vor. Das Vertrauen in die eigenen Fähigkeiten schwindet. Mutlosigkeit und Pessimismus können dazu führen, dass sich die Patienten gehen lassen, sich Ärztinnen und Pflegepersonal gegenüber passiv verhalten oder unkooperativ werden. Wenn dadurch die Krankheitsverarbeitung blockiert wird oder dieser Zustand in eine Depression übergeht, sollte eine Psychologin hinzugezogen werden.

Traurigkeit, Verzweiflung

Nach einem Verlust traurig zu sein, ist normal. Krankheiten und Verletzungen können mit vielen Verlusten verbunden sein (Verlust von Wohlbefinden, Sicherheit und Kontrolle bis hin zum Verlust von Körperfunktionen, Körperteilen oder des Lebens). Traurigkeit und Niedergeschlagenheit können sich auf bereits erlittene, aber auch auf bevorstehende oder nur befürchtete Verluste beziehen. Als vorübergehende Gefühle gehören sie bei vielen Krankheiten dazu. Wenn sie sich jedoch zur Verzweiflung steigern oder als Depression verfestigen, ist psychologische Hilfe dringend angezeigt.

Ärger, Wut

Aggressive Gefühle von Ärger bis hin zu Wut und Zorn verspüren viele Patientinnen. Oft richten sie sich auf die eigene Person (in Form von Selbstvorwürfen: „Warum habe ich nicht …“) oder die Umstände („Wie konnte das nur passieren!“, „Warum immer ich?“). Auch Pflegepersonen und Ärztinnen können zum Ziel dieses Zorns werden. Konflikte zwischen Patienten und Personal sollten so rasch wie möglich gelöst werden, um die Krankheitsbewältigung nicht zusätzlich zu erschweren.

Misstrauen

Misstrauische Patientinnen glauben, dass sie nicht optimal behandelt oder gepflegt werden. Dieser Eindruck kann durch konkrete Erfahrungen mit den aktuellen Betreuern hervorgerufen werden oder auch durch Erfahrungen in der Vergangenheit (nicht abklingende Schmerzen, mangelnde Aufklärung, unfreundliches Personal, Fehlbehandlungen etc.). Manche Patientinnen sind ihren Mitmenschen gegenüber grundsätzlich eher misstrauisch eingestellt. Bei anderen verschiebt sich die Unsicherheit bezüglich des Krankheitsverlaufs auf die Betreuungspersonen. Misstrauen beeinträchtigt die Kooperation und beeinflusst das Krankheitsverhalten negativ und sollte deshalb so schnell wie möglich ausgeräumt werden.

Beispiel

Frau B. ist 27 Jahre alt, Sekretärin und will in wenigen Monaten heiraten. Seit Jahren klagt sie über schmerzhafte Menstruationsblutungen, die manchmal so stark sind, dass sie nicht zur Arbeit gehen kann. Sie glaubt aber nicht, dass dahinter eine ernsthafte Erkrankung stehen könnte, und nimmt lange Zeit nur symptomlindernde Medikamente.

Schließlich lässt sie sich doch zur Abklärung ins Krankenhaus überweisen. Dort wird eine **Endometriose** festgestellt, die sofort operiert werden sollte. Weiters erfährt Frau B., dass vorübergehend ein Seitenausgang notwendig sein könnte. Frau B. ist sehr besorgt, hofft jedoch, dass es nicht so schlimm kommen werde. Als sie nach der Operation aus der Narkose erwacht und feststellt, dass ihr tatsächlich ein Seitenausgang gelegt worden ist, bricht sie in Tränen aus. Erst nach einem halben Tag ist sie bereit, sich die operierte Stelle anzusehen. Sie will mit der ganzen betroffenen Körperregion nichts zu tun haben und fühlt sich völlig hilflos. Besonders große Angst hat sie vor der Reaktion ihres zukünftigen Ehemannes. Als dieser sie am Abend besucht, stellen sich diese Sorgen aber als unbegründet heraus.

Endometriose
Erkrankung, bei der sich ein der Gebärmutterschleimhaut ähnliches Gewebe außerhalb der Gebärmutter findet

Frau B.s psychischer Zustand bleibt labil. Sie braucht viel Unterstützung bei der Körperpflege und bei der Versorgung des Seitenausgangs. Sie schämt sich, dass sie so sehr auf fremde Hilfe angewiesen ist. Ihr Selbstbild als selbstständige junge Frau ist schwer beeinträchtigt. Sie wird von Tag zu Tag verzweifelter und aggressiver gegenüber den Ärzten, dem Pflegepersonal und auch ihrem Verlobten. Sie versteht nicht, warum gerade sie so leiden muss. Besonders deprimiert ist sie nach Besuchen einer Freundin. Frau B. hat immer figurbetonte Kleidung getragen; damit, so glaubt sie, ist es nun vorbei. In den folgenden Tagen will Frau B. sich in keiner Weise mit dem Seitenausgang aktiv auseinandersetzen. Ihre Gefühle schwanken zwischen Angst, Hilflosigkeit, Ekel und Wut. Sie macht sich Vorwürfe, weil sie die Symptome so lange ignoriert hat. Die geplante Hochzeit muss um ein halbes Jahr verschoben werden, und Frau B. schämt sich, ihren Verwandten den Grund zu nennen. In der Folge tritt zusätzlich eine Blasenentleerungsstörung auf. Frau B. befürchtet, dass bei der Operation die Blase verletzt worden ist. Sie sieht immer neue Komplikationen auf sich zukommen und keinen Weg zur Besserung. Als die Psychologin des Krankenhauses sie aufgrund ihrer schlechten psychischen Verfassung aufsucht, nimmt sie das Angebot einer psychologischen Unterstützung nach kurzem Zögern an.

Neben vielen negativen und belastenden Gefühlen treten im Krankheitsverlauf auch positive auf:

Sicherheit, Vertrauen

Patienten, die sich sicher fühlen, treten den Betreuerinnen und dem Pflegepersonal vertrauensvoller entgegen als unsichere. Das fördert die Kooperation, ein angemessenes Krankheitsverhalten und eine erfolgreiche Krankheitsbewältigung.

Erleichterung, Dankbarkeit

Wenn Schmerzen nachlassen, Behinderungen zurückgehen und die Lebenskräfte und das Wohlbefinden wiederkehren, sind Patientinnen oft sehr erleichtert. Viele empfinden den Betreuern gegenüber Dankbarkeit, die sich z. B. in Abschiedsgeschenken für die Station ausdrücken kann. Für Patienten ist es wichtig, ihre Dankbarkeit äußern zu können, da es sich dabei um eine Art subjektiven Ausgleich für die erhaltene Pflege und Betreuung handelt.

Lebensfreude

Immer wieder haben Patientinnen Grund zur Freude: über eine für sie beruhigende Diagnose, über Behandlungserfolge, Fortschritte in der Rehabilitation, den letzten Kontrolltermin usw. Gegen Ende des Krankheitsprozesses kommt bei vielen Patienten allgemein die Lebensfreude wieder zurück.

4.3 Urvertrauen und Selbstwertgefühl

Neben den rasch wechselnden Stimmungen und länger anhaltenden Gefühlen (z. B. Freude über einen Erfolg, Angst vor einer Untersuchung, Trauer nach einem Verlust) bestimmen auch Grundgefühle die allgemeine Gefühlslage einer Person. Sie sind der emotionale „Hintergrund“ des alltäglichen Erlebens, z. B. Gefühle zwischen Eltern und Kindern, allgemeine Lebensfreude, Ängstlichkeit oder Depression, optimistische Grundhaltung oder Schuldgefühle nach einem Unfall. Eine besondere Rolle spielen Urvertrauen und Selbstwertgefühl.

Das **Urvertrauen** entwickelt sich im ersten Lebensjahr. Jedes Baby erlebt sehr unangenehme Situationen. Es ist hungrig, hat Schmerzen, ängstigt sich, es ist ihm kalt oder langweilig – es schreit. Meistens kommt sehr rasch ein Erwachsener und „rettet“ das Baby. Die Menschen, die es aus seiner Not befreien, egal, ob Eltern, Großeltern, ältere Geschwister oder Pflegepersonen, lassen bei ihm nach und nach den Eindruck entstehen: „Ich bin nicht allein. Wenn es mir schlecht geht, kommt jemand und hilft mir. Ich kann mich auf die anderen verlassen.“ Das umfassende Gefühl, das sich daran knüpft, nennt man Urvertrauen (**Erikson** 1988). Die meisten Menschen machen in der frühen Kindheit die beschriebenen positiven Erfahrungen und entwickeln somit Urvertrauen. Im späteren Leben ist es die Voraussetzung für Freundschaft, partnerschaftliche Liebe sowie Teamarbeit und Kooperation. Durch schwere Enttäuschungen oder Traumata kann es zwar erschüttert, jedoch kaum wirklich ausgelöscht werden.

Erik H. Erikson (1902–1994), Begründer der modernen tiefenpsychologischen Entwicklungspsychologie

Manche Menschen haben allerdings als Baby erlebt, dass ihnen nicht oder nur manchmal geholfen wurde, wenn sie aus Angst, Hunger, Schmerz usw. um Hilfe schrien. Diese Menschen bilden dann kein Urvertrauen, sondern das sogenannte Urmisstrauen aus. Sie hegen im weiteren Leben ein grundsätzliches Misstrauen der Welt und den Menschen gegenüber und tun sich mit Freundschaften und engeren sozialen Kontakten sehr schwer. Sie sind sich unsicher, wie weit sie sich auf die anderen verlassen können und bleiben deshalb lieber für sich. Jeder ist sich selbst der Nächste, lautet ihre Devise.

In der Pflege ist das Urvertrauen eine wichtige psychische Ressource, die Patientinnen und Heimbewohner mitbringen. Wenn es nur gering ausgeprägt ist, neigen die Betroffenen zu Misstrauen und sozialem Rückzug. Ihrer Unterstützung sollte besondere Aufmerksamkeit gewidmet werden.

Das **Selbstwertgefühl** ist ein Grundgefühl in dem Sinn, dass es uns das ganze Leben hindurch begleitet. Es drückt sich in Sätzen aus wie:

„Ich bin wichtig. Ich bin etwas wert. Ich kann etwas. Was ich mache, ist in Ordnung.“ Dieses Gefühl entsteht aufgrund von Erfahrungen: Wenn Handlungen zum Erfolg führen, wenn man Ziele erreicht, die man sich gesteckt hat, wenn man von anderen Menschen gelobt und geschätzt wird usw. (**Satir** 2004).

Virginia Satir (1916–1988), Mitbegründerin der systemischen Familientherapie

Anders als das Urvertrauen ist das Selbstwertgefühl gewissen Schwankungen unterworfen. Man kann es mit dem Pegelstand in einem Gefäß vergleichen: Je nachdem, welche wichtigen Erfahrungen in der letzten Zeit gemacht wurden, ob man Erfolge erzielt hat oder Niederlagen hinnehmen musste, steigt oder sinkt der Pegel des Selbstwertgefühls.

Menschen mit stark ausgeprägtem Selbstwertgefühl haben ein positives Bild von sich selbst. Sie äußern ihre Meinung und ihre Wünsche, stehen zu ihren Handlungen, können loben und Lob annehmen und sind nicht leicht zu kränken. Bei Schwierigkeiten und Problemen bleiben sie optimistisch und versuchen, eine gute Lösung für sich und andere zu finden. Menschen mit geringem Selbstwertgefühl zweifeln an sich und ihren Fähigkeiten. Sie sind oft traurig und missmutig. Vor allem in schwierigen Situationen und Krisen tun sie sich schwer, trauen sich selbst wenig zu und fühlen sich abhängig von anderen Menschen oder dem Schicksal. Viele werden passiv und lassen sich gehen.

Vor allem im Zustand körperlicher Krankheit oder Schwäche ist ein geringes Selbstwertgefühl problematisch. Manchmal steht es der Genesung und Kräftigung geradezu im Wege. In solchen Fällen sind psychosoziale Unterstützung und psychologische Hilfe sehr wichtig. Der Schwerpunkt liegt dabei auf der Bewusstmachung der eigenen körperlichen und psychischen Ressourcen sowie auf der Verdeutlichung von Fortschritten und Erfolgen beim Weg aus der Krise. Je früher neue positive Erfahrungen gemacht werden, desto schneller steigt das Selbstwertgefühl wieder.

Menschen mit ausgeprägtem Selbstwertgefühl achten auf sich und auf andere, erkennen ihre eigenen Bedürfnisse ebenso wie die anderer Menschen und können rasch darauf eingehen. Sie sind nicht egoistisch, sondern klar. Bei der Bewältigung ihrer Aufgaben geben sie nicht so bald auf und können zumeist auch anderen Menschen gut helfen.

4.4 Vertiefung des Lernstoffes

Zusammenfassung

Gefühle werden durch Wahrnehmungen, Vorstellungen und Erinnerungen ausgelöst und von körperlichen Zuständen begleitet. Im Zusammenhang mit Krankheit treten häufig Angst, Scham, vermindertes Selbstwertgefühl, Traurigkeit, Ärger und Misstrauen, aber auch Sicherheit, Erleichterung und Freude auf. Die Dauer von Gefühlen ist sehr unterschiedlich. Von den Grundgefühlen kommen u. a. dem Urvertrauen und dem Selbstwertgefühl besondere Bedeutung zu.

Zum Üben

1. Wodurch werden Gefühle ausgelöst? Nennen Sie jeweils ein Beispiel.
2. Beschreiben Sie wichtige Gefühle im Zusammenhang mit Krankheit.
3. Was ist das Urvertrauen? Wie entsteht es und welche Bedeutung hat es für die weitere Entwicklung?
4. Was ist das Selbstwertgefühl? Wodurch kann es gefördert werden?

Zum Nachlesen

Erikson, Erik H. (1988): Der vollständige Lebenszyklus. Suhrkamp.

Plutchik, Robert (2002): Emotions and Life: Perspectives from Psychology, Biology, and Evolution. American Psychological Association.

Satir, Virginia (2004): Kommunikation. Selbstwert. Kongruenz. Konzepte und Perspektiven familientherapeutischer Praxis. 7. Auflage. Junfermann.

5 Was wir wirklich wollen – Bedürfnisse und Motivation

Nach dem Studium dieses Kapitels sollten Sie...

... wichtige allgemeine Bedürfnisse bei Krankheit beschreiben können.

... emotionale Bedürfnisse von Patienten kennen und Handlungsansätze für die Pflege ableiten können.

... den Zusammenhang zwischen Bedürfnissen und Motivation kennen.

... die Entstehung von Reaktanz und erlernter Hilflosigkeit erklären und pflegerische Gegenmaßnahmen beschreiben können.

Warum tun Menschen überhaupt etwas, und was sind die psychischen Ursachen für ihre Handlungen? Die Antwort liegt in den Bedürfnissen: Sie motivieren uns, Herausforderungen anzunehmen, Schwierigkeiten zu überwinden und Neues zu wagen. Für eine gute Betreuung von Patientinnen und Heimbewohnern ist es unerlässlich, ihre Bedürfnisse zu kennen. Je genauer man weiß, was ein Mensch will und braucht, desto besser kann man auf ihn eingehen und ihn zu notwendigen Schritten motivieren, die er sich zunächst vielleicht nicht zugetraut hätte.

5.1 Die Bedürfnispyramide nach Maslow

Mit **Maslow** lassen sich zwei große Gruppen von Bedürfnissen unterscheiden:

- **Mangelbedürfnisse** veranlassen uns, das physische und psychische Gleichgewicht zu halten bzw. wiederherzustellen.
- **Wachstumsbedürfnisse** veranlassen uns, Neues zu wagen und das hinter uns zu lassen, was wir in der Vergangenheit getan haben und gewesen sind.

Abraham Maslow (1908–1970), Begründer der humanistischen Psychologie

Die verschiedenen einzelnen Bedürfnisse lassen sich zu einer Pyramide ordnen (siehe Abb. 5). Selten sind einer Person alle ihre Bedürfnisse zugleich bewusst. Zumeist konzentriert sie sich auf diejenigen, die in der nächsten Zeit befriedigt werden sollen. Solange ein Bedürfnis unbefriedigt ist, beeinflusst es das Handeln.

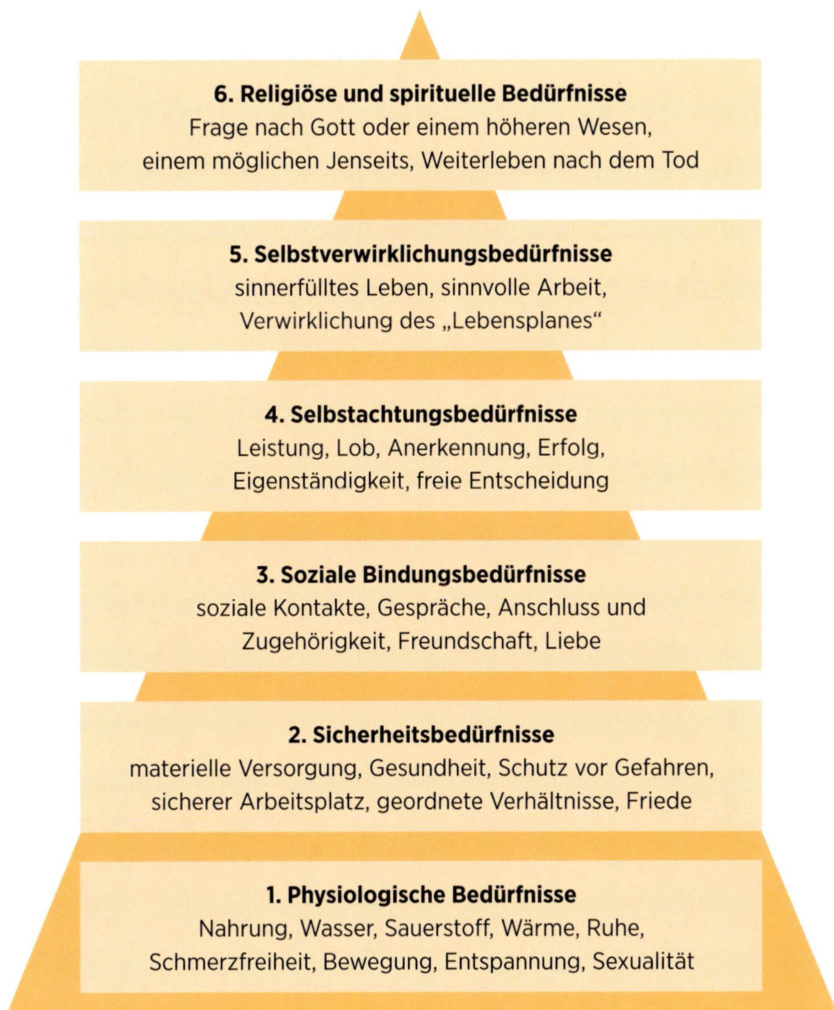
6. Religiöse und spirituelle Bedürfnisse
Frage nach Gott oder einem höheren Wesen, einem möglichen Jenseits, Weiterleben nach dem Tod
5. Selbstverwirklichungsbedürfnisse
sinnerfülltes Leben, sinnvolle Arbeit, Verwirklichung des „Lebensplanes“
4. Selbstachtungsbedürfnisse
Leistung, Lob, Anerkennung, Erfolg, Eigenständigkeit, freie Entscheidung
3. Soziale Bindungsbedürfnisse
soziale Kontakte, Gespräche, Anschluss und Zugehörigkeit, Freundschaft, Liebe
2. Sicherheitsbedürfnisse
materielle Versorgung, Gesundheit, Schutz vor Gefahren, sicherer Arbeitsplatz, geordnete Verhältnisse, Friede
1. Physiologische Bedürfnisse
Nahrung, Wasser, Sauerstoff, Wärme, Ruhe, Schmerzfreiheit, Bewegung, Entspannung, Sexualität

Abbildung 5 **Bedürfnispyramide nach Maslow** (1981)

Die Befriedigung der niedrigeren Bedürfnisse hat zunächst Vorrang. Je höher ein Bedürfnis ist, desto weniger dringlich ist es für das bloße Überleben und umso länger kann seine Befriedigung zurückgestellt werden. Höhere Bedürfnisse sind subjektiv weniger drängend. Zugleich verschafft die Befriedigung höherer Bedürfnisse tiefes Glück, heitere Gelassenheit und inneren Reichtum. Maslows Theorie der Bedürfnishierarchie hatte großen Einfluss auf Psychotherapie und Pädagogik. Das angeborene Bedürfnis, zu wachsen und die in einem selbst angelegten Möglichkeiten auszuschöpfen, ist die zentrale motivationale Kraft des Menschen. Daraus leitet sich als übergeordnetes Ziel jeder Behandlung – auch der Pflege – ab, das innere Potenzial, über das jeder Mensch verfügt, zu aktivieren. Die dabei gewonnene Kraft hilft, die Anforderungen des Lebens positiv zu meistern.

5.2 Bedürfnisse bei Krankheit

Die aktuellen Lebensumstände eines Menschen haben großen Einfluss darauf, welche Bedürfnisse in welcher Ausprägung für ihn gerade im Vordergrund stehen. Bei Krankheit und physischer Einschränkung können allgemeine Bedürfnisse sehr spezifische Formen annehmen.

> Die Bedürfnisse von Patienten sind vielfältig. Sie wollen mehr als bloß „Aufmerksamkeit".

Physiologische und Sicherheitsbedürfnisse stehen zunächst im Vordergrund, z. B.

- das Bedürfnis, schmerzfrei zu sein,
- das Bedürfnis nach einer guten medizinisch-pflegerischen Behandlung,
- das Bedürfnis nach ausreichender und verständlicher Information,
- das Bedürfnis, möglichst wieder gesund zu werden.

Diese Bedürfnisse werden im Krankenhaus üblicherweise gut abgedeckt.

Soziale Bindungs- und Selbstachtungsbedürfnisse werden bei längerer Krankheit wichtig, z. B.

- das Bedürfnis, mit anderen über die eigene Lage (körperlich, psychisch, privat) reden zu können,
- das Bedürfnis, in die Behandlung miteinbezogen zu werden und aktiv mitzumachen,
- das Bedürfnis, als mündige Patientin und nicht als „Nummer" behandelt zu werden.

Besonders in der Rehabilitation sind Bindungs- und Selbstachtungsbedürfnisse zentral:

- Das Bedürfnis nach Leistung und Eigenständigkeit ist ein starker Motivator für das Wiedererlernen verlorener Fähigkeiten.
- Lob und Anerkennung verstärken die Motivation und bringen Zuversicht.

Selbstverwirklichungs- und spirituelle Bedürfnisse kommen bei lebensverändernden oder gar lebensbedrohenden Krankheiten hinzu, z. B.

- das Bedürfnis nach Sinn: Welchen Sinn hat es, weiterzuleben? Welchen Sinn hat mein Leben überhaupt?
- das Bedürfnis, den Lebensplan zu verwirklichen: Was will ich in meinem Leben (noch) erreichen oder unternehmen?
- das Bedürfnis nach Ganzheit: Was habe ich noch zu erledigen, um mein Leben rund zu machen und abschließen zu können?

5.3 Emotionale Bedürfnisse

Wichtige Bedürfnisse von Patienten und Heimbewohnerinnen ergeben sich aus den Gefühlen (siehe Kap. 4.2). Auf emotionale Bedürfnisse können Pflegepersonen oft sehr direkt und mit einfachen Mitteln eingehen. Der Weg führt vom Beobachten von Gefühlen über das Erkennen von Bedürfnissen unmittelbar zum pflegerischen Handeln.

Abbildung 6
Emotionale Bedürfnisse

Emotionale Bedürfnisse

Angst	►	braucht Sicherheit.
Scham	►	braucht Intimsphäre.
Mutlosigkeit	►	braucht Erfolgserlebnisse.
Depression	►	braucht emotionale Unterstützung.
Wut	►	braucht Ernstgenommenwerden.
Misstrauen	►	braucht Entscheidungsmöglichkeiten.

Sicherheit geben

Ängstlichen Patienten kann Sicherheit auf verschiedene Weise vermittelt werden: durch ausreichende und verständliche Information, durch Hilfe bei der Regelung des Alltags, durch praktische Unterstützung bei Bewegungen, aber auch durch eine kurze Berührung, eine ruhige, feste Stimmlage, Blickkontakt u. v. m.

Intimsphäre wahren

Die Wahrung der Intimsphäre ist in der Pflege besonders wichtig. Zur Reduzierung der Schamgefühle genügt es oft, wenn einfache Regeln eingehalten werden: anklopfen; ankündigen, wenn die Bettdecke zurückgeschlagen wird; nur die notwendigen Körperteile aufdecken; vor fremden Blicken abschirmen; Gespräche über persönliche Themen in einem ungestörten Raum führen usw.

Erfolgserlebnisse vermitteln

Mutlose oder pessimistische Patientinnen haben oft die Erfahrung gemacht, dass die Krankheit bzw. die Behandlung nicht so verläuft, wie sie es erhofft haben. Hinzu kommen Folgebelastungen, mit denen sie scheinbar nicht fertig werden können. Diese Patienten brauchen Erfolgserlebnisse. Pflegepersonen können die Aufmerksamkeit der Patientin auf die täglichen oder wöchentlichen Fortschritte lenken, auch wenn diese klein und unscheinbar sind. Dabei sollten auch die Angehörigen miteinbezogen werden. Von ihnen hängt es wesentlich mit ab, wie sich ein Patient mit seinen (vorübergehenden oder bleibenden) Einschränkungen fühlt, ob er sie akzeptiert und wie er mit ihnen umgeht.

Emotionale Unterstützung bereithalten

Verzweiflung oder ein sehr starkes emotionales Tief können bei vielen Patientinnen vorübergehend auftreten. In solchen Fällen ist es entscheidend, die Betroffenen mit ihren Gedanken und Gefühlen nicht allein zu lassen. Für eine intensivere Unterstützung fehlt Pflegepersonen im Berufsalltag allerdings oft die Zeit. Deshalb ist die Einbindung von Angehörigen, Psychologen, Seelsorgerinnen und anderen Unterstützungspersonen wichtig. Bei Hinweisen auf Depression und andere psychische Störungen muss ein klinischer Psychologe, eine Psychiaterin oder Psychotherapeutin hinzugezogen werden. Dieser stellt die Diagnose und führt eine der Patientin entsprechende Behandlung durch. In die weitere psychologische Unterstützung ist oft auch das Pflegepersonal eingebunden.

Ärger ernst nehmen

Wer wütend ist, will ernst genommen werden. Wenn Patienten mit sich selbst, dem Schicksal oder mit Gott hadern, brauchen sie jemanden, der sie mit ihren Sorgen und Gefühlen ernst nimmt und ihnen zuhört. Auch Ärger und Vorwürfe, die Ärztinnen, Pflegepersonen oder andere Betreuende betreffen, sollten in welcher Form auch immer geäußert werden können. Wichtig dabei ist, dass diese Äußerungen zunächst unkommentiert bleiben und die Patientin nicht gleich zurechtgewiesen wird.

Entscheidungsmöglichkeiten bieten

Misstrauische Patienten haben häufig den Eindruck, dass über ihren Kopf hinweg entschieden wird, dass sie falsch oder unvollständig informiert werden, dass sie nicht jene Behandlung und Pflege erhalten, die notwendig wäre etc. Es fehlt ihnen an Information und Entscheidungsmöglichkeiten. Ihr Misstrauen schwindet, wenn sie ihre Situation selbst mitbestimmen oder gestalten können. Pflegepersonen können in vielen Situationen zumindest kleine Entscheidungsmöglichkeiten anbieten (z. B. Blutdruck lieber links oder rechts messen?).

5.4 Motivation

Motivation
(lat.) = Beweggründe, die das Handeln und die Entscheidungen eines Menschen bestimmen

Motivieren heißt, Bedürfnisse anzusprechen. Zu einer Handlung motiviert ist eine Person dann, wenn sie erwartet, dass dadurch ein für sie wichtiges Bedürfnis befriedigt wird.

Die Befriedigung von Bedürfnissen wird im Allgemeinen als angenehm oder lustvoll erlebt. Dieses angenehme Gefühl wirkt verstärkend auf das Verhalten: Die Handlung, die zur Befriedigung des Bedürfnisses geführt hat, wird beim nächsten Mal wiederholt (siehe Kap. 7.3).

Wenn ein Bedürfnis trotz Bemühungen unbefriedigt bleibt, spricht man von **Frustration** oder Enttäuschung. Diese bewirkt zunächst einen unangenehmen Zustand von erhöhter Aktivierung: Manche Menschen werden aggressiv, andere strengen sich an, das Ziel doch noch zu erreichen. Wieder andere geben auf und resignieren. Welche Verhaltensweisen auftreten – Aggression, verstärkter Einsatz oder Resignation –, hängt von der persönlichen Lerngeschichte ab. Eine Person wird jenes Verhalten zeigen, welches am ehesten zum Ziel geführt hat und mit welchem sie weitere Schwierigkeiten am besten zu vermeiden glaubt.

5.5 Reaktanz

Für die meisten Menschen ist es sehr wichtig, sich frei (oder zumindest nicht eingeschränkt) zu fühlen. Dabei geht es vor allem um den subjektiven Eindruck von Freiheit: Wie leicht kann ich ein Ziel erreichen? Wie viele Dinge behindern mich? Wie frei und ungezwungen kann ich zwischen mehreren Alternativen wählen? Je besser und zahlreicher diese Möglichkeiten sind, desto mehr Freiheit erlebt man.

Viele Patientinnen und Heimbewohner erfahren, dass sie wenig bis gar keine Wahlmöglichkeiten haben. Schmerzen, Einschränkungen und Behinderungen lassen sich nicht immer beseitigen. Bei vielen Untersuchungen, Pflegemaßnahmen und Behandlungsmethoden wird das Einverständnis der Patientinnen vorausgesetzt. Sie erleben immer wieder, dass über ihren Kopf hinweg entschieden wird, etwa wie lange sie im Krankenhaus bleiben, welche Behandlungen sie erhalten und welche nicht. Auch der normale Krankenhausalltag kann bereits als Einschränkung erlebt werden. Manche Patienten wissen nicht oder nur unzureichend, was eigentlich genau mit ihnen geschieht. Bei Bewohnerinnen von Alters- und Pflegeheimen kommen oft Einschränkungen der Sinne, des Gedächtnisses und des Bewegungsapparates hinzu: alles Faktoren, die sie in der Folge oft „mürrisch" oder „gereizt" erscheinen lassen. Die Folge dieser Einschränkungen wird Reaktanz genannt (Brehm et al. 1981).

Reaktanz ist der unangenehme innere Spannungszustand, der entsteht, wenn die subjektive Freiheit bedroht oder eingeschränkt wird. Sie ist gekoppelt mit dem Bedürfnis, die bedrohte Freiheit zu schützen bzw. die verlorene Freiheit wiederzugewinnen.

Je wichtiger die bedrohte Freiheit für eine Person ist, umso stärker ist die Reaktanz. Auch das Ausmaß und die Dauer der Freiheitsbeschränkung spielen eine Rolle. Vor allem bei bleibenden Einschränkungen ist die Reaktanz oft heftig.

Beispiel

Frau M., eine alleinstehende ältere Dame, verletzt sich bei einem Sturz die Lendenwirbelsäule. Sie wird sofort ins Krankenhaus gebracht. Nach einigen Untersuchungen und einem kurzen Gespräch mit dem behandelnden Arzt bekommt sie ein Gipsmieder angelegt, das sie die nächsten drei Monate tragen muss. Der Unfall ereignet sich Mitte Juni. In der Sommerhitze ist das Korsett sehr heiß; Frau M. schwitzt, kann sich aber weder waschen noch kratzen, wenn es juckt. Das Gipskorsett drückt sie in praktisch jeder Körperhaltung. Den Großteil des Sommers verbringt Frau M. in ihrem Haus. Sie muss mit vielen Freiheitsbeschränkungen fertig werden: Wohlbefinden, Beweglichkeit und die Mobilität im Wohnort sind eingeschränkt, ihre Urlaubspläne hinfällig geworden. Sie hat Schmerzen und fühlt sich hässlich. Über die Behandlungsmethode (Gipskorsett) fühlt sie sich nur unzureichend informiert, Behandlungsalternativen wurden mit ihr nicht besprochen. Auch wie es nach den drei Monaten weitergehen wird, ist ihr unklar. Sie fühlt sich ausgeliefert und ohnmächtig.

Die Folgen von Reaktanz sind vielfältig:

1. **Wiedergewinnen der verlorenen Freiheit**: z. B. durch erhöhte Anstrengung und Ausdauer, durch Training, eventuell mit Unterstützung anderer.

Frau M. lernt in den ersten Wochen nach ihrem Sturz, sich in der Wohnung zu bewegen und, so gut es geht, den Haushalt eigenständig zu führen. Die Liegefläche ihres Bettes lässt sie sich höher stellen, sodass sie ohne Hilfe aufstehen kann.

2. Mit etwas möglichst Ähnlichem die Einschränkung wettmachen:

Weil Frau M. sich nicht bücken kann, sind Dinge, die auf den Boden fallen, für sie außer Reichweite. Ihre Schwiegertochter besorgt ihr deshalb ein ergotherapeutisches Hilfsmittel („helfende Hand"), mit dem sie Dinge vom Boden aufheben kann.

3. Umwertung der verlorenen Möglichkeiten: Was man nicht mehr tun kann, kommt einem gerade deshalb besonders attraktiv vor. In der Folge versucht man sich oft einzureden, dass es „eh gar nicht so wichtig" wäre.

Gerade jetzt, da sie nicht wegfahren oder schwimmen gehen kann, würde Frau M. nichts lieber als einen Badeurlaub machen. Alle anderen könnten fahren, denkt sie, nur sie nicht. Als sie von Freundinnen eine Urlaubspostkarte erhält, kommen ihr die Tränen. Die Fotos von dieser Reise will sie nicht sehen.

4. Ärger, Wut und Aggression:

Frau M. ist wütend auf das enge Korsett, den verpatzten Sommer und über sich selbst, weil sie so ungeschickt war und gestürzt ist. Als sie von einer Freundin hört, dass es auch andere Arten von Stützkorsetts gäbe, die nicht so beengend und schmerzend seien, ärgert sie sich auch über die Ärzte, die sie nicht darüber informiert haben.

Reaktanz kann nicht immer vermieden werden. Pflegepersonen können jedoch viel dazu beitragen, die Reaktanzfolgen möglichst gering zu halten. Die wichtigsten Strategien sind:

- eigene Entscheidungen treffen lassen,
- noch vorhandene Ressourcen aktivieren und fördern,
- praktische Alternativen besprechen und üben,
- Maßnahmen und nächste Schritte gut erklären,
- Aggressionen der Patientin als Reaktion auf die aktuelle Situation verstehen,
- im Gespräch die Aufmerksamkeit auch auf andere Themen lenken.

5.6 Erlernte Hilflosigkeit

Freiheit bedeutet Kontrolle: eine Handlung durchführen oder unterlassen, eine Situation herbeiführen oder vermeiden. Freiheitsverlust bedeutet, dass eine bisher freie Möglichkeit eingeschränkt oder blockiert wird. Die Folgen sind Kontrollverlust und Hilflosigkeit (Seligman 2000).

Vorübergehender Kontrollverlust bewirkt Reaktanz.
Anhaltender Kontrollverlust führt zu erlernter Hilflosigkeit.

Erlernte Hilflosigkeit entsteht,

1. wenn man keinen Einfluss auf wesentliche Bereiche oder Ereignisse des eigenen Lebens hat,
2. wenn Versuche, diese Bereiche und Ereignisse bzw. ihre Folgen zu beeinflussen, erfolglos bleiben, wenn man ihre Folgen und Auswirkungen nicht formen oder steuern kann.

Besonders häufig tritt erlernte Hilflosigkeit bei chronischen Krankheiten auf, wenn verschiedenste Behandlungsversuche ohne greifbares Ergebnis geblieben sind, sowie nach traumatischen Ereignissen, welche die Bewältigungsmöglichkeiten der Betroffenen zunächst massiv überfordern. Die Folgen sind schwerwiegend: Im Zustand der erlernten Hilflosigkeit schwindet die Motivation, die bestehenden Probleme in Angriff zu nehmen; die betroffene Person wird zunehmend passiv. Das eigene Verhalten scheint keinen Einfluss auf die Ergebnisse zu haben, und es erscheint sinnlos, überhaupt etwas zu tun. Weiters treten Lernschwierigkeiten auf. Um neue Verhaltensweisen auszuprobieren, fehlen Kraft und Motivation. Das alles führt letztlich zu negativen Gefühlen: Traurigkeit, Ängstlichkeit und Depression. Bei Patienten und Heimbewohnerinnen kann erlernte Hilflosigkeit schlimme Konsequenzen haben: Sie wirken teilnahmslos und in sich zurückgezogen, lassen zwar alles mit sich geschehen, zeigen aber kein besonderes Interesse an der Behandlung. Genesungsfortschritte scheinen ihnen gleichgültig zu sein. Sie sprechen eher leise und langsam, antworten einsilbig und scheinen an keinem Gespräch interessiert zu sein. Gleichzeitig wirken sie traurig und ängstlich, würden es aber kaum wagen, jemanden um Hilfe zu bitten. Für das Personal sind solche Patientinnen und Heimbewohner manchmal bequem, weil sie die Routine nicht aufhalten. Vom Ziel eines mündigen Patienten bzw. einer möglichst selbstständigen Heimbewohnerin sind sie jedoch weit entfernt.

Hilflosigkeit vermeiden

Um Patienten und Heimbewohnerinnen aus diesem Zustand herauszuführen bzw. diesen Zustand zu vermeiden, ist es wichtig, ihnen so viel

Information, Entscheidungsfreiraum und Kontrolle wie möglich einzuräumen. Auch sollte man sie darin unterstützen, ihre Krankheit, Behinderung etc. als Tatsache anzunehmen und sich ihr zu stellen. Sobald eine Person merkt, dass sie selbst etwas tun kann, um ihre Situation zu verändern, fühlt sie sich nicht mehr hilflos. Sie erlebt, dass ihre Handlungen auch Erfolg haben. Ihre Motivation, bei der Behandlung aktiv mitzumachen, steigt. Sie ist wieder bereit, sich neuen Situationen anzupassen und zu lernen, mit ihnen umzugehen, und ihre Gefühlslage bessert sich.

Die subjektive Kontrolle kann gezielt gefördert werden:

- **Entscheidungsmöglichkeiten**: „Möchten Sie sich selbst waschen oder soll ich Ihnen dabei helfen?"
- **Fragen**: „Haben Sie schon daran gedacht, xy zu tun?"
- **Aufgaben**: „Bitte helfen Sie mir bei der Tischdekoration für die Osterfeier."
- **Routinetätigkeiten**: z. B. eine Heimbewohnerin selbst eine Mahlzeit zubereiten lassen, wie sie das gewohnt ist
- **Information**: z. B. über die Möglichkeiten ambulanter Pflege nach der Entlassung aus dem Krankenhaus
- **generell**: so viele Kontroll- und Entscheidungsmöglichkeiten wie möglich einbauen, die Selbstständigkeit unterstützen.

Beispiel

Herr P. kommt wegen chronischen Hustens in die HNO-Ambulanz. Dort wird ein Kehlkopftumor diagnostiziert. Diese Diagnose trifft ihn völlig unvorbereitet. Drei Tage später soll der Tumor operiert werden. Der behandelnde Arzt informiert den Patienten, dass wahrscheinlich der ganze Kehlkopf entfernt werden muss. Herr P. versucht, sich darauf einzustellen. Als er aber aus der Narkose erwacht, ist er dennoch schockiert. Er kann sich jetzt nur noch durch Schreiben und mithilfe der Zeichensprache verständigen, muss seine Ess- und Trinkgewohnheiten umstellen und ständig auf die richtige Luftfeuchtigkeit achten. Hinzu kommt das unkontrollierbare Aushusten von Schleim, für den er ständig ein Tuch bereithalten muss. Das alles macht ihn wütend und hilflos. Plötzlich traut er sich nichts mehr selbstständig durchzuführen. Die Ärztinnen und das Pflegepersonal versuchen, Herrn P. zu motivieren, und zeigen ihm z. B., wie er selbstständig die Kanüle in seinem Hals reinigen kann. Er aber scheint nicht interessiert. Am liebsten möchte er in seinem Zimmer bleiben und niemanden sehen. – Dieser Zustand der erlernten Hilflosigkeit dauert einige Wochen an. Erst als Herr P. die Ösophagus-Ersatzsprache kennenlernt, schöpft er wieder Hoffnung. Er lernt und trainiert sie, so oft er kann. Zwei Monate später geht er das erste Mal alleine einkaufen. Was er sagt, wird von der Verkäuferin verstanden.

5.7 Vertiefung des Lernstoffes

Zusammenfassung

Bedürfnisse sind psychische Kräfte, die uns dazu bewegen, eine Handlung auszuführen. Allgemein unterscheidet man Mangel- und Wachstumsbedürfnisse. Die Bedürfnispyramide nach Maslow gliedert sich in physiologische, Sicherheits-, soziale Bindungs-, Selbstachtungs-, Selbstverwirklichungs- und spirituell-religiöse Bedürfnisse. Die konkreten Bedürfnisse bei Krankheit hängen u. a. von der Art der Erkrankung und der Dauer der Behandlung ab. Aus verschiedenen Gefühlen ergeben sich emotionale Bedürfnisse, auf die Pflegepersonen direkt eingehen können.

Pflegebedürftige zu motivieren, bedeutet, ihre Bedürfnisse anzusprechen. Besondere Bedeutung kommt dem Bedürfnis nach Freiheit zu. Wird diese eingeschränkt, tritt Reaktanz auf, ein unangenehmer Spannungszustand mit vielfältigen Folgen auf der emotionalen und der Verhaltensebene. Subjektiver Kontrollverlust kann zu erlernter Hilflosigkeit führen, die bei Patientinnen und Heimbewohnern schwerwiegende Folgen haben kann.

Zum Üben

1. Beschreiben Sie wichtige Bedürfnisse bei Krankheit anhand der Bedürfnispyramide nach Maslow.
2. Beschreiben Sie wichtige emotionale Bedürfnisse von Patienten und Heimbewohnerinnen.
3. Erklären Sie Entstehung und Folgen von Reaktanz anhand eines Beispiels.
4. Wie entsteht erlernte Hilflosigkeit? Was kann man dagegen tun?
5. Erklären Sie den Zusammenhang von Bedürfnissen und Motivation.

Zum Nachlesen

Jonas, Klaus, Stroebe, Wolfgang & Hewstone, Miles (2014): Sozialpsychologie. 6. Auflage. Springer.

Maslow, Abraham H. (1981): Motivation und Persönlichkeit. Rowohlt.

Seligman, Martin E. P. (2010): Erlernte Hilflosigkeit. 5. Auflage. Beltz.

6 Die Macht der Gedanken

Nach dem Studium dieses Kapitels sollten Sie ...

... die Bedeutung sich selbst erfüllender Prophezeiungen für Pflege und Behandlung kennen.

... den Placebo-Effekt bei Placebos und „echten" Medikamenten erklären können.

... wichtige Einstellungen zur Krankheit beschreiben können.

... die Rolle von Attributionen bezüglich Krankheitsverarbeitung und Behandlungsmotivation erklären können.

Gedanken spielen eine entscheidende Rolle dabei, wie wir die Welt erleben, wie wir auf Veränderungen reagieren und welche Gefühle wir haben. Sie bestimmen, was wir von unseren Mitmenschen, der Welt, dem Leben und von uns selbst erwarten. Damit ergeben die Gedanken ein Bild oder Modell der Welt. Dieses geistige Modell bildet den Rahmen unseres Erlebens und Verhaltens.

6.1 Erwartungen und sich selbst erfüllende Prophezeiungen

Erwartungen sind Meinungen über das, was wohl in naher oder ferner Zukunft, früher oder später passieren wird. Aufgrund bestimmter Erfahrungen oder Berichte nimmt man an, wie etwas in Zukunft sein wird, z. B., wie eine Krankheit verlaufen oder welchen Effekt eine bestimmte medizinische Behandlung haben wird. Diese Erwartungen beeinflussen das gegenwärtige Erleben und den momentanen emotionalen Zustand. Zugleich sind sie ein wesentlicher Bestandteil unserer „inneren Landkarte". Sie bestimmen mit, wie wir uns der Welt und den Menschen gegenüber verhalten. Damit beeinflussen Erwartungen aber auch die Umgebung. In diesem Fall spricht man von sich selbst erfüllenden Prophezeiungen.

Sich selbst erfüllende Prophezeiungen sind Erwartungen, die das Erleben und Verhalten so beeinflussen, dass das Erwartete tatsächlich eintritt.

Beispiel

Ein Patient mit Gehgips denkt, dass sich alle Menschen auf der Straße nach ihm umdrehen, weil er sich „so komisch bewegt“. Er bezieht jeden Blick, den ein Passant auf ihn wirft, auf seinen Gips. Gleichzeitig versucht er, sich so gut wie möglich den Blicken der anderen zu entziehen, indem er möglichst rasch an ihnen vorbeigeht. Dabei bewegt er sich tatsächlich ziemlich auffällig. Viele Passantinnen bemerken erst jetzt seinen Gehgips und schauen ihm nach. Die Prophezeiung hat sich erfüllt.

Sich selbst erfüllende Prophezeiungen haben einen geradezu wirklichkeitserzeugenden Effekt. Je fester man daran glaubt, dass etwas eintritt, desto größer wird die Wahrscheinlichkeit, dass es tatsächlich so kommt. Das gilt für positive Erwartungen genauso wie für negative: „Das wird sicher gut gehen“, „Da werde ich mich bestimmt bald eingewöhnen“, „Ich werde sicher durchfallen“, „Die Untersuchung wird bestimmt weh tun“ usw. Die Erwartung bewirkt jene Sicherheit, die man für das positive Ergebnis braucht; oder sie verunsichert so sehr, dass es genau dadurch zu den befürchteten Problemen kommt. Voraussetzung ist allein, dass man die Erwartung für eine unabhängige, bald bevorstehende Tatsache hält.

Worte und Formulierungen können eine geradezu hypnotische Wirkung haben. Sie können die Grundlage von Glück und Zufriedenheit ebenso wie von erheblichen psychischen Problemen sein. In der psychologischen Behandlung werden positive Formulierungen, kognitive Umstrukturierungen und den Selbstwert stärkende Sätze eingesetzt. Sie tragen wesentlich dazu bei, seelische Leidenszustände zu mildern oder überhaupt aufzulösen. Auch Pflegepersonen können durch gezielte Informationen und Formulierungen positive Erwartungen und damit die gewünschten Reaktionen fördern.

6.2 Der Placebo-Effekt

Placebo
(lat.), wörtlich: „Ich werde gefallen“

Ein **Placebo** ist ein Scheinmedikament ohne chemische Wirkstoffe, das dennoch eine nachweisbare Wirkung hat. Das kann eine Tablette gegen Kopfweh sein, die eigentlich nur Stärke enthält, etwas Wasser, das im Medikamentenbecher zum besseren Einschlafen verabreicht wird, oder ein Stück Traubenzucker gegen Heimweh (z. B. auf einem Kinderlager).

In manchen Fällen werden auch Medikamente eingenommen, die das Leiden an sich gar nicht beheben können, aber trotzdem eine lindernde Wirkung erzielen (z. B. Antibiotika bei virusbedingten Erkältungen). Manchmal fördert schon allein die Tatsache, dass man ärztlichen Rat einholt und eine Behandlung eingeleitet wird, die Genesung.

Placebos wirken, weil die Patientin auf die (vermeintliche) Wirkung wartet und sie sich innerlich vorstellt. Das bereitet den Organismus auf die Wirkung der Behandlung vor und nimmt sie teilweise vorweg. Der Placebo-Effekt kann auch bei „echten" Medikamenten die beabsichtigte Wirkung verstärken oder schwächen.

Der Placebo-Effekt tritt bei verschiedensten körperlichen und seelischen Störungen und Symptomen auf: bei der Behandlung von Schmerzen, Schlafstörungen, Verdauungsproblemen und Stressabbau, aber auch bei Herz-Kreislauf-Erkrankungen und Depression. Wenn ein Placebo hilft, heißt das aber nicht, dass die Symptome „eingebildet" waren. Auch bei „echten" Krankheiten oder Störungen kann über den Weg positiver Erwartungen des Patienten eine medizinisch nachweisbare Besserung eintreten.

Als besonders wirksam haben sich sehr große und sehr kleine Pillen erwiesen sowie Medikamente in flüssiger Form. (Patienten erwarten, dass sie „direkter" wirken.) Auch Farben spielen eine Rolle: Rote Placebos haben allgemein den größten Effekt; sie helfen bei jeder Art von Schmerz sowie bei Entzündungen am besten. Grüne Placebos wirken vor allem bei Angstzuständen, während gelbe bei Depression und blaue bei Erregungszuständen wirksamer sind. Weiße Placebos stehen am unteren Ende der Wirksamkeitsskala.

Bei „echten" Medikamenten unterstützen und verstärken die Erwartungen die Wirkung, die das Medikament auf chemischem Wege erzielt. Patientinnen sollten deshalb über diese beabsichtigte Wirkung möglichst genau informiert werden (konkreter als nur mit den Worten „Das wird Ihnen gut tun"). Dadurch stellen sie sich auf die Wirkung ein, nehmen diese teilweise vorweg und brauchen in vielen Fällen geringere Dosierungen, bis eine Linderung eintritt.

Placebos werden eingesetzt, wenn kein anderes Mittel zur Hand ist (z. B. bei einem Unfall), wenn ein Patient keine höhere Dosierung, etwa wegen der unangenehmen Nebenwirkungen, verträgt (z. B. bei chronischen Beschwerden) oder wenn er mehr verlangt, als von der Ärztin verschrieben wurde (z. B. Schlafmittel bei Heimbewohnerinnen). In diesen Fällen sind sie eine kleine, manchmal notwendige Täuschung zum Wohle des Patienten. Auch Hausärztinnen verschreiben gelegentlich Präparate, die sie für pharmakologisch wirkungslos halten, die aber manche Patienten aus Erfahrung schätzen und die ihnen tatsächlich gut tun. Grundsätzlich gilt, dass Placebos nur auf Anweisung eines Arztes verabreicht werden dürfen. Wichtig ist, dass ein Placebo mit großem Ernst verabreicht wird und dass die Patientin genau erfährt, wie die erwartete Wirkung sein wird (z. B. „Ihre Arme und Beine werden schwer, Ihre Augen werden zugehen, in wenigen Minuten werden Sie schlafen").

6.3 Einstellungen zur Krankheit

Einstellungen sind fixe Meinungen, die sich auf Personen, Institutionen, Dinge oder Sachverhalte beziehen. Patienten haben zumeist gewisse (positive oder negative) Einstellungen zu Ärztinnen, zu ihrer Krankheit, zu Medikamenten, zum Altersheim usw. Sie sind ein wichtiges Element der subjektiven Krankheitstheorie einer Patientin (Wüstner 2001). Die Einstellungen zur Krankheit bestimmen, wie sich ein Patient in Bezug auf seinen Körper und seine Beschwerden sowie gegenüber Angehörigen, Ärztinnen, Pflegepersonen, Psychologen und anderen Helfenden verhält. Bei vielen Patienten können mehrere Einstellungen gleichzeitig eine Rolle spielen. Zudem ändern sie sich oft während des Krankheitsverlaufs und sind durch Gespräche in gewissem Maße beeinflussbar. Darin liegt ein wichtiger Ansatz für die psychosoziale Unterstützung und psychologische Behandlung.

Folgende Einstellungen zur Krankheit lassen sich beobachten:

- **Krankheit als Herausforderung**: Die Patientin ist aktiv um Anpassung bemüht. Sie versteht die Erkrankung als veränderte Lebenssituation mit spezifischen Anforderungen und Aufgaben, die bewältigt werden müssen.
- **Krankheit als Schwäche**: Die Krankheit wird als Zeichen für Versagen und Kontrollverlust gewertet. Das führt oft zu einer Verleugnung von Symptomen und beeinflusst das Krankheitsverhalten negativ.
- **Krankheit als Bedrohung**: Vorherrschend ist die Angst vor einer Schädigung, die noch nicht eingetreten ist, aber befürchtet wird (körperlich, psychisch, sozial). Auch die indirekten Folgen der Krankheit oder der Behandlung können bedrohlich wirken.
- **Krankheit als Feind**: Die Erkrankung wird als Gegner angesehen, der bekämpft werden muss. Gefühle von Angst und Wut herrschen vor, aber auch von Abhängigkeit und Hilflosigkeit. Die kämpferische Einstellung kann Sieg oder Niederlage bringen und fordert viel Kraft und Willensstärke von allen Beteiligten.
- **Krankheit als unwiederbringlicher Verlust oder Schaden**: Der Verlust von Körperteilen oder wichtigen Körperfunktionen ist eingetreten und wird als nicht mehr rückgängig zu machen angesehen. Die Trauer darüber kann zu Depression, aber auch zu feindseligem Verhalten führen.
- **Krankheit als Wert**: Die Krankheit wird als neue Chance angesehen, das Leben mit anderen Augen zu sehen, neu zu gestalten und zu intensivieren.
- **Krankheit als Erleichterung**: Die Erkrankung wird als willkommene Gelegenheit angesehen, Verpflichtungen und Anforderungen zu entgehen, und kann zu einer Scheinlösung für zwischenmenschliche oder innerseelische Konflikte führen.
- **Krankheit als Strategie**: Die Krankheit wird mehr oder weniger bewusst eingesetzt, um Aufmerksamkeit, Zuwendung, Rücksichtnahme oder finanzielle Unterstützung zu erhalten.

- **Krankheit als Strafe**: Die Erkrankung wird als Bestrafung für früheres Verhalten oder leichtfertigen Lebenswandel angesehen, wofür jetzt „die Rechnung präsentiert" wird. Der Patient ergibt sich passiv in sein Schicksal oder nimmt die vermeintliche Strafe als Wendepunkt und Möglichkeit zu einem Neubeginn.
- **Krankheit als unbewusste Wunscherfüllung**: Die Krankheit kann (zumeist unbewusst) auch als Selbstbestrafung, als Anklage oder Protest, als symbolische Wiederholung eines erlittenen Verlustes oder als körperlicher Ausdruck eines psychischen Konflikts gelten. Solche Prozesse sind sehr problematisch und können ein Hinweis auf eine psychische Störung sein. Die nähere Abklärung und Behandlung wird von einer klinischen Psychologin, einem Psychiater oder Psychotherapeuten durchgeführt.

Die Einstellungen der Patientin zur Krankheit sind die Basis der **Krankheitsverarbeitung (Coping)**. Sie bestimmen mit, welche Coping-Formen ein Patient anwendet, um mit den Symptomen der Krankheit und den sich daraus ergebenden Belastungen zurechtzukommen und sie zu bewältigen. Für Pflegende ist es hilfreich, die Einstellungen der Patientin zu ihrer Krankheit zu kennen. In einem unterstützenden, entlastenden oder beratenden Gespräch kann wesentlich besser auf den Patienten eingegangen werden, wenn man seine persönlichen Einstellungen berücksichtigt. Bei problematischem Krankheitsverhalten oder spannungsgeladener Beziehung zu den Betreuenden ist das unumgänglich.

Krankheitsverarbeitung (Coping)
ist der Versuch der Patientin, bereits bestehende oder erwartete Belastungen, die mit der Erkrankung zusammenhängen, aufzufangen, auszugleichen und zu bewältigen. Dies kann auf gedanklichem und emotionalem Weg sowie durch zielgerichtetes Verhalten erfolgen.

6.4 Attributionen

Attributionen sind persönliche Vermutungen über Zusammenhänge, Ursachen und Einflussmöglichkeiten.

Attribution
(lat.) = Zuschreibung eines Merkmals, einer Eigenschaft

Attributionen beziehen sich z. B. auf die Verbindung zwischen Gesundheit und Ernährung, Herzinfarkt und Stress, Schmerzen und Medikamenten, Ausbildung und Kompetenz von Pflegepersonen usw. Sie spiegeln die subjektive Sicht eines Menschen wider und decken sich nicht unbedingt mit der Wirklichkeit. Man unterscheidet zwischen Ursachenzuschreibungen und Kontrollüberzeugungen.

Ursachenzuschreibungen spielen im klinischen Kontext eine wichtige Rolle. Mit ihnen beantworten sich Patienten die Fragen: Was ist die Ursache für eine Krankheit oder ein Ereignis (z. B. meinen Unfall), einen Zustand (meine Schmerzen) oder ein Problem (dass ich mich so kraftlos fühle)?

Diese Attributionen beziehen sich auf

- die eigene Person: „Warum war ich bloß so unvorsichtig!“
- andere Menschen: „Der Stress mit den Kollegen macht mich krank!“
- höhere Mächte (Schicksal, Zufall, Gott): „Alkoholismus ist genetisch bedingt.“

Depressive Menschen führen Erfolge oft nur auf Glück/Zufall oder andere Menschen zurück, während sie die Ursache für Misserfolge bei sich selber suchen („Ich bin eben ein Versager“). Selbstbewusste Menschen hingegen sehen den Grund für ihre Erfolge vor allem in ihren eigenen Stärken, während sie Rückschläge eher auf widrige Umstände zurückführen (Pech, Neid, Missgunst).

Kontrollüberzeugungen beziehen sich auf die Frage, wer für die Lösung eines Problems, die Behandlung einer Krankheit und generell für Gesundheit und Genesung verantwortlich ist:

- die eigene Person: „Es liegt an mir, ob ich wieder gehen lerne. Ich muss üben, üben, üben!“
- andere Menschen: „Herr Doktor, machen Sie mich wieder gesund!“
- höhere Mächte: „Mein Schicksal liegt in Gottes Hand“

Von den Kontrollüberzeugungen hängt es ab, ob sich ein Patient aktiv an der Behandlung beteiligen oder passiv behandeln lassen will, wie sehr er überhaupt an eine Heilung oder Linderung glaubt oder sich von Rückschlägen rasch entmutigen lässt („Diese Therapie hat schon bei vielen gewirkt“, „Mir kann keiner helfen“).

Beispiel

Frau N. ist Verkäuferin in einer Bäckerei. Seit einigen Jahren klagt sie über Schmerzen im Becken und in den Beinen. Verschiedene medizinische Untersuchungen haben keine klare Diagnose erbracht. Frau B. ist sich aber sicher, dass ihre Schmerzen vom vielen Stehen und Heben im Geschäft herrühren („Die Arbeit ist schuld“). Schließlich kündigt sie („Es liegt an mir, dass es besser wird!“). Die Schmerzen halten jedoch an. Frau B. glaubt, dass ihr die Schulmedizin nicht weiterhelfen kann. Sie wendet sich alternativen Heilmethoden zu („Diese Kräfte werden mich heilen“). Der erhoffte Erfolg bleibt aber aus. Nach über einem Jahr sucht sie wegen akuter Schmerzen das Krankenhaus auf. Sie ist inzwischen völlig verzweifelt („Nichts hilft!“). Der behandelnde Psychologe bespricht mit ihr u. a. ihre Kontrollüberzeugungen. Frau B. lernt, die Intensität ihrer Schmerzen durch bestimmte Übungen abzuschwächen und frühzeitig auf Belastungssymptome zu achten. Dadurch setzt sie ihren Schmerzen aktiv etwas entgegen und sieht sich nicht mehr als hilflos ausgelieferte Patientin („Ich kann etwas tun“).

Eine Änderung der Attributionen ist zumeist nur durch einschneidende Veränderungen (z. B. eine deutliche Besserung) oder durch psychologische Gespräche möglich. Pflegepersonen sollten hinderliche Attributionen registrieren und an die behandelnden Ärztinnen und Psychologen weitermelden.

6.5 Vertiefung des Lernstoffes

Zusammenfassung

Gedanken bestimmen in hohem Maß das Erleben und Verhalten. Erwartungen und sich selbst erfüllende Prophezeiungen nehmen zukünftige Ereignisse vorweg und ermöglichen dadurch oft erst, dass sie eintreten. Der Placebo-Effekt beeinflusst die Wirkung von Scheinpräparaten wie von echten Medikamenten. Je nach ihren Einstellungen verhalten sich Patientinnen unterschiedlich in Bezug auf ihre Krankheit, den eigenen Körper und die Betreuungspersonen. Attributionen bezüglich Ursachen und Kontrolle beeinflussen das Verständnis der Situation, die Krankheitsverarbeitung und die Kooperation mit dem Betreuungspersonal.

Zum Üben

1. Welchen Einfluss haben Erwartungen und sich selbst erfüllende Prophezeiungen auf das Erleben und Verhalten?
2. Was ist der Placebo-Effekt? Wie kann er genutzt werden?
3. Beschreiben Sie wichtige Einstellungen zur Krankheit.
4. Wie wirken sich Attributionen auf das Erleben und Verhalten von Patienten aus?

Zum Nachlesen

Jonas, Klaus, Stroebe, Wolfgang & Hewstone, Miles (2014). Sozialpsychologie. 6. Auflage. Springer.

Spering, Miriam & Schmidt, Thomas (2017): Allgemeine Psychologie 1 kompakt: Wahrnehmung, Aufmerksamkeit, Denken, Sprache. 3. Auflage. Beltz.

7 Lernen und Erinnern

Nach dem Studium dieses Kapitels sollten Sie ...

... die verschiedenen Gedächtnissysteme und ihre Bedeutung für das Erleben und Verhalten beschreiben können.

... das Lernen am Modell, durch Verstärkung und durch klassische Konditionierung anhand von Beispielen aus der Pflege erklären können.

... den Prozess der Generalisierung kennen.

... Ihre persönliche Strategie zum effizienten Lernen und Bestehen von Prüfungen kennen – und vielleicht verbessern.

Menschen lernen ein Leben lang. Viele dieser Lernvorgänge erfolgen bewusst und beabsichtigt (vor allem in der Schule und im Beruf). Andere erfolgen unbewusst und unbeabsichtigt, z. B., wenn man jemanden kennenlernt und bald einiges über seine Gewohnheiten weiß oder wenn man lernt, mit schwierigen Situationen umzugehen. Dieses unbewusste Lernen geschieht zumeist nebenbei und automatisch.

7.1 Im Gedächtnis abspeichern

Lernen heißt, etwas im Gedächtnis abzuspeichern und es sich zu merken, damit es später, im Zuge des Erinnerns, wieder abgerufen werden kann. Früher nahm man an, der Mensch verfüge über ein einheitliches Gedächtnis. Heute ist es üblich, verschiedene Gedächtnissysteme zu unterscheiden.

Sensorisches Gedächtnis und Kurzzeitgedächtnis

sensorisch
die Sinne betreffend

Das sensorische Gedächtnis speichert rund eine Viertelsekunde lang die Informationen, die von den Sinnesorganen aufgenommen wurden. Es ist eine Art Zwischenspeicher für Wahrnehmungen, die dann weiterverarbeitet werden.

Das Kurzzeitgedächtnis speichert die wahrgenommenen Reize lediglich einige Sekunden lang (nicht, wie oft angenommen, einige Tage). Es dient als Arbeitsspeicher zur Verarbeitung von Informationen und Bewältigung von Aufgaben (z. B. „Habe ich die Tür abgesperrt?“). Die Kapazität des Kurzzeitgedächtnisses ist begrenzt, es kann nur rund sieben Elemente speichern. Durch ständiges Wiederholen können diese Elemente jedoch fast beliebig lang festgehalten werden. So können wir uns etwa eine Telefonnummer so lange vorsagen, bis wir eine Möglichkeit haben, sie aufzuschreiben. (Nach dem Aufschreiben ist sie aus dem Kurzzeitgedächtnis gelöscht.)

Das sensorische Gedächtnis verbindet die abertausend Einzeleindrücke, die wir jede Sekunde gewinnen, zu einem Wahrnehmungsfluss. Seine Spanne entspricht in etwa dem, was wir als Augenblick, als Jetzt erleben. Durch das Kurzzeitgedächtnis wiederum besteht unser Erleben nicht aus einer Abfolge von isolierten Einzelheiten, sondern bildet einen kontinuierlichen Erlebnisstrom. Es enthält z. B. die zuletzt gelesenen Worte eines Textes oder die zuletzt gehörten Worte eines Gesprächs. Damit dient es dem Verstehen von Sätzen sowie allgemein der Kommunikation.

Sensorisches Gedächtnis und Kurzzeitgedächtnis ermöglichen uns ein kontinuierliches Erleben. Sie sind die Grundlage für Zeitwahrnehmung, Lesen, Gesprächsführung u. v. m.

Ein Teil der Informationen und Eindrücke wird vom Kurzzeitgedächtnis ins Langzeitgedächtnis übertragen. Das geschieht vor allem, wenn man ihnen bewusst Aufmerksamkeit widmet, wenn sie interessant sind, mit bereits erworbenem Wissen verknüpft werden können oder von starken Gefühlen (positiven wie negativen) begleitet sind.

Langzeitgedächtnis

Das Langzeitgedächtnis speichert Eindrücke und Informationen sehr umfassend und dauerhaft.

Alles, woran wir uns nach einigen Minuten noch erinnern können, ist im Langzeitgedächtnis gespeichert. Dazu gehört, was wir heute schon getan haben, Erinnerungen an frühere Erlebnisse, Allgemeinbildung und Fachwissen, praktische Kompetenzen und Fähigkeiten, eingelernte Abläufe usw.

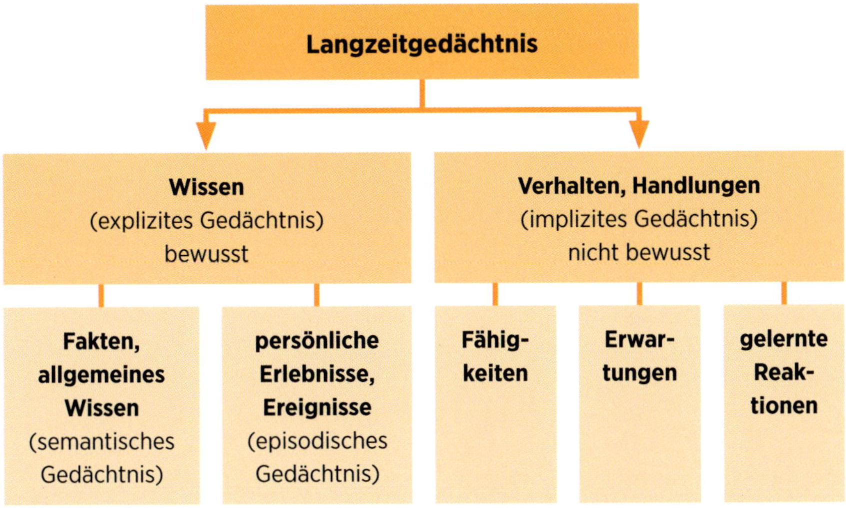

Abbildung 7
Klassifikation der Gedächtnisprozesse

explizit
ausdrücklich, direkt ausgesprochen

implizit
nicht ausdrücklich, indirekt genannt; mitenthalten, mitgemeint

Man unterscheidet zwischen explizitem und implizitem Langzeitgedächtnis. Das explizite **Gedächtnis** ist für die bewusste Erinnerung von Tatsachen und Ereignissen zuständig, die sprachlich benannt und miteinander verknüpft werden können. Sie betreffen allgemeine, von der Person unabhängige Fakten (semantisches Gedächtnis, z. B. Wissen über Anatomie) sowie Episoden, Ereignisse und Tatsachen aus dem eigenen Leben (episodisches Gedächtnis, z. B. Erinnerung an den ersten Praktikumstag). Das implizite **Gedächtnis** ist für das Behalten von Fertigkeiten, Bewegungsabläufen, Gewohnheiten, Regeln und Reaktionen verantwortlich. Diese können ohne Einschaltung des Bewusstseins das Verhalten bestimmen und nur schwer in Worte gefasst werden. Man „tut es einfach“, ohne nachzudenken (z. B. radfahren, aufräumen, jemanden beruhigen).

Erinnern und Vergessen

Aus der Praxis ergibt sich die Unterteilung des Wissensgedächtnisses in einen aktiven und einen passiven Bereich. Der aktive Bereich enthält jenes Wissen, das leicht zugänglich ist und schnell wiedergegeben werden kann (z. B. der Stoff, den man für eine bevorstehende Prüfung wiederholt). Im passiven Bereich wird jenes Wissen gespeichert, das man momentan nicht benötigt. Man „weiß, dass man es weiß“, ohne es momentan sagen zu können, z. B. lange zurückliegende Erlebnisse oder Orte der Kindheit, die man aber sofort wiedererkennt, wenn man sie wieder aufsucht, oder auch der Stoff, den man zur vorigen Prüfung gelernt (und gekonnt) hat, an den man sich jetzt aber kaum noch zu erinnern scheint.

Als „gute alte Zeit“ werden rückblickend meist die ersten 25 bis 30 Lebensjahre bezeichnet.

Ein spezielles Gedächtnisproblem tritt vor allem bei älteren Menschen auf. Diese haben oft Schwierigkeiten, sich an Informationen der letzten Stunden, Ereignisse oder Besuche der letzten Tage und Wochen zu erinnern. Zugleich können sie sich an viele Erlebnisse ihrer ersten Lebensjahrzehnte noch bis ins Detail erinnern. Das Wissen und die Eindrücke der früheren Jahre wurden gut abgespeichert und oft wieder abgerufen, während die Merkfähigkeit für neue Informationen deutlich zurückgeht.

7.2 Nachahmen (Lernen am Modell)

Auf der Verhaltensebene bedeutet Lernen jede Änderung des Erlebens und Verhaltens aufgrund von Erfahrung.

Lernen am Modell
Das Lernen am Modell wurde von Albert Bandura (geb. 1925) für viele Bereiche der Sozialpsychologie und Pädagogik im Rahmen der sozial-kognitiven Lerntheorie erforscht.

Von Modellen und Vorbildern lernen wir, bewusst oder unbewusst, praktisch unser ganzes Leben lang. Bei Kindern und Jugendlichen ist die Beobachtung des Verhaltens anderer Menschen und das anschließende Nachahmen eine der wichtigsten Lernformen überhaupt. Auch in der Krankenpflegeausbildung lernt man viel durch Nachahmen: Patienten waschen, lagern, Verband wechseln, aber auch soziale Verhaltensweisen wie Umgang mit Patientinnen, Gesprächsführung, Stressbewältigung usw.

Durch Lernen am Modell werden neue Verhaltensweisen oder -varianten gelernt, die man bisher noch nicht konnte oder angewandt hat. Man orientiert sich an Vorbildern und bewährten Abläufen.

Die Bereitschaft zur Nachahmung ist Kleinkindern angeboren. Im späteren Leben ist sie u. a. abhängig von den erwarteten Konsequenzen: Man ahmt das nach, was positive Folgen (Lob, Anerkennung, Erleichterung) für einen selbst erwarten lässt. Die Bedeutung des Lernens durch Nachahmung zeigt sich beim **Gesundheits**- und Krankheits**verhalten**. Manche Kinder wachsen z. B. in einer Familie auf, in der bei Problemen rasch zu Medikamenten gegriffen und bei körperlichen Beschwerden schnell ein Arzt aufgesucht wird. („Wenn dir etwas weh tut, gehen wir sofort zur Ärztin. Wer weiß, was das alles sein kann!") Andere Kinder lernen eher das Gegenteil. („Medikamente sind Gift. Wir nehmen sie nur, wenn es gar nicht mehr anders geht!") Das gilt auch für die Einstellung gegenüber der Gesundheitsvorsorge, dem Krankenhaus oder Heim, dem Pflegepersonal, der Behandlung usw. Übernommen werden Verhaltensweisen meist dann, wenn das Kind sieht, dass sie eine positive Wirkung bei den Eltern haben. Ansonsten kann sich auch die gegenteilige Einstellung beim Kind ausbilden. Vorbilder können zudem den Lebensmut festigen und persönliche Ressourcen fördern, wie das folgende Beispiel zeigt:

Gesundheitsverhalten
alles, was ein Mensch tut, um die Gesundheit zu erhalten und zu fördern

Beispiel

Frau L. weiß seit zwei Monaten, dass sie einen Gehirntumor hat. Sie ist 43, verheiratet und hat zwei Kinder im Alter von 13 und 6 Jahren. Ihre Familie ist über ihre Krankheit – so wie sie selbst – voll informiert. Die Heilungschancen stehen gut, aber völlige Sicherheit, dass sie wieder gesund wird, kann Frau L. niemand geben. Anfangs ist sie der Krankheit, ihrer Behandlung und den Folgen gefasst gegenübergetreten. Inzwischen aber macht sie sich immer mehr Sorgen. Sie sieht sich selbst wie in einem Kampf oder Krieg gegen den Krebs, und sie hat Angst, dass sie diesem unterliegt. Ihre Familie unterstützt sie, so gut es geht. Eines Tages bringt ihr Mann Frau L. ein Buch, in dem eine Tumorpatientin ihre Erkrankung und Heilung schildert. Neben der medizinischen Behandlung seien für die Überwindung der Krankheit vor allem Zuversicht und positive Einstellung wichtig, heißt es darin. Dieses Buch macht Frau L. wieder etwas Mut. Wenig später besucht sie einen Kurs der Buchautorin. Deren Lebensfreude und positive Ausstrahlung beeindrucken Frau L. sehr. Insgeheim nimmt sie sie sich zum Vorbild. Im folgenden Monat nehmen sie und ihr Mann Kontakt zu einer Selbsthilfegruppe auf.

7.3 Lernen durch Verstärkung

Lernen durch Verstärkung
Das Lernen durch Verstärkung wurde unter dem Begriff „operante Konditionierung" von Burrhus F. Skinner (1904–1990) für viele Anwendungsbereiche nutzbar gemacht.

Das Prinzip des **Lernens durch Verstärkung** (Lernen am Erfolg, durch Versuch und Irrtum) ist ebenfalls sehr einfach: Handlungen, die angenehme Folgen haben, werden in Zukunft wahrscheinlich wieder durchgeführt; Handlungen, die unangenehme Folgen haben, werden in Zukunft eher unterlassen. Angenehme Folgen nennt man „Verstärker" oder „Anreize" (Erfolg, Lob, das Ausbleiben von Strafe). Unangenehme Folgen heißen auch „Strafreize" (Liebesentzug, finanzielle Einbußen etc.).

Durch Verstärkung wird gelernt, wann, wo und wie oft ein bestimmtes Verhalten ausgeführt werden sollte. Man orientiert sich, oft unbewusst, an der eigenen Erfahrung sowie an der von anderen.

Patienten haben aufgrund ihrer Erfahrungen oft sehr genau gelernt, was ihnen gut tut und hilft (z. B. bei chronischen Krankheiten). Aber auch Krankwerden kann gelernt werden. Fast alle Menschen haben in ihrer Kindheit oder auch später erlebt, dass Kranksein nicht nur unangenehm und oft schmerzhaft ist, sondern auch seine angenehmen Seiten hat: Man bekommt Aufmerksamkeit, Besuche und vielleicht Geschenke, muss nicht in die Schule oder zur Arbeit usw. Diese positiven Folgen des Krankseins nennt man subjektiven Krankheitsgewinn. Wenn eine Person lernt, dass der **Krankheitsgewinn** die negativen Folgen des Krankseins überwiegt und dass er praktisch nur über den Weg der Krankheit erreicht werden kann, ist das ein sehr mächtiger Verstärker. Die Person könnte in der Folge öfter krank werden. Dabei handelt es sich selten um eine bewusste Entscheidung: Es passiert einfach. Das Lernen durch Verstärkung verläuft zumeist unbewusst, ebenso wie die Verhaltensänderungen sich unbewusst vollziehen. Um für einen Patienten, der auf diese Art das Krankwerden gelernt hat, das Gesundsein wieder attraktiv zu machen, müssen zwei Anreize gegeben sein:

Krankheitsgewinn
Der Ausdruck „Krankheitsgewinn" geht auf Sigmund Freud zurück (siehe Kap. 8).

1. Das Kranksein darf nicht zu angenehm sein (d. h., die negativen Folgen müssen die positiven überwiegen) und
2. die angenehmen Dinge, die für den Patienten den Krankheitsgewinn ausmachen, sollten für ihn auch im Zustand der Gesundheit erreichbar sein. Dieses Prinzip gilt auch – mit Einschränkungen – für Unfälle.

Beispiel

Herr F. will seinen Sohn Gerald schon von klein auf „abhärten" und „zum Mann erziehen". Er stellt ihm die verschiedensten Aufgaben, fordert körperliche Anstrengungen und Durchhaltevermögen. Die Mutter schreitet nur selten ein. Als der Sohn im Alter von fünf Jahren mit einer Blinddarmentzündung ins Krankenhaus muss, kümmert sich die Mutter sehr liebevoll um ihn. Als er wieder gesund ist, setzt der Vater seine Erziehungsmaßnahmen fort. Insgesamt war der Krankenhausaufenthalt für Gerald zwar nicht angenehm, aber doch mit erheblichem Krankheitsgewinn verbunden. In der Folge wird Gerald immer wieder krank und hat auch Unfälle, leichte und schwere. Seit damals gilt für ihn: Sobald er krank im Bett liegt, fühlt er sich irgendwie erleichtert, trotz aller Schmerzen und Einschränkungen. – Jahre später, als Erwachsener, wird Herr F. mit einer offenen Beinwunde ins Krankenhaus eingeliefert. Die Wunde ist fast zwei Wochen alt. Warum er erst jetzt komme, wird er von den Ärzten und vom Pflegepersonal immer wieder gefragt. Weil es bis jetzt nicht so schlimm gewesen sei, antwortet er. Nach einem Gespräch mit dem Psychologen des Krankenhauses sieht er jedoch ein, wie gefährlich sein Verhalten für ihn selbst ist. Wie in der Kindheit „verlängert" er seine Krankheit, allerdings ohne den früheren Krankheitsgewinn. Er handelt nach einem alten, ihm nur teilweise bewussten Muster. Der Psychologe hilft in mehreren Gesprächen, diese Zusammenhänge zu erkennen und dann ein neues Gesundheitsverhalten zu erproben und zu trainieren.

7.4 Klassische Konditionierung

Das klassische Konditionieren wurde vom russischen Physiologen **Ivan Pawlow** zu Beginn des 20. Jahrhunderts erforscht. Es geht dabei um das Lernen von reflexartigen Reaktionen. Die Grundlage dafür bilden natürliche (angeborene) Reaktionen, z. B. auf Schmerz mit Angst zu reagieren. Wenn es vor dem eigentlichen Schmerz einen Hinweis gibt, dass es jetzt gleich wehtun wird, reagieren die meisten Menschen schon bei diesem Hinweis mit Angst (noch bevor ihnen etwas passiert). Sie lernen den Zusammenhang zwischen Signal und Reaktion: Sie wurden konditioniert.

Iwan P. Pawlow (1849–1936) erhielt 1904 für seine Studien zur klassischen Konditionierung von Hunden den Nobelpreis für Medizin.

Beim klassischen Konditionieren werden Zusammenhänge zwischen Hinweisreizen und Reaktionen gelernt. Auf A folgt B, dann C, dann D usw., zuletzt erfolgt die ursprüngliche Reaktion X. Wenn diese Abfolge gelernt ist (das kann bei intensiven Reizen sehr schnell gehen), lösen bereits die ersten Hinweise (A, B) die Reaktion (X) aus. Schematisch lässt sich dieser Lernvorgang anhand der verbreiteten Angst beim Zahnarzt darstellen (siehe Abb. 8).

Viele Menschen haben Angst vor dem Zahnarzt. Dahinter steht eigentlich die Angst vor dem Schmerz. Weil das Bohren wehtun kann, fürchten sich viele Patientinnen schon vor dem Bohrer, dann schon beim bloßen Bohrgeräusch, dann schon beim Platznehmen auf dem Behandlungsstuhl usw., weil sie gelernt haben, was dann (zumeist) unweigerlich folgt. Manche bekommen sogar Herzklopfen, wenn sie nur mit der Zahnarztpraxis telefonieren, um einen Termin auszumachen.

Abbildung 8
Ablauf einer klassischen Konditionierung

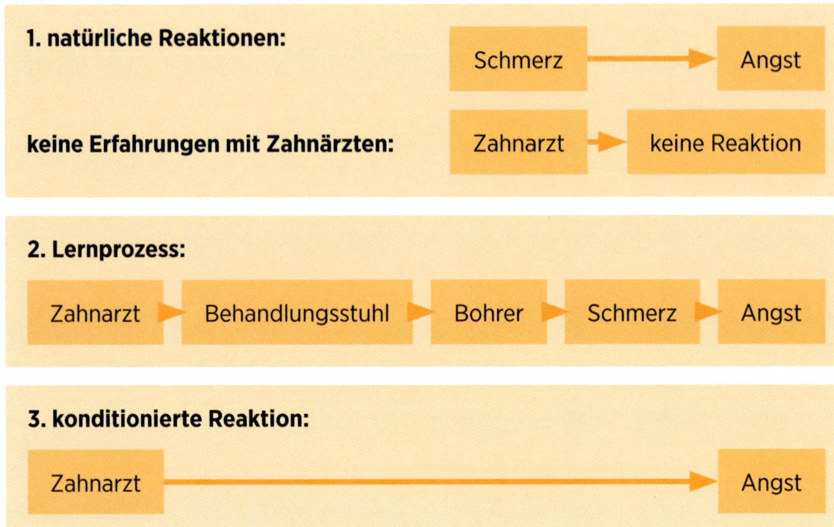
1. natürliche Reaktionen:
Schmerz
Angst
keine Erfahrungen mit Zahnärzten:
Zahnarzt
keine Reaktion
2. Lernprozess:
Zahnarzt
Behandlungsstuhl
Bohrer
Schmerz
Angst
3. konditionierte Reaktion:
Zahnarzt
Angst

Auch körperliche Reaktionen wie Übelkeit und Brechreiz können konditioniert sein. Vielen Patienten, die eine Chemotherapie erhalten, wird dabei so übel, dass sie sich übergeben müssen. Sie erleben immer wieder diese Abfolge: zur Behandlung gehen – eintreten – hinsetzen – Infusion gesetzt bekommen – Nierenschale für das Erbrochene bekommen – warten – Übelkeit spüren – erbrechen. Für manche Patientinnen ist diese Abfolge so „normal“, dass ihnen schon beim Hinsetzen übel wird oder dass sie bereits bei der ersten Infusion zu erbrechen beginnen. (Diese erste Infusion enthält eigentlich ein Anti-Brechreiz-Mittel!)

Einmal gelernte Reaktionen können später wieder verlernt werden. Wichtig ist dabei, den Zusammenhang zwischen Hinweisreizen und Reaktion zu lösen.

Im Fall der Angst vor der Zahnärztin bedeutet das,

- den Schmerz auszuschalten: sich vor jedem möglichen Schmerz eine lokale Betäubung geben zu lassen
- auch neutrale Erfahrungen zu machen: nicht immer nur im Behandlungsstuhl Platz zu nehmen, wenn schmerzhaftes Bohren zu erwarten ist
- frühe Angsterlebnisse von vornherein zu vermeiden: vor der ersten Behandlung mit dem Kind zu einem „Vortermin“ gehen, bei dem es sich die Arztpraxis und alle Instrumente entspannt und angstfrei ansehen kann (Zahnarzt = interessant, nicht Schmerz)
- zusätzlich: keine „Horrorgeschichten“ erzählen: Ein Kind kann (durch Nachahmung) die Ängste der Eltern übernehmen, bevor es seine eigenen Erfahrungen mit einer Zahnärztin macht.

Bei schwereren Ängsten kann eine psychologische Behandlung notwendig sein. Sie führt meist zu einer raschen Besserung.

7.5 Generalisierung

Generalisierung
Verallgemeinerung

Wenn Verhaltensweisen, die für spezifische Situationen gelernt wurden, auf andere Situationen übertragen werden, spricht man von Generalisierung. Neben spezifischen Verhaltensweisen werden oft auch Gefühle, Einstellungen und Grundhaltungen generalisiert.

- Ein Praktikant in einem Pflegeheim zeigt bald gegenüber allen älteren Menschen einen freundlich-geduldigen Umgangston.
- Eine Schülerin, die mit der systematischen Vorbereitung auf Prüfungen immer wieder Erfolg hat, bereitet sich auch auf andere wichtige Ereignisse ganz systematisch vor.
- Ein Patient, der auf das Bohrgeräusch beim Zahnarzt mit Anspannung und Angst reagiert, mag auch das Geräusch einer hochtourigen Bohrmaschine nicht.

Generalisierte Reaktionen, Verhaltensweisen, Gefühle und Einstellungen sind nicht ohne Weiteres zu ändern. Wenn sie emotional sehr belastend sind oder die Behandlung einer Patientin gefährden, ist psychologische Hilfe dringend angezeigt.

Beispiel

Miriam ist vier Jahre alt und wegen unklarer Bauchbeschwerden stationär im Kinderspital aufgenommen. Nach einigen anderen Untersuchungen soll schließlich eine Magenspiegelung vorgenommen werden. Dabei wird dem Kind nach einer lokalen Betäubung ein Schlauch durch die Speiseröhre in den Magen geführt. Miriam hat große Angst. Sie würgt und wehrt sich gegen den Schlauch. Frau Dr. B., die die Untersuchung durchführt, versucht, das Mädchen zu beruhigen. Auch eine assistierende Pflegerin bemüht sich um Miriam, aber vergebens. Zuletzt muss sie von beiden festgehalten werden, damit die Untersuchung zügig abgeschlossen werden kann. Alle Beteiligten sind froh, als die Prozedur vorbei ist. – Später am Nachmittag kommt Frau Dr. B. zur Visite. Lächelnd betritt sie das Zimmer. Als Miriam sie sieht, schreit sie auf und versteckt sich hinter einer Praktikantin, die neben ihrem Bett steht. Sie zittert und will die Ärztin nicht in ihre Nähe lassen. Schon ihr Anblick löst bei Miriam starke Angst aus, obwohl jetzt keine schmerzhafte Untersuchung mehr ansteht. Noch Tage später zeigt Miriam Angst und zittert, wenn Ärztinnen zu ihr kommen, sie untersuchen etc. – Die ursprüngliche Gefühlsreaktion (Angst vor der Ärztin bei der Untersuchung) hat sich zu einem Verhaltensmuster gefestigt, das automatisch bei verschiedenen Auslösern auftritt, egal, ob die Angst dann tatsächlich angemessen ist oder nicht. Dieses Muster verliert sich nur langsam und erst, als Miriam bei weiteren Untersuchungen nichts Schlimmes (keine Schmerzen usw.) mehr „zugefügt“ wird.

7.6 Lerntipps

Jeder Mensch hat seine individuelle Art, sich etwas zu merken, seine persönlichen Lernstrategien. Die folgenden Tipps können dazu beitragen, diese Strategien zu verbessern und noch effektiver zu machen. Sie sollen Anregungen für ein möglichst stressfreies und effektives Lernen geben.

1. Sich in einen lernbereiten Zustand bringen

Wenn Sie für eine Prüfung lernen wollen, ist die wichtigste Vorbedingung, dass Sie aufnahmebereit sind. Bringen Sie sich in einen lernbereiten Zustand: körperlich, psychisch und was die Lernumgebung betrifft.

- Körperlich lernbereit heißt, wach und frisch zu sein, nichts Schweres gegessen und auch keinen (Rest-)Alkohol im Blut zu haben.
- Psychisch lernbereit heißt, dass Sie keine wichtigen anderen Dinge zu erledigen haben, keine aufwühlenden Dinge gerade hinter sich und auch nicht vor sich haben. All das würde Ihre Aufmerksamkeit ablenken und Ihre Gedanken beim Lernen binden.
- Eine gute Lernumgebung heißt, dass Sie ungestört lernen können und nicht durch äußere Umstände abgelenkt sind. Achten Sie darauf, dass Sie genug Platz haben und dass der Raum gut gelüftet ist. Wenn möglich, richten Sie sich einen Lernplatz ein, an dem Sie Ihre Bücher, Skripten usw. auch liegen lassen können.

2. Den Stoff sichten

Besorgen Sie sich alle Unterlagen, die Sie zum Lernen benötigen, und verschaffen Sie sich zuerst einen Überblick. Sichten Sie die verschiedenen Abschnitte mithilfe des Inhaltsverzeichnisses. Heben Sie dann die besonders wichtigen Informationen z. B. mit verschiedenen Leuchtstiften hervor. Dadurch reduzieren Sie den Stoff und können sich beim Lernen auf das Wesentliche konzentrieren. Wenn Sie sich nicht sicher sind, was in einem bestimmten Stoffgebiet wichtig bzw. weniger wichtig ist, fragen Sie den Vortragenden oder erfahrene Kolleginnen. Achten Sie darauf, dass Ihnen der Stoff klar und verständlich ist. Lernen Sie nur Dinge, die Sie wirklich verstanden haben.

3. Den Stoff einteilen, Querverbindungen schaffen

Lernen Sie nicht alles auf einmal (z. B. 130 Seiten Pathologie vom Anfang bis zum Ende). Teilen Sie den Stoff in kleinere Portionen auf, die Sie sich nach und nach einprägen. Nehmen Sie sich für jeden Lerndurchgang einen überschaubaren Abschnitt vor. Er sollte in 20 bis 40 Minuten zu bewältigen sein. Machen Sie danach eine Pause, bevor Sie zum nächsten

Abschnitt gehen. Schaffen Sie Querverbindungen zu anderen Dingen, die Sie bereits wissen. Stellen Sie sich den Stoff möglichst oft bildlich vor (z. B. physiologische Abläufe und Zusammenhänge) und denken Sie Beispiele durch (z. B. in der Psychologie). Dadurch werden die Inhalte anschaulich und prägen sich besser ein.

4. Laut lernen

Lesen Sie sich beim Lernen nicht bloß den Stoff durch, sondern lernen Sie laut: Sprechen Sie die Sätze und Begriffe, die Sie lernen, aus (oder bewegen Sie zumindest die Lippen). Dadurch speichern Sie das Wissen im aktiven Teil des Langzeitgedächtnisses ab und können es leichter reproduzieren. Weiters üben Sie so das Verhalten, um das es bei einer Prüfung geht, nämlich den Stoff wiederzugeben.

5. Pausen machen

Machen Sie immer wieder Pausen. Wahrscheinlich merken Sie selbst am besten, wann Sie eine brauchen. Machen Sie aber auf jeden Fall pro Stunde eine Pause von zehn Minuten. (Nur geistige Spitzenathletinnen können sich länger voll konzentrieren.) Gestalten Sie die Pausen angenehm und ruhig. Machen Sie dabei nichts, das Sie geistig besonders beschäftigt oder fordert. Gönnen Sie Ihrem Gehirn die Entspannung. Wenn Sie für mehrere Fächer oder Prüfungen gleichzeitig lernen, achten Sie darauf, dass die aufeinanderfolgenden Stoffgebiete einander nicht zu ähnlich sind. Machen Sie dabei nach jedem Fach mindestens 15 Minuten Pause. Das Gehirn, in dem die Gedächtnisprozesse ablaufen, braucht ca. 15 Minuten, um alle Lerninhalte abzuspeichern. Beenden Sie auch eine längere „Lernsitzung“, wenn Sie für diesmal abschließen, mit einer Pause. Würden Sie zu früh etwas Neues beginnen, wäre die letzte Viertelstunde des Lernens umsonst gewesen.

6. Wiederholen

Mit einmal Lernen ist es bei größeren Stoffmengen nicht getan. Wiederholen Sie deshalb den Stoff immer wieder. Das mag am Anfang mühsam sein, vor allem, wenn Sie vom ersten Lerndurchgang viel vergessen haben. Aber mit jeder Wiederholung wird es Ihnen leichter fallen, sich den Stoff zu merken. Wiederholen Sie auch gemeinsam mit Kollegen. Dadurch wird das Lernen häufig lustiger, und Sie können sich gegenseitig prüfen.

7. Sich die Prüfungssituation vorstellen

Stellen Sie sich schon beim Lernen die Prüfungssituation und die Prüferin vor. Malen Sie sich dabei aus, wie Sie alle Fragen, die Ihnen gestellt werden, richtig beantworten.

Stellen Sie sich vor, wie Sie die Antworten niederschreiben bzw. dem Prüfer ins Gesicht sagen. Sie nehmen damit die Prüfungssituation vorweg und gewöhnen sich daran. Bei der realen Prüfung reduziert sich dadurch die Aufregung. Es wird Ihnen leichter fallen, all das in Ihrem Gedächtnis zu finden, das Sie gelernt haben.

7.7 Tipps für die Prüfung

Vor und während einer Prüfung geht es um Gedächtnisaktivierung und Stressmanagement.

Das im Gedächtnis abgespeicherte Wissen soll rasch abrufbar sein und wiedergegeben werden können. Ein gewisses Maß an Nervosität („Lampenfieber") beschleunigt dabei die Leistungsfähigkeit. Zu viel Stress kann jedoch zum sogenannten **Blackout** führen (vergleichbar mit der elektrischen Spannung in einem Gerät – ist sie zu hoch, fällt die Sicherung und nichts geht mehr). Gedächtnisblockaden können durch verschiedene Methoden verhindert werden.

Blackout
(engl.) = plötzliche Unfähigkeit, auf Wissen und Fähigkeiten zurückzugreifen und das Gelernte wiederzugeben

1. Sich startklar machen

Körper und Gedächtnis sollten fit und startklar sein, wenn Sie zur Prüfung antreten. In der Stunde vor der Prüfung geht es um Konzentration und Aktivierung der Kräfte, nicht mehr um Lernen und Wiederholen. Gehen Sie in Gedanken die Prüfungssituation durch. Stellen Sie sich vor, wie Sie die Fragen hören bzw. lesen und die richtigen Antworten geben. Lesen Sie in der letzten halben Stunde vor der Prüfung nicht mehr in Ihren Unterlagen, Büchern usw. Besprechen Sie den Prüfungsstoff auch nicht mehr mit Kolleginnen („Kannst du das ...?"). Konzentrieren Sie sich auf Ihre Stärken und darauf, was Sie wissen.

2. Zu sich kommen, sich zentrieren

Ablenkungen sollten so weit wie möglich ausgeschaltet werden. Um zur Ruhe zu kommen, kann Verschiedenes hilfreich sein: sich von den anderen fernhalten, zum Fenster hinaussehen, auf die eigene Atmung achten usw. Ziel dieser Konzentrationsübungen ist es, allzu großen Stress auf ein mittleres Maß zu reduzieren und geistig reaktionsbereit zu werden. Trinken Sie auf keinen Fall Alkohol, um sich zu beruhigen (Vorsicht auch bei alkoholhaltigen „Notfalltropfen"). Alkohol vermindert Ihre Leistungsfähigkeit und blockiert den Zugang zum Gedächtnis.

3. Hilfreiche Sätze

Positive Erwartungen und Einstellungen können die Prüfungsleistung erheblich fördern. Hilfreiche Gedanken beziehen sich auf die eigenen Stärken und realistische Chancen, die Prüfung zu bestehen. Beispiele sind:

- Ich bin vorbereitet.
- Ich habe gelernt, jetzt sage ich es.
- Ich habe gelernt, jetzt schreibe ich es hin.
- Ich sage alles, was ich weiß./Ich schreibe alles, was ich weiß.
- Meine Hand schreibt alles hin.
- Ich überlege, bevor ich antworte.
- Ich habe eine Chance, und die nütze ich.
- Wenn die anderen durchkommen, schaffe ich das auch.
- Ich versuche mein Bestes.
- Ich zeige, was ich kann.

4. Blick nach oben

Während der Prüfung kann es passieren, dass die Antwort auf eine Frage auf der Zunge liegt: Man weiß, dass man es weiß, aber es fällt einem nicht ein. In so einer Situation hilft es, den Blick zu heben und nach oben zu schauen. Augenbewegungen und kognitive Funktionen sind auf eine noch wenig erforschte Weise gekoppelt. „Oben" sind innere Bilder (Erinnerungen und Vorstellungen), „unten" Gefühle und innerer Dialog. Die meisten Menschen denken in Bildern, sehen etwas vor ihrem inneren Auge, sehen die Lösung vor sich etc. Beim Nachdenken sollte man deshalb hinaufblicken, um eine Antwort zu finden.

7.8 Vertiefung des Lernstoffes

Zusammenfassung

Lernen heißt, etwas im Gedächtnis abzuspeichern. Man unterscheidet sensorisches Gedächtnis, Kurzzeit- und Langzeitgedächtnis. Die beiden ersten Speichersysteme ermöglichen ein kontinuierliches Erleben. Das Langzeitgedächtnis kann nochmals in verschiedene Bereiche unterteilt werden. Auf der Verhaltensebene bedeutet Lernen eine Änderung des Erlebens und Verhaltens, die auf Erfahrung beruht. Sie erfolgt durch Nachahmen, Lernen durch Verstärkung und klassische Konditionierung. Generalisierung ist die Verallgemeinerung des dabei Gelernten über die konkrete Lernsituation hinaus. Diese Prozesse spielen im Zusammenhang mit Krankheitserleben und -verhalten eine bedeutende Rolle.

Zum Üben

1. Beschreiben Sie die verschiedenen Gedächtnissysteme und ihre Bedeutung für das Erleben und Verhalten.
2. Erklären Sie das Lernen am Modell anhand eines Beispiels. Welchen Einfluss hat es auf das Gesundheits- und Krankheitsverhalten?
3. Erklären Sie das Lernen durch Verstärkung anhand eines Beispiels. Wie beeinflusst es die Häufigkeit von Krankheiten und Unfällen?
4. Erklären Sie die klassische Konditionierung anhand eines Beispiels. Wie können konditionierte Angstreaktionen verlernt werden?
5. Beschreiben Sie den Prozess der Generalisierung bei Nachahmen, Verstärkung und klassischer Konditionierung.

Zum Nachlesen

Gerrig, Richard (2018): Psychologie. 21. Auflage. Pearson.

8 Der Einfluss des Unbewussten

Nach dem Studium dieses Kapitels sollten Sie ...

... verschiedene veränderte Bewusstseinszustände beschreiben können.

... die Rolle des Unbewussten im Erleben und Verhalten kennen und seine Auswirkungen anhand von Beispielen erklären können.

... die Bedeutung von Abwehrmechanismen für Patientinnen und Pflegepersonen und im Alltag beschreiben können.

... wichtige Abwehrmechanismen in Bezug auf Pflegesituationen erklären können.

Sigmund Freud (1856–1939), Begründer der Psychoanalyse und der modernen Psychotherapie

Nur ein kleiner Teil unserer seelischen Aktivitäten ist uns tatsächlich bewusst. Der weitaus größere Teil bleibt unbewusst: Wer kennt nicht Gefühle, die scheinbar ohne erkennbaren Grund auftreten? Wer hat noch nie „verrückte", unvernünftige Dinge getan, ohne genau zu wissen, warum? Die Gründe dafür liegen offensichtlich nicht im Bewusstsein. Das Zusammenspiel von Bewusstsein und Unbewusstem ist sehr vielfältig, oft auch kompliziert und vielschichtig (**Freud** 1917).

8.1 Veränderte Bewusstseinszustände

Das Bewusstsein enthält den Strom der unmittelbaren Erfahrungen, die seelischen „Themen“ des Augenblicks: Wahrnehmungen, Gedanken, Gefühle, Wünsche, Absichten usw. Dabei erlebt man sich selbst als eigenständiges Wesen, das von anderen Lebewesen und Dingen getrennt existiert. Das Bewusstsein ist das Zentrum des Ich-Erlebens, d. h. des Wissens und der Gewissheit um die eigene Person. Neben dem Alltagsbewusstsein gibt es jedoch noch andere Bewusstseinszustände, in denen das Denken und Erleben in veränderter Art und Weise vor sich geht:

- **Tagträume** stellen eine leichte Form von Bewusstseinserweiterung dar. Die Aufmerksamkeit wird dabei weg von äußeren Reizen und hin auf internale Erfahrungen (Körperwahrnehmungen, Vorstellungen, Gedanken, Erinnerungen usw.) gerichtet. Der Bewusstseinszustand, in den man auf diese Weise kommt, entspricht einer leichten Trance. – Tagträume treten häufig auf, wenn man allein ist und sich entspannt. Meist werden sie weniger intensiv erlebt als die Träume während des Schlafs.
- **Trance** ist wie Wachsein oder Schlaf von charakteristischen neuronalen Aktivitäten bestimmt. Die Aufmerksamkeit ist auf einen kleinen Ausschnitt der Umgebung eingeengt, wodurch sich die Empfindungen intensivieren. Trancezustände sind relativ häufig: Man erlebt sie u. a. beim Autofahren über lange Strecken, im Kino (wenn man von einem Film „gefesselt“ wird), beim Einkaufen im Supermarkt (wenn man sich nur noch auf das konzentriert, was man besorgen will) oder in der Sexualität. Trance kann zur Entspannung ebenso eingesetzt werden wie zur therapeutischen Veränderung im Rahmen von psychologischer Behandlung und Psychotherapie.
- **Hypnose** ist die gezielte Anwendung von Trancetechniken. Dabei wird zunächst wie bei Tagträumen die Aufmerksamkeit nach innen gerichtet und dann zu bestimmten Themen oder Erfahrungen hingeführt. Hypnose kann eingesetzt werden zur Vorbereitung auf zukünftige Ereignisse (z. B. vor Operationen), um physiologische Prozesse zu beeinflussen (z. B. in der Schmerzbehandlung), um belastende innere Bilder zu verändern (z. B. nach einem Trauma), in der Raucherentwöhnung u. v. m. Im Rahmen von psychologischer Behandlung und Psychotherapie ist Hypnose eine von mehreren Möglichkeiten, um psychische Leidenszustände und Störungen gezielt zu verändern.

Hypnotherapie
eine gesetzlich anerkannte Form von Psychotherapie; klinische Hypnose wird von vielen Psychologen in der klinisch-psychologischen Behandlung angewendet

- **Ekstase** ist eine weitere Form von Trance, bei der man quasi außer sich ist. In vielen Kulturen finden sich (zumeist religiös inspirierte) Zeremonien, bei denen die Teilnehmenden in Ekstase geraten. Häufig sind sie mit Musik, rhythmischen Bewegungen und Tanz verknüpft. In unserer säkularisierten Kultur bieten u. a. Rockkonzerte, Diskos und große Sportveranstaltungen Gelegenheiten, um sich gemeinsam mit anderen durch Musik und Tanzen in Ekstase zu versetzen.

Ekstase
(griech.) = höchste Begeisterung, Verzückung

8.2 Das Unbewusste

Die beschriebenen Zustände veränderten Bewusstseins machen deutlich, dass das menschliche Erleben und Verhalten wesentlich mehr umfasst als das, was uns momentan bewusst ist. Der Teil, der über das Bewusstsein hinausgeht, wird das „Unbewusste" genannt.

> Das Unbewusste umfasst den größten Teil des Seelenlebens. Es enthält Erinnerungen, Wünsche, unbefriedigte Bedürfnisse, verdrängte Gefühle, unbewältigte Konflikte, sexuelle Fantasien, aggressive Impulse, aber auch Selbstheilungskräfte, kreative Impulse und Vorstellungen von einem Lebensplan.

Das Verhältnis zwischen Bewusstsein und Unbewusstem kann man mit einer Insel im Meer vergleichen. Der Teil über Wasser stellt für viele die eigentliche Insel dar: Dieser Teil ist hell und trocken. Er entspricht dem Bewusstsein. – Der viel größere Teil der Insel aber ist unter Wasser. Dieser ist das Fundament des Teiles über Wasser, ohne ihn gäbe es den anderen Teil gar nicht. Unter Wasser ist es dunkel und nass, und die Insel verliert sich nach unten in den Tiefen des Meeres. Dieser Teil entspricht dem Unbewussten. Die Wasserlinie stellt die Bewusstseinsschwelle dar: Alles darüber ist bewusst, alles darunter unbewusst. Die Linie bleibt dabei nicht immer gleich, sondern steigt und sinkt mit den Gezeiten des Meeres.

Eine andere Metapher für das Seelenleben ist ein Eisberg: Ein Siebtel davon befindet sich über Wasser (das Bewusstsein) und sechs Siebtel (das Unbewusste) unter Wasser. Dieses Bild suggeriert, dass der Bereich des Unbewussten nach unten abgeschlossen und „vermessbar" wäre. Wie „groß" das Unbewusste aber tatsächlich ist, lässt sich in der Praxis kaum abschätzen. Als sicher gilt nur, dass er weitaus mehr enthält als der des Bewusstseins. Ein weiterer Nachteil des Eisberg-Bildes ist seine Kälte: Die meisten Menschen erleben sich selbst als weniger frostig.

Abbildung 9 **Bewusstes und Unbewusstes**

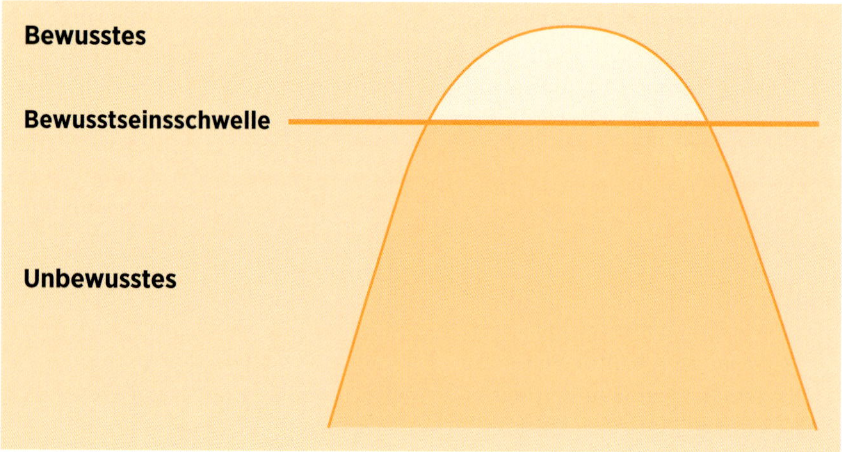

8.3 Wirkungen des Unbewussten

Das Unbewusste zeigt sich oft in seiner Wirkung, im Alltag wie in der klinischen Praxis:

- in der **Kreativität**: bei spontanen Einfällen und Ideen, die scheinbar aus dem Nichts kommen – ihr Ursprung, ihre Quelle liegt im Unbewussten.
- bei **Intuitionen**: wenn man „irgendwie" weiß oder spürt, was richtig ist, ohne es bewusst begründen zu können; dennoch ist man sich sicher – die Gründe sind unbewusst.
- bei **Fehlleistungen**: wenn man sich „zufällig" verspricht, verschreibt, verzählt, etwas verwechselt oder vergisst – dahinter stehen oft unbewusste oder verdrängte Konflikte, Wünsche, Aggressionen usw.
- in **Träumen**: Diese sind keineswegs sinnlose Geschichten, sondern haben einen Bezug zur Träumenden, der oft auch aufgedeckt und interpretiert werden kann. – Träume enthalten unbewusste Wünsche, Erinnerungen, Hoffnungen und Gefühle, die in das Traumgeschehen „eingearbeitet" werden.
- in der **psychologischen Behandlung/Psychotherapie**: Als Ursache für die gegenwärtigen psychischen Leiden und Symptome treten häufig unbewusste seelische Verletzungen und Konflikte zutage.

Unbewusstes und „Unterbewusstsein"

Das Unbewusste umfasst alle Prozesse und Inhalte, die aktuell nicht bewusst sind. Daneben gibt es noch den Ausdruck „unterbewusst" bzw. „Unterbewusstes". Damit sind Prozesse und Inhalte gemeint, an die man momentan nicht denkt, die aber leicht ins Bewusstsein gebracht werden können (z. B. das eigene Geburtsdatum). Wirklich unbewusste Inhalte sind aber auch mit intensivem Nachdenken nicht so leicht ins Bewusstsein zu heben (z. B. verdrängte traumatische Ereignisse). Viele Menschen verwenden die Begriffe „Unbewusstes" und „Unterbewusstes" gleichbedeutend, zumeist fälschlicherweise. Manche sprechen sogar von „Unterbewusstsein", ein Ausdruck, der fachlich nicht korrekt ist, auch wenn er in Zeitschriften, Ratgebern, Übersetzungen etc. verwendet wird. Er sollte im beruflichen Bereich nicht genutzt werden.

8.4 Abwehrmechanismen

Im Umgang mit kranken, behinderten oder allgemein beeinträchtigten Menschen spielt das Verhältnis zwischen Bewusstsein und Unbewusstem eine große Rolle. Von besonderer Bedeutung sind dabei die Abwehrmechanismen (Freud A. 1936).

Die Abwehrmechanismen halten das Bewusstsein frei von störenden Gedanken, Gefühlen, Wünschen, Erinnerungen, Vorstellungen etc. Sie schützen das Bewusstsein vor Überlastung und halten es arbeitsfähig.

Durch die Abwehrmechanismen können wir uns konzentrieren, klar denken, uns gedulden, unter Stress das Richtige tun usw. Die verschiedenen Abwehrmechanismen können allein oder gemeinsam wirken. Für das Verständnis von kranken und beeinträchtigten Personen sowie für den richtigen Umgang mit ihnen sind einige Abwehrmechanismen besonders hervorzuheben:

Verdrängung

Durch die Verdrängung werden störende oder bedrohliche Gedanken, Gefühle, die man nicht verkraften kann etc. ins Unbewusste verdrängt. Im Bewusstsein „weiß" man dann nichts mehr von ihnen. Verdrängung ist der häufigste Abwehrmechanismus.

Beispiel

Bei Herrn W. wird im Rahmen einer Routineuntersuchung Leukämie diagnostiziert. Der behandelnde Arzt teilt das dem Patienten möglichst schonend mit. Herr W. nimmt die Diagnose scheinbar gefasst auf. Er stellt verschiedene Fragen zum Verlauf der Krankheit und zur weiteren Behandlung. Der Arzt informiert ihn ausführlich und vereinbart weitere Termine, um die Behandlung vorzubereiten. Einige Tage später kommt Herr W. früher als bestellt in die Ambulanz. Er wirkt aufgeregt und verlangt, sofort mit seinem Arzt zu sprechen. Als dieser kommt, fragt ihn Herr W.: „Herr Doktor, Sie haben mich doch unlängst untersucht. Ich muss das jetzt wissen: Was habe ich eigentlich?" Der Arzt ist irritiert. Er kann nicht glauben, dass Herr W. seine Diagnose vergessen hat. Herr W. aber kann sich wirklich nicht mehr erinnern. Die Diagnose Leukämie war offenbar zu bedrohlich für ihn, als dass er gleich mit ihr hätte fertig werden können. So hat er sie verdrängt. (Dass er sie nicht wirklich vergessen hat, beweist seine Aufregung, als er wieder in die Ambulanz kommt.)

Verdrängte Gefühle, Konflikte etc. wirken auch vom Unbewussten aus. Sie sind nicht vergessen, sondern lediglich aus dem Bewusstsein, sozusagen aus dem Blickfeld geräumt. Auf die Dauer kann nichts vollständig verdrängt werden. Es kehrt zurück in Erinnerungen und Träumen, bei massiven Verdrängungen auch in Form von Fehlleistungen, körperlichen Symptomen oder psychischen Störungen. Für Patienten und Heimbewohnerinnen ist die Verdrängung von übermächtigen Tatsachen und Gefühlen zumeist eine Form von Selbstschutz. Sie bringt das Bedrohliche scheinbar zum Verschwinden. Verdrängungen sollten deshalb nicht mit

Gewalt – durch bohrendes Nachfragen oder hartes Konfrontieren – aufgebrochen werden. Erst wenn die Verdrängung zu lange dauert und einer medizinisch-pflegerischen Behandlung im Wege steht, sollte man die Patientinnen behutsam an die verdrängten Tatsachen heranführen. Dabei kann eine klinische Psychologin unterstützend helfen.

Verleugnung

Verleugnung bedeutet, dass man sich weigert, eine unangenehme Wirklichkeit wahrzunehmen bzw. eine bedrohliche Tatsache zur Kenntnis zu nehmen. Man weiß zwar, dass sie existiert, aber man verleugnet sie und tut, als wäre sie nicht da. Dadurch ist man scheinbar geschützt vor ihr.

Beispiel

Herr O. ist nach einem Schlaganfall halbseitig gelähmt. Nur mühsam lernt er in den folgenden Monaten wieder gehen. Auch nach dem Aufenthalt in der Rehabilitationsklinik fällt es ihm schwer, mit der rechten Hand etwas zu halten oder fest zuzudrücken. Es sieht so aus, als würde er körperlich behindert bleiben. Das will Herr O. aber keinesfalls zugeben. Immer wieder versucht er, mit dem Rad zu fahren, was aber völlig aussichtslos ist: Er stürzt jedes Mal schon nach wenigen Metern. Auch Freundinnen und Bekannten gegenüber versucht er, seine Bewegungseinschränkungen zu überspielen. Selbst in seiner Familie darf ihn niemand darauf ansprechen, was das Zusammenleben mit ihm zusehends schwierig macht. Er verleugnet seine Behinderungen und will das für alle Offensichtliche nicht zur Kenntnis nehmen.

Die Verleugnung unterscheidet sich von der Verdrängung in einem wichtigen Punkt: Wenn eine Person etwas verleugnet, weiß sie insgeheim, wie die Dinge in Wahrheit stehen (z. B., in welchem körperlichen Zustand sie sich befindet, welche Krankheit sie hat, wie die Prognose ist etc.). Dieses Wissen ist aber so unangenehm, dass man ihm nach Möglichkeit ausweicht, auch wenn man von anderen Personen immer wieder darauf hingewiesen wird. Etwas Verdrängtes ist hingegen wirklich aus dem Bewusstsein verschwunden.

Abwehrmechanismen bieten einen subjektiven Gewinn. Durch die Verdrängung ist man scheinbar entlastet; durch die Verleugnung gewinnt man subjektiv Zeit. Meist werden unangenehme Dinge so lange verleugnet, bis man ihnen nicht mehr ausweichen kann – oder bis man bereit ist, sich mit den Tatsachen auseinanderzusetzen.

Regression

Unter **Regression** versteht man ein Zurückfallen in frühere (oft kindliche) Verhaltensweisen: In der Regression lässt man sich gehen, tut Dinge nicht

Regression
von lat. „regredere“, zurückgehen

mehr, die man eigentlich tun könnte (z. B. Körperpflege), gibt alle Verantwortung ab und lässt sich rundherum versorgen. Der Grund liegt zumeist darin, dass einem die Gegenwart oder die Zukunft unerträglich vorkommen und man glaubt, sie nicht mehr eigenständig bewältigen zu können.

Beispiel

Verena ist nach einer Woche Unterbrechung wieder in ihrem Praktikum auf der Unfallstation. Zu Mittag teilt sie das Essen aus. In einem Einzelzimmer sitzt ein junger Patient, den sie noch nicht kennt, in einem Rollstuhl. Er ist nach einem Sportunfall querschnittgelähmt. Als Verena ihm das Essen hinstellt, bittet sie der Patient, ihr das Fleisch zu schneiden, was sie auch tut. Danach bittet er sie, ihm das Essen einzugeben. Der Patient spricht langsam und kommt Verena matt und niedergeschlagen vor. Die ganze Zeit über hat er die Hände im Schoß. Sie setzt sich zu ihm und beginnt, ihm Bissen für Bissen in den Mund zu geben. Da kommt die Gruppenleiterin ins Zimmer, um zu sehen, wo Verena bleibt. Als sie sieht, was sie hier macht, schickt sie Verena sofort aus dem Zimmer. Auf dem Gang erklärt sie ihr, dass der Patient ohne Schwierigkeit imstande sei, selbstständig zu essen. Wenn er sie also darum bitte, ihr beim Essen zu helfen, dürfe sie nicht darauf eingehen.

Regressionsphasen treten im Zusammenhang mit Krankheit und körperlicher Schwäche immer wieder auf. Der Krankenhaus- und Heimalltag kann sie noch verstärken bzw. verlängern, vor allem dann, wenn Patientinnen und Heimbewohner überversorgt und quasi „ins Bett hineingepflegt" werden. Pflegepersonen sollten Patienten immer nur jene Tätigkeiten abnehmen, die diese tatsächlich nicht allein verrichten können. Es besteht sonst die Gefahr, ihre Regression zu verstärken und sie auf diese Weise erst recht hilfsbedürftig zu machen.

Regressive Tendenzen und Verhaltensweisen treten aber auch im Alltag immer wieder auf: wenn man traurig ist und einfach nur noch ins Bett gehen will oder wenn man sich nach einer Enttäuschung mit Süßigkeiten vollstopft (also oral befriedigt, vorzugsweise mit etwas, das so süß und weich ist wie eine Kinderspeise). Manchmal fallen auch Erwachsene, wenn sie eine längere Schulung besuchen oder eine Ausbildung absolvieren, wieder zurück in „kindisches" Schülerverhalten. Diese und noch viele andere Alltagsregressionen halten meist nur eine begrenzte Zeit an. Auch sie dienen der subjektiven Erleichterung in Zeiten starker emotionaler und geistiger Belastung.

Emotionale Isolierung

Bei emotionaler Isolierung werden Gefühle verdrängt, die sich auf eine belastende Situation beziehen. Dies dient dem Schutz vor übermächtigen Gefühlen, oft ausgelöst durch traumatische Erlebnisse oder Erinnerungen.

Beispiel

Frau S. ist 25 Jahre alt und scheint ihre Tumordiagnose sehr gefasst aufzunehmen. Mit dem Krankenhauspersonal und ihren Angehörigen spricht sie ganz sachlich und scheinbar völlig emotionslos über ihre Operation und die Chemotherapie. Die unmittelbaren Folgen der Behandlung wie auch die weiteren Konsequenzen (dass sie keine Kinder mehr bekommen kann) sieht sie vor allem als technisches Problem an. Nüchtern wägt sie die Vor- und Nachteile gegeneinander ab. Auf ihre Gefühle angesprochen, wehrt sie jedoch ab. „Was heißt hier Gefühle?", sagt sie heftig. „Ich bin krank, sehen Sie das nicht? Gefühle helfen mir jetzt auch nicht weiter." Ab diesem Zeitpunkt fragen die Pflegepersonen Frau S. nur noch, wie es ihr geht, und nicht mehr, wie sie sich fühlt.

Die emotionale Isolierung ist auch bei professionellen Helfenden und Einsatzkräften ein wichtiger Abwehrmechanismus. Helfende leisten oft in extremen Situationen, bei schlimmen Verletzungen und tragischen Situationen ihre Arbeit. Die Gefühle kommen zumeist erst später, sozusagen zeitverschoben, nachdem die Arbeit oder der Einsatz beendet ist. Für die eigene Psychohygiene ist es wichtig, dass die Gefühle in angemessener Form verarbeitet und nicht auf Dauer verdrängt werden.

Irreale Fantasien

Durch irreale Fantasien werden unerfüllte Hoffnungen und Wünsche zumindest in der Vorstellung befriedigt, auch wenn sie unrealistisch oder unmöglich sind. Die Patienten versuchen so, ihr inneres Gleichgewicht zu wahren. Problematisch wird dieser Abwehrmechanismus, wenn dadurch kostbare Zeit verloren geht.

Beispiel

Frau Z. hat Leberkrebs im fortgeschrittenen Stadium bei sehr schlechter Prognose. Die schulmedizinische Behandlung kommt ihr, je länger sie dauert, immer weniger wirksam und immer unsinniger vor. Schließlich will sie die Behandlung abbrechen und stattdessen versuchen, sich durch die Kraft von bestimmten Farben und heilenden Steinen selbst zu kurieren. Die behandelnden Ärztinnen warnen sie eindringlich vor einem Abbruch der Behandlung, aber Frau Z. lässt sich nicht umstimmen. Nach neun Wochen, in denen sie körperlich immer schwächer wird, überredet sie ihr Ehemann, wenigstens zur Diagnose wieder ins Krankenhaus zu fahren. Dort stellt man fest, dass sich an mehreren Stellen in Frau Z.s Körper Metastasen gebildet haben und der Tumor inoperabel geworden ist. Frau Z. jedoch glaubt weiterhin, dass die Farben und Steine sie heilen werden. – Den Wunsch, wieder gesund zu werden, kann sie nur noch in der Fantasie ausleben. Diese ist stärker als jedes vernünftige Argument.

Irreale Fantasien gehen oft mit Verleugnung einher. Sie sollten der Patientin weder bestätigt („Sicher hilft das“) noch ausgeredet werden („Völliger Quatsch“). Stattdessen sollten Pflegepersonen, Ärzte und Psychologinnen die wichtigen Fragen der nächsten Zeit geduldig besprechen, um den Patienten auf den „Boden der Realität“ zu holen.

Rationalisierung

Rationalisierung
von lat. „ratio“, Vernunft

Eine **Rationalisierung** ist eine Scheinbegründung, an die man selbst glaubt. Die Rationalisierung dient dazu, das eigene Verhalten, so ungewöhnlich oder peinlich es auch sein mag, doch irgendwie vernünftig und gerechtfertigt aussehen zu lassen.

Beispiel

Herr E. liegt am Abend vor einer wichtigen Augenoperation im Bett und kann nicht einschlafen. Er hat Angst vor der bevorstehenden Narkose, die ihm wie ein vorübergehender Tod erscheint. Auch macht er sich große Sorgen, dass er nach der Operation schlechter sehen wird als zuvor. Diese Ängste will er sich aber nicht eingestehen. Er ist allein im Zimmer und kann mit niemandem reden. Als die Pflegerin des Nachtdienstes ins Zimmer kommt, fragt sie Herrn E. erstaunt, warum er noch nicht schläft: „Ist es wegen der Operation morgen?“ – „Nein, nein“, antwortet Herr E. „Es ist die Hitze. Machen Sie doch bitte ein Fenster auf.“

Rationalisierung bedeutet, dass scheinbar sachliche Argumente vorgeschoben werden, um unangenehme Gefühle zu überdecken und unleugbare Tatsachen (wie z. B., dass man etwas Bestimmtes getan hat) mit einer Scheinbegründung zu rechtfertigen, mit der man halbwegs leben kann. Das Besondere dabei ist, dass die betroffene Person diese Rationalisierung selbst glaubt (im Gegensatz zur Verleugnung, bei der man insgeheim weiß, wie die Dinge wirklich sind).

Im zwischenmenschlichen Bereich sind noch zwei weitere Abwehrmechanismen von Bedeutung, die sowohl im Umgang mit Patientinnen als auch bei der Kommunikation im Team eine große Rolle spielen:

Projektion

Unter Projektion versteht man die Zuschreibung eigener unangenehmer Eigenschaften und Verhaltensweisen an andere Personen. Dadurch kommt es zu einer subjektiven Entlastung, man hat sozusagen eine reine Weste. Die Personen, auf die diese Eigenschaften projiziert werden, empfinden diese Beschuldigungen zumeist als ungerechtfertigt.

Beispiel

Herr B. verursacht in stark alkoholisiertem Zustand einen Verkehrsunfall, bei dem er mit seinem Auto von der Straße abkommt und gegen eine Betonmauer fährt. Schwer verletzt wird er ins Krankenhaus gebracht, wo er in einer mehrstündigen Notoperation nur knapp am Leben gehalten werden kann. Seine Beine jedoch sind so zerquetscht, dass sie amputiert werden müssen. In den Wochen nach dem Unfall zeigt Herr B. keinerlei Einsicht dahingehend, dass er den Unfall selbst verschuldet hat. Vielmehr schiebt er die Schuld auf seine Freunde, die ihn zum Trinken animiert hätten, sowie auf das schlechte Wetter in der Unfallnacht. Den Ärzten des Krankenhauses wirft er vor, dass sie ihn „versaut" hätten, anstatt sich anzustrengen und seine Beine zu retten. – Die Vorwürfe, die er eigentlich an sich selbst zu richten hätte (verantwortungsloses Handeln und Gefährdung), richtet er nun gegen andere.

Projektionen treten häufig bei Konflikten auf. Je intensiver eine Auseinandersetzung geführt wird und je länger sie dauert, desto eher passiert es, dass man sich selbst in einem guten, den anderen aber in einem schlechten Licht sieht. Das gilt zumeist wechselseitig, d. h., beide Konfliktparteien sehen in der jeweils anderen die Verkörperung bedenklicher, schlechter oder gar verwerflicher Eigenschaften.

Projektion in Konfliktsituationen bedeutet eine zumeist ungerechtfertigte Bezichtigung anderer, jedenfalls aber Blindheit gegenüber sich selbst. Das zeigt sich in alltäglichen Konflikten ebenso wie in gesellschaftlichen Auseinandersetzungen oder in Kriegen („Die anderen sind schuld!").

Verschiebung

Verschiebung ist die Ersatzbefriedigung von Gefühlen oder Wünschen, die nicht ausgelebt werden können. Ärger und Aggression, aber auch liebevolle Zuwendung und Zärtlichkeit werden auf Ersatzpersonen oder -objekte verschoben, wenn der ursprüngliche Ausdruck der Gefühle nicht möglich oder nicht erlaubt ist. Das kann etwa bei Autoritätspersonen der Fall sein (Eltern, Lehrerinnen, Vorgesetzten, denen man meistens nicht unverhohlen sagt, was man von ihnen denkt), weiters gegenüber Patienten und Heimbewohnerinnen (mit denen man in einer professionellen, d. h. nicht aggressiven Weise kommuniziert, auch wenn man sich über sie ärgert) oder wenn die betreffende Person, der gegenüber man ein Gefühl ausdrücken will, momentan nicht verfügbar ist.

Beispiel

Herr V. ist es von seiner Firma und von zu Hause gewohnt, auf Fragen, die er stellt, eine klare Antwort zu bekommen. Er liegt nun schon vier Tage im Krankenhaus und möchte wissen, ob er das kommende Wochenende schon daheim verbringen kann. Am Vormittag fragt er das einen Pflegeassistenten, der ihm erklärt, dass er ihm da keine Auskunft geben könne. Herr V. solle bei der Visite den behandelnden Arzt fragen. Das tut Herr V. Der Arzt antwortet jedoch nur kurz und vage, dass das noch von verschiedenen Umständen abhänge, die man erst noch abwarten müsse, und geht zum nächsten Patienten. Herr V. ist verärgert. Als etwas später eine Pflegerin zu ihm ins Zimmer kommt, versucht er, von ihr eine Antwort auf seine Fragen zu bekommen. Die Pflegerin hat aber nicht viel Zeit und vertröstet Herrn V. auf die nächste Visite. Jetzt ist Herr V. wirklich zornig. Da er aber allein im Zimmer ist, kann er seinen Zorn an niemandem auslassen. Da betritt eine Praktikantin das Zimmer und fragt Herrn V. freundlich, ob er etwas Tee möchte. „Was ist das für ein Saftladen!", fährt er sie an. „Nichts erfährt man, aber einen Tee bringen sie mir!" Die Praktikantin weiß nicht, wie ihr geschieht.

Verschiebung bringt unmittelbaren Spannungsabbau, wodurch ein Gefühl oder ein Verhaltensimpuls zumindest indirekt ausgelebt werden kann. Dieser Abwehrmechanismus spielt eine wichtige Rolle, wenn beruflicher Ärger in die Familie verschoben und dort ausgelebt wird, aber auch bei Tierquälerei und Vandalismus (Ausleben aggressiver Impulse an wehrlosen Tieren und Objekten), bei übertriebener Tierliebe (wo ein Haustier zum Partnerersatz werden kann) und bei vielen Formen übergroßen Engagements, das dann den Charakter einer Ersatzbefriedigung annimmt. Die Grenzen zwischen angemessenem und übersteigertem Engagement sind allerdings fließend. Ein gewisses Maß an Verschiebung kann bei jeder Tätigkeit vorhanden sein.

8.5 Vertiefung des Lernstoffes

Zusammenfassung

Das Bewusstsein enthält den Strom der unmittelbaren, gegenwärtigen Erfahrungen. Veränderte Bewusstseinszustände wie Tagträume, Trance, Hypnose und Ekstase zeigen jedoch, dass das Seelenleben weitaus mehr umfasst. Jener Teil, der über das Bewusstsein hinausgeht, wird das Unbewusste genannt. Es zeigt sich u. a. in der Kreativität, bei Intuitionen, Fehlleistungen, in Träumen und in der psychologischen Behandlung. Das Verhältnis zwischen Bewusstsein und Unbewusstem wird von den Abwehrmechanismen geregelt. Die für die Pflege wichtigsten Abwehrmechanismen sind Verdrängung, Verleugnung, Regression, emotionale Isolierung, irreale Fantasien, Rationalisierung, Projektion und Verschiebung.

Zum Üben

1. Beschreiben Sie verschiedene veränderte Bewusstseinszustände.
2. Was ist das Unbewusste und was sind seine häufigsten Inhalte?
3. Bei welchen Gelegenheiten kann man die Wirkung des Unbewussten erkennen? Geben Sie jeweils ein Beispiel.
4. Was sind Abwehrmechanismen, welche Funktion erfüllen sie? Nennen Sie mindestens sechs.
5. Erklären Sie den Abwehrmechanismus der Verdrängung/Verleugnung/Regression/emotionalen Isolierung/irrealen Fantasien/Rationalisierung/Projektion/Verschiebung anhand eines Beispiels.

Zum Nachlesen

Freud, Anna (1936): Das Ich und die Abwehrmechanismen. Neuauflage. Fischer Taschenbuch.

Freud, Sigmund (1917): Vorlesungen zur Einführung in die Psychoanalyse. Neuauflage. Fischer Taschenbuch.

9 Die Entwicklung über die gesamte Lebensspanne

Nach dem Studium dieses Kapitels sollten Sie ...

... zentrale Entwicklungsaufgaben in den verschiedenen Lebensphasen beschreiben können.

... die Bedeutung des Bindungsverhaltens für die psychische Entwicklung nachvollziehen können.

... die besondere Situation von Kindern im Krankenhaus beschreiben können.

... zentrale Lebensthemen in Jugend und frühem Erwachsenenalter sowie im höheren Lebensalter beschreiben können.

... die Bedeutung kritischer Lebensereignisse und -phasen für die psychische Entwicklung kennen.

Entwicklungspsychologie beschäftigt sich mit der Entwicklung und Veränderung des Erlebens und Verhaltens über die gesamte Lebensspanne (Schneider et al. 2012). Dazu gehören Wachstum, Reifung und Entwicklung ebenso wie Abbau und negative Veränderungen. Die verschiedenen Aufgaben, Möglichkeiten, Ressourcen und Fähigkeiten in den einzelnen Lebensabschnitten wirken sich auch auf Betreuung und Pflege aus.

9.1 Entwicklungsaufgaben

Von Beginn an ist der Lebenslauf durch verschiedene Entwicklungsaufgaben gekennzeichnet, die sich mit fortschreitendem Alter ändern und durch Lebensbedingungen und soziale Erwartungen beeinflusst werden. Sie verbinden individuelle Bedürfnisse und gesellschaftliche Anforderungen. Entwicklungsaufgaben ergeben sich aus

- biologischen Veränderungen (z. B. Pubertät, Menopause),
- gesellschaftlichen Erwartungen (z. B. altersbezogene Normen, soziale Rollen),
- individuellen Zielsetzungen und Werten (z. B. aufgrund persönlicher Erfahrungen),
- lebensverändernden Ereignissen (z. B. Krankheit, Scheidung, Arbeitslosigkeit).

Erikson (1988) beschreibt acht aufeinanderfolgende Stadien, in denen verschiedene Aufgaben und Krisen zu bewältigen sind:

1. Vertrauen vs. Misstrauen (1. Lebensjahr)

Die ersten Erfahrungen mit anderen Menschen führen bei den meisten Babys zur Entwicklung des Urvertrauens, das sich auf die Welt als Ganzes bezieht. Die Umwelt wird als verlässlich und vorhersagbar erlebt. Wenn das Baby wiederholt mit seinen Nöten alleingelassen wird, entsteht ein grundsätzliches Misstrauen der Welt und den Menschen gegenüber (siehe Kap. 4.3).

Autonomie
Selbstständigkeit, Unabhängigkeit

2. Autonomie vs. Scham/Zweifel (2. und 3. Lebensjahr)

Mit der motorischen Entwicklung kommt es zu Konflikten zwischen dem kindlichen Streben nach Selbstständigkeit und der Abhängigkeit von den Eltern und Erwachsenen. In der Auseinandersetzung mit Regeln, Vorschriften und eigenen Zielen entfaltet sich das Ich-Bewusstsein. Durch klare Grenzen, angemessene Unterstützung und Vertrauen in die Fähigkeiten des Kindes kann es in seinem Autonomiestreben bestärkt und gefördert werden. Scham und Zweifel entstehen, wenn wichtige Ziele nicht erreicht, Regeln nicht eingehalten werden können oder das Kind nicht weiß, wie es sich den Regeln entsprechend verhalten soll.

3. Initiative vs. Schuldgefühle (4. und 5. Lebensjahr)

Das Kind beginnt, sich mit den Eltern bzw. dem gleichgeschlechtlichen Elternteil zu identifizieren, übernimmt wichtige Einstellungen und Verhaltensmuster und bildet ein Gewissen aus. Neugierde und Wissensdrang, die Erkundung der Welt, kreatives Gestalten und Fantasieren sind ebenso wichtig wie soziale Kontakte außerhalb der Familie und die Eroberung sozialer Positionen in Gemeinschaften. Ein ängstliches, rigides und fremdbestimmtes Gewissen sowie ein unrealistisches Ich-Ideal können die kindliche Unternehmungsfreude lähmen und zu tief sitzenden Schuldgefühlen führen.

4. Leistung vs. Minderwertigkeit (mittlere Kindheit)

Der Eintritt in die Schule bedeutet die systematische Einführung in das Wissen der Kultur und die Zivilisationstechniken. Damit verbunden sind Leistungsanforderungen und -bewertung. Sachinteresse, die Freude am Lernen und Üben ebenso wie die Freude am eigenen „Werk“ stehen als Entwicklungsthemen im Vordergrund. Fehlende Erfolgserlebnisse und übermäßige Kritik können zu Ängstlichkeit und Minderwertigkeitsgefühlen führen.

5. Identität vs. Rollendiffusion (Jugendalter)

Identität
hier: mit sich selbst übereinstimmen

Diffusion
hier: sich verlieren

Jugendliche wollen ihre Eigenschaften, Fähigkeiten, Interessen und Abneigungen erkennen und erproben. Neben Eltern und Schule sind vor allem gleichaltrige Freunde wichtig, um die eigene Identität zu entwickeln und zu festigen. Jugendliche schließen sich oft zu Gruppen zusammen, die sich von anderen Menschen abgrenzen und so zur Identitätsfindung beitragen. Widersprüchliche Erfahrungen und Erwartungen miteinander in Einklang zu bringen und dabei einen eigenen Weg in die Selbstständigkeit zu finden, ist oft schwierig. Gelingt es nicht, kann ein unklares Selbstkonzept mit instabilen Zielen und übertriebenem oder oberflächlichem Engagement die Folge sein.

6. Intimität vs. Isolation (frühes Erwachsenenalter)

Zu den wesentlichen Aufgaben des frühen Erwachsenenalters gehört es, stabile Beziehungen aufzunehmen und zu halten. Das bezieht sich auf eine private, intime Partnerschaft ebenso wie auf stabile berufliche Beziehungen zu Kollegen und im Team. Wissen und Fähigkeiten werden ernsthaft umgesetzt, der Schritt in die Selbstständigkeit wird vollzogen. Nach den oft flüchtigen und unverbindlichen Kontakten der Jugendzeit steht nun die Solidarität in einer überschaubaren Gruppe im Vordergrund. Wenn diese Bemühungen misslingen, bleibt man sozial isoliert bzw. in unverbindlichen Beziehungen stecken.

7. Generativität vs. Stagnation (mittleres Erwachsenenalter)

Mit zunehmendem Alter sammeln sich Wissen, Können und Lebenserfahrung, die an andere Menschen weitergegeben werden: an eigene Kinder, andere junge Menschen, die nächste Generation. Oft geschieht dies im Rahmen beruflichen, sozialen oder politischen Engagements. Zukunft und Entwicklung werden nicht mehr allein persönlich gesehen, sondern schließen die nachfolgenden Generationen mit ein. Ein subjektiver Entwicklungsstillstand kann zur sogenannten Midlife-Crisis, zu Langeweile, zu Nutzlosigkeit und/oder zu Selbstaufopferung in der Arbeit führen.

8. Ich-Integrität vs. Verzweiflung (spätes Erwachsenenalter)

Im letzten Lebensabschnitt ist man mit vielen Verlusten und Beschwernissen konfrontiert (z. B. gesundheitliche Probleme, Ende der beruflichen Tätigkeit, Verlust von Bezugspersonen etc.). Das eigene Leben wird reflektiert und in einem größeren Zusammenhang gesehen. Viele Menschen sind zufrieden mit dem Erreichten und behalten ihr sinnstiftendes und produktives Engagement bis ins hohe Alter bei. Andere trauern um das, was sie im eigenen Leben falsch gemacht bzw. nicht getan haben und sehen für sich keine Perspektiven mehr. Zu den letzten Aufgaben zählt, die Begrenztheit des eigenen Lebens zu akzeptieren.

9.2 Geburt und Bindungsverhalten

Die Geburt ist der radikalste Umgebungswechsel des gesamten Lebens. Neben der enormen körperlichen Anstrengung für Mutter und Kind fordert die Geburt von allen Beteiligten eine schnelle und komplexe Anpassungsleistung.

Bereits in den ersten Lebensstunden verfügen Neugeborene über zahlreiche angeborene Fähigkeiten und Verhaltensweisen. Der Tastsinn ist zunächst am besten, der Sehsinn am wenigsten entwickelt. Neugeborene sind von Anfang an auf andere Menschen ausgerichtet. Sie bevorzugen menschliche Stimmen, Gerüche und Berührungen und zeigen ein instinktives Bindungsverhalten (Bowlby 1975). Babys und Kleinkinder sind ihren Eltern und anderen Betreuungspersonen beständig und bedingungslos zugewandt, egal ob diese sich liebevoll um sie kümmern oder die Bedürfnisse der Kinder wiederholt vernachlässigen. Das von Kindern gezeigte Bindungsverhalten (lächeln, schreien, hinterherkrabbeln) löst bei den meisten Erwachsenen intuitives Eltern- und Fürsorgeverhalten aus (anlächeln, ansprechen, beschäftigen, trösten etc.)

Das Einfühlungsvermögen der Mutter wird als wichtigster Faktor für die Bindungsqualität angesehen.

- Mütter mit sicher-balanciertem Bindungsstil reagieren in den meisten Fällen verlässlich, offen und freundlich auf die verschiedenen Signale des Kindes.

- Mütter mit unsicher-vermeidendem Bindungsstil zeigen sich weniger einfühlsam und reagieren auf kindliche Signale entweder zu schwach oder übertrieben.
- Unsicher-ambivalente Mütter verhalten sich dem Kind gegenüber nicht vorhersagbar, manchmal zugeneigt, manchmal unerreichbar; Kinder reagieren darauf oft mit übertriebenem Bindungsverhalten.
- Desorganisierte Mütter sind oft von ihrer Rolle überfordert und zeigen bizarres Verhalten; die Folge reichen von starken Konflikten und Angst bis hin zu Kindesmisshandlung und Vernachlässigung.

Babys brauchen die Aufmerksamkeit, liebevolle Zuwendung und Interaktion mit stabilen Bezugspersonen, um sich psychisch, körperlich, geistig, sprachlich und sozial gesund zu entwickeln. Fehlt diese stabile Zuwendung, kann es zu psychischem **Hospitalismus** kommen. Diese schwere psychische Schädigung wurde zuerst in Heimen bei Kleinkindern beobachtet, die in Großgruppen isoliert und ohne feste Bezugsperson aufwuchsen. Sie umfasst u. a. psychomotorische und somatische Entwicklungsdefizite, stereotype Bewegungen (Wippen, Schaukeln usw.), passives Verhalten, Apathie, Kontaktscheu, Misstrauen oder Distanzlosigkeit, depressive Zustände, Angst, Sprachstörungen und erhöhte Erregbarkeit sowie autoaggressives Verhalten und psychosomatische Erkrankungen (Spitz 2005).

Hospitalismus
negative körperliche und psychische Folgen von langem Krankenhaus- oder Heimaufenthalt

Um psychischen Hospitalismus zu verhindern, wurden in der zweiten Hälfte des 20. Jahrhunderts zahlreiche Reformen durchgeführt. Eltern können im Krankenhaus mit aufgenommen werden, wenn ihr Kind stationär behandelt werden muss. Das Umfeld ist kindgerecht gestaltet, die Eltern werden ermutigt, selbst viel mit ihrem kranken Kind zu tun. Wo Fremdunterbringung nötig ist, wurden Großheime und Großgruppen durch Wohngemeinschaften mit familienähnlichen Strukturen ersetzt, die Unterbringung in Pflegefamilien forciert.

9.3 Kinder im Krankenhaus

Ein Krankenhausaufenthalt ist für Kinder und Eltern mit teils großen Belastungen verbunden. Kinder verbinden ihre gewohnte Umgebung noch stärker als Erwachsene mit Sicherheit und Geborgenheit. Wenn sie aus ihr herausgerissen werden, können sie sich hilflos, schutzlos und alleingelassen fühlen. Ärger, Angst und Traurigkeit kommen als weitere negative Gefühle oft hinzu. In dieser schwierigen Situation ist es besonders wichtig, ein Kind auf die bevorstehenden Umstellungen vorzubereiten. All seine Fragen sollten ehrlich beantwortet werden und die Antworten im Rahmen des kindlichen Weltbilds verständlich sein. Kinder haben je nach Altersstufe sehr unterschiedliche Vorstellungen von Gesundheit und Krankheit, was die Ursachen und Folgen, medizinisches Personal und Behandlung betrifft:

- Bei Kleinkindern steht die Angst vor der Trennung von den Eltern im Vordergrund. Diese sollten deshalb viel Zeit beim Kind verbringen und bei allen wichtigen Untersuchungen und Behandlungsschritten anwesend sein.
- Kinder im Vorschulalter (3–6 Jahre) sehen eine Krankheit oft als „Bestrafung" an. Sie neigen dazu, Symptome und Behandlungsmaßnahmen magisch zu interpretieren, was bei kindgerechten Erklärungen (märchenartigen Geschichten etc.) genutzt werden kann. Die aktuelle Situation sollte dem Kind so angenehm wie möglich gemacht, das Lieblingsspielzeug ins Krankenhaus mitgebracht werden.
- Im Grundschulalter (7–11 Jahre) entsteht ein Verständnis für die Absicht und Funktion medizinischer und pflegerischer Maßnahmen. Das Kind hat konkrete und zunehmend realistische Erklärungskonzepte für die Krankheit. Schulkinder können mit Informationen und Argumenten überzeugt werden und bestimmte Handlungen bereits selbstständig durchführen.
- Für Jugendliche (12–18 Jahre) sind Denken und Empfinden nicht mehr von konkreten Erfahrungen abhängig. Ihre Konzepte von Gesundheit und Krankheit stimmen weitgehend mit denen der Erwachsenen überein. Zugleich wollen sie Entscheidungen möglichst selbst treffen und zunehmend mehr über ihr Leben bestimmen.

Nach dem Krankenhausaufenthalt bzw. nach einer Untersuchung, Operation etc. braucht das Kind eine Möglichkeit, über die Erlebnisse, Eindrücke und Gefühle zu sprechen bzw. sie im Spiel auszudrücken und zu verarbeiten. Wieder zu Hause, können Kinder vorübergehend starken Ärger oder regressive Verhaltensweisen zeigen (wieder Bettnässen, Schnuller fordern etc.). Das Kind benötigt Zeit, wieder in seine alte Rolle hineinzufinden. Die schrittweise Anpassung an die tägliche Routine hilft den Kindern bei der Regeneration und schützt sie und ihre Eltern vor Überforderung.

9.4 Jugend und frühes Erwachsenenalter

Das Jugendalter ist formal durch den Altersbereich zwischen 12 und 18 Jahren definiert. Zur Festigung der eigenen Identität ist es wichtig, Klarheit über sich selbst zu gewinnen, zu wissen, wie andere einen sehen, und sich das Verhalten anzueignen, das zu den verschiedenen eigenen Rollen gehört. Die Ablösung von den Eltern geht einher mit dem Aufbau eines Freundeskreises, in dem man mit Altersgenossen beiderlei Geschlechts neue, tiefere Beziehungen aufnehmen sowie Werte, Ziele und Zukunftsperspektiven diskutieren kann. Auch die Auseinandersetzung mit dem eigenen Körper, seinen Veränderungen und Bedürfnissen sowie erste Erfahrungen mit Partnerschaft bedingen sich oft gegenseitig. Entwürfe für den eigenen Lebensweg münden immer wieder in Fragen nach Ausbildung und Beruf, was man werden will und was man dafür lernen bzw. können muss.

Im frühen Erwachsenenalter werden soziale Beziehungen und die Verantwortung für das eigene Handeln intensiver und spezieller. Das zeigt sich im Privatleben (Aufbau fixer Partnerschaften und Freundeskreise) ebenso wie im Beruf (Berufseintritt, Übernahme eigenverantwortlicher Tätigkeiten) und in gesellschaftlichen Gruppen (Sport, Hobbys, soziales Engagement, Religion, Politik). Im Vergleich zur Jugend ist das Erwachsenenalter durch eine wesentlich größere Rollenvielfalt mit höheren Anforderungen und weniger Freizeit gekennzeichnet.

Entwicklung des Gesundheitsverhaltens

Viele gesundheitsrelevante Einstellungen und Gewohnheiten werden bereits im Kindesalter erworben und eingeübt (z. B. in Bezug auf gesunde Ernährung, Zähneputzen, medizinische Untersuchung und Behandlung). Im Jugendalter nimmt jedoch das positive Gesundheitsverhalten wieder ab, während problematische Verhaltensweisen wie Alkohol- und Nikotinkonsum erprobt und oft auch angeeignet werden. Jugendliche möchten ihre Selbstständigkeit und Unabhängigkeit demonstrieren und mit den Gleichaltrigen mithalten, während die Einflussmöglichkeiten von Eltern und Schule schwinden. Das Jugendalter wird deshalb in Bezug auf das Gesundheitsverhalten als besonders kritische Zeit angesehen. Gesundheitsschädliche Verhaltensweisen werden aber häufig erst durch das Zusammenspiel von problematischem Elternmodell und Gruppendruck der Gleichaltrigen fest verankert (Jordan 2010). Hinzu kommt, dass sich Jugendliche und junge Erwachsene oft als „unverwundbar" ansehen („Mir kann nichts passieren", „Für mich gilt das nicht").

Einen wichtigen Einfluss hat auch der sozioökonomische Status der Herkunftsfamilie. Kinder aus niedrigen sozioökonomischen Schichten (geringes Einkommen, geringe Bildung, geringes Ansehen) praktizieren ein deutlich ungünstigeres Gesundheitsverhalten, nehmen weniger an Vorsorgeuntersuchungen teil und erleiden häufiger Unfälle. Jugendliche mit niedrigem sozioökonomischem Status sind häufiger übergewichtig (Hurrelmann 2010).

9.5 Kritische Lebensereignisse und Entwicklungsregulation

Bestimmte Lebensereignisse bedeuten einen starken Einschnitt oder Wendepunkt in der persönlichen Biografie. Schwere Krankheiten, Unfälle, Arbeitslosigkeit, Scheidung usw. können die Betroffenen vor große Probleme stellen, aber auch Heirat oder die Geburt eines Kindes bewirken eine erhebliche Umstellung der bisherigen Lebensweise. Die Auswirkungen eines kritischen Lebensereignisses für das weitere Leben hängen vom Ausmaß der Belastungen und von den verfügbaren Ressourcen ab, vor allem aber von den subjektiven Bewertungen durch den Betroffenen. Vertrauen auf die eigenen Fähigkeiten und Unterstützung durch andere helfen, auch in schwierigen Situationen nicht aufzugeben. Eine große Rolle spielt weiters, in welchem Lebensabschnitt ein Ereignis eintritt. Schwangerschaft, Krankheiten, Leistungseinbußen, Ausscheiden aus dem Beruf etc. können als altersgemäß und normal eingestuft werden oder sie gelten als „unzeitig" und werden mit Vorwürfen oder Schuldgefühlen verknüpft.

Die Bewältigung kritischer Lebensphasen führt meist zu einer Neuorientierung und neuen Perspektiven für das weitere Leben. Solidarität und Unterstützung durch andere sind dabei ebenso wertvoll wie das eigenständige Meistern der Probleme. Oft werden danach die Prioritäten anders gesetzt und neue Erkenntnisse gewonnen, was im Leben wirklich wichtig ist. Das Selbstbild erweitert oder ändert sich, Selbstvertrauen und Wissen um die eigenen Handlungsmöglichkeiten werden gestärkt. Zukünftige Probleme und Krisen können dadurch besser bewältigt werden.

Die Entwicklung vor allem im Erwachsenenalter „geschieht" nicht nur, sondern kann zumindest teilweise auch durch die Person selbst mitbestimmt werden. Dieser Prozess wird **Entwicklungsregulation** genannt. Persönliche Ziele und Projekte bestimmen den Lebensverlauf und damit die Entwicklungschancen oft in erheblichem Ausmaß: Ausbildungen, Berufsziele und Familienplanung zählen ebenso dazu wie die aktive Bewältigung und Neugestaltung des Lebens angesichts einer lebensverändernden Krankheit oder nach einem Unfall. Bei der Entwicklungsregulation spielen zwei Prozesse zusammen (Brandstädter/Lindenberger 2007):

1. absichtliche, bewusst geplante Strategien, mit denen Handlungs- und Entwicklungsziele systematisch verfolgt werden (z. B. Physiotherapie, um nach einem Unfall wieder bergsteigen zu können)
2. interne psychische Anpassungsprozesse, damit die Ziele, Wünsche und Vorlieben zu den unveränderlich erscheinenden Lebensumständen passen (z. B. nach einem Schlaganfall auf längere Wanderungen verzichten)

Beide Prozesse verändern sich über die Lebensspanne, je nach Vorbildern, bisherigen Erfahrungen und äußeren Umständen. Junge Erwachsene versuchen häufig, Lebensprobleme aktiv zu lösen und die richtigen Strategien zur Erreichung ihrer Ziele zu finden, während Menschen im höheren Alter eher zu Anpassung an die geringer werdenden Handlungsmöglichkeiten neigen (Genügsamkeit, Verzicht).

9.6 Entwicklung im Alter

Menschen entwickeln und verändern sich während des gesamten Lebens. Im höheren Lebensalter gibt es einerseits eine Häufung von Verlusten: Sinnesfunktionen, Motorik, Gedächtnis usw. lassen nach, soziale Beziehungen, gesellschaftliche Aufgaben, Selbstständigkeit etc. vermindern sich. Andererseits nehmen soziale Intelligenz, Wissen und Lebensweisheit in vielen Fällen zu. Der Schwerpunkt verlagert sich von zuwachsorientierter Entwicklung hin zur Konzentration der Kräfte und Nutzung vorhandener Stärken. Die formale Denkfähigkeit geht im Alter allmählich zurück, Informationsverarbeitung, Merkfähigkeit und Wortflüssigkeit lassen nach. Gleichzeitig steigt die Fähigkeit, mithilfe der vorhandenen Fähigkeiten Aufgaben zu erledigen und Probleme zu bewältigen. Diese bessere Anwendung kann die formalen Leistungseinbußen bis ins höhere Alter abschwächen oder kompensieren.

Die Veränderungen im Alter können aus sehr unterschiedlichen Perspektiven betrachtet werden, die wiederum zu sehr unterschiedlichen Betreuungsansätzen führen (Ekert/Ekert 2005):

- **Defizitmodell:** Körperliche und geistige Fähigkeiten gehen mit dem Alter immer mehr zurück, ein unaufhaltsamer Abbau ist begleitet von zunehmenden Schmerzen und Beschwerden.
  - Defizite werden kompensiert („Ich wasche Sie, das geht schneller"), mit Patienten wird vor allem über ihre Beschwerden gesprochen.
- **Kompetenzmodell:** Auch im Alter verfügt jeder Mensch über Fähigkeiten und Ressourcen, um den Alltag zu gestalten und Veränderungen und Verluste zu bewältigen. Einbußen in einem Bereich können durch andere Kompetenzen ausgeglichen werden.
  - Körperliche, psychische und soziale Ressourcen werden gefördert, die Selbstständigkeit wird unterstützt.
- **Disengagement-Theorie:** Ältere Menschen ziehen sich freiwillig aus ihren sozialen Rollen und Kontakten zurück; durch die Loslösung von der immer komplizierter werdenden Welt finden sie Ruhe und Zufriedenheit.
  - Der soziale Rückzug wird akzeptiert und unterstützt („Wenn Sie nicht mit den anderen essen wollen, dann eben hier in Ihrem Zimmer"), soziale Kontakte verkümmern.
- **Aktivitätstheorie:** Wohlbefinden bedeutet, auch im Alter möglichst aktiv zu bleiben
  - Aktivierende Pflege; wichtig ist, dabei auf die individuellen Gewohnheiten und Interessen Rücksicht zu nehmen.
- **Kontinuitätstheorie:** Wenn der Lebensstil des mittleren Erwachsenenalters beibehalten werden kann, sind Menschen auch im höheren Alter zufrieden.
  - Die bisherigen Werte, Einstellungen, Interessen und Gewohnheiten werden erfragt und in einer möglichst vertrauten Umgebung beibehalten; dies setzt viel Zeit und gute Kenntnisse der Biografie voraus.

Die Lebenszufriedenheit alter Menschen ist häufig ebenso hoch wie bei jüngeren, trotz der Zunahme an körperlichen Beschwerden und sozialen Verlusterlebnissen. Grund dafür ist u. a. eine unmerkliche Anpassung des persönlichen Anspruchsniveaus („Mir genügt das, ich bin zufrieden damit"). Gleichzeitig vergleicht man sich öfter mit anderen Personen, denen es schlechter geht, und setzt sich vor allem Ziele, die trotz der Altersveränderungen gut erreichbar sind. Während im früheren Erwachsenenalter Beruf, Freundinnen und Familie die wichtigsten Themen sind, führen im höheren Alter Gesundheit, Familie, Nachdenken über das Leben und kognitive Leistungsfähigkeit die Rangreihe an.

9.7 Vertiefung des Lernstoffes

Zusammenfassung

Die Entwicklung des Erlebens und Verhaltens erstreckt sich über die gesamte Lebensspanne. Die einzelnen Lebensabschnitte sind jeweils durch bestimmte Entwicklungsaufgaben gekennzeichnet. Neugeborene sind von Anfang an auf andere Menschen ausgerichtet und zeigen ein instinktives Bindungsverhalten. Krankheit, Krankenhausaufenthalt und Behandlung stellen Kinder vor vielfältige Belastungen und sind je nach Alter mit unterschiedlichen Vorstellungen und Bedürfnissen verbunden. Jugend und frühes Erwachsenenalter sind durch Identitätsfindung, Selbstständigkeit und Eintritt in die Berufswelt gekennzeichnet. Kritische Lebensereignisse können den persönlichen Lebensweg erheblich verändern, ihre Bewältigung stellt oft den Beginn eines neuen Lebensabschnittes dar. Im Alter können die vielfältigen Abbauprozesse und Verluste durch Konzentration auf vorhandene Stärken und erreichbare Ziele kompensiert werden.

Zum Üben

1. Nennen Sie wichtige Entwicklungsaufgaben in den verschiedenen Lebensphasen nach Erikson.
2. Beschreiben Sie das Bindungsverhalten von Babys und Müttern. Was ist psychischer Hospitalismus und wie kann er verhindert werden?
3. Beschreiben Sie die Vorstellungen von Krankheit und Behandlung bei Kindern und Jugendlichen. Worauf sollte bei einem Krankenhausaufenthalt geachtet werden?
4. Was sind wichtige Entwicklungsaufgaben im Jugend- und frühen Erwachsenenalter?
5. Was sind kritische Lebensereignisse? Welchen Einfluss haben sie auf die Entwicklung?
6. Beschreiben Sie die Entwicklung im Alter. Was beeinflusst die Lebensqualität alter Menschen?

Zum Nachlesen

Bowlby, John (1975): Bindung. Eine Analyse der Mutter-Kind-Beziehung. Kindler.

Erikson, Erik H. (1988): Der vollständige Lebenszyklus. Suhrkamp.

Schneider, Wolfgang & Lindenberger, Ulman (Hrsg.) (2018): Entwicklungspsychologie. Beltz.

Teil II
Grundlagen der Soziologie

von Martina M. Koller

1 Was ist Soziologie?

Nach dem Studium dieses Kapitels sollten Sie ...

... beschreiben können, was der Begriff „Soziologie“ bedeutet.

... wissen, was die Soziologie erforschen möchte.

... nachvollziehen können, wann und unter welchen Umständen die Soziologie als Wissenschaft entstanden ist.

... einige berühmte Soziologen und Soziologinnen beim Namen kennen.

Der erste Abschnitt widmet sich der Frage, was unter dem Begriff „Soziologie“ verstanden werden kann. Zu diesem Zweck wird zunächst versucht, sich an eine Begriffsdefinition anzunähern, in einem zweiten Schritt wird die Entstehung der Soziologie als Wissenschaft beschrieben.

1.1 Begriffsdefinition

Eine Definition des Begriffes „Soziologie“ in wenigen Worten ist sehr schwierig zu finden. Auch berühmte Soziologen und Soziologinnen konnten sich noch nicht auf eine gemeinsame Definition einigen; manche meinen sogar, es gäbe keine Möglichkeit, den Begriff „Soziologie“ endgültig zu bestimmen. Wir wollen es hier trotzdem versuchen.

Bevor Sie weiterlesen, überlegen Sie, was der Begriff „Soziologie“ bedeuten könnte. Welche Wörter oder Themen kommen Ihnen hierzu in den Sinn?

Denkt man an den Begriff „Soziologie“, ohne zu wissen, was es damit auf sich hat, wird man unweigerlich das Wort „sozial“ heraushören. Damit werden in der Alltagssprache meist Handlungen in Verbindung gebracht, mit denen anderen Personen etwas Gutes getan wird (Sozialberufe, Sozialleistungen, soziale Einrichtungen etc.). Außerdem schwingen Begriffe wie „Hilfsbereitschaft“ oder „sich um andere kümmern“ mit.

Ist die Soziologie daher eine soziale Wissenschaft, also eine Wissenschaft, die anderen etwas Gutes tun will? Die Antwort auf diese Frage lautet: nein. Zumindest ist dies nicht das vorrangige Ziel, auch wenn die Soziologie mit Ihrer Forschung natürlich Positives bewirken möchte. Die Soziologie ist vielmehr eine Wissenschaft vom Sozialen. „Soziales“ hat allerdings in der wissenschaftlichen Disziplin der Soziologie eine viel weiter gefasste Bedeutung als in der Alltagssprache. „Sozial“ bedeutet in der Soziologie immer etwas, das „auf andere Menschen ausgerichtet“ ist, wie wir später noch sehen werden.

socius
(lat.) = Gefährte, Mitmensch

logos
(griech.) = Wort, Wahrheit, Wissenschaft

Max Weber (1864–1920) war ein deutscher Soziologe. Er gilt heute als einer der Mitbegründer der Soziologie und sein Werk ist für alle Sozialwissenschaften von großer Bedeutung.

Der Begriff „Soziologie" setzt sich aus den beiden Wörtern „**socius**" und „**logos**" zusammen (Schäfers 2016). Man könnte Soziologie wörtlich übersetzen als „die Wissenschaft vom Zusammenleben mit Mitmenschen". Dies schließt aber bei weitem nicht all das ein, was Soziologie ausmacht.

Der berühmte Soziologe **Max Weber** (1984) hat etwa gesagt, dass die Soziologie eine Wissenschaft sei, die versuche, das Handeln von Menschen gegenüber anderen oder im Kreis anderer zu erklären. Sie beschäftigt sich also mit den Strukturen und Regeln des Zusammenlebens mit anderen Menschen. Soziologie hat außerdem mit allem zu tun, was durch menschliches Handeln entsteht (Amann 1996).

Überlegt man weiter, in welchen Situationen Menschen in Bezug auf andere handeln, könnte man die Soziologie auch folgendermaßen definieren:

Soziologie ist die Untersuchung des gesellschaftlichen Lebens der Menschen und die Untersuchung von Menschen in Gruppen und Gesellschaften. Es wird dabei versucht, herauszufinden, auf welche Arten das menschliche Leben in Bezug auf andere Menschen organisiert wird.

Beispiel

Eine Frau meldet sich in der Ambulanz eines Krankenhauses. Eine Soziologin würde etwa die folgenden Fragen an diese Situation stellen:

- Wie verhält sich die Frau in Bezug auf andere Wartende?
- Wie verhalten sich die Wartenden in Bezug auf Ärztinnen und Ärzte bzw. Pflegende?
- Welche Vorgänge, an die sich alle Anwesenden halten, werden von der Organisation vorgegeben? (Reihenfolge, E-Card etc.)?
- ...

Wie dieses Beispiel veranschaulicht, ist der Gegenstandsbereich der Soziologie sehr vielfältig, was sich anhand der folgenden Dimensionen zeigen lässt:

- **Anzahl der Personen**
  Soziologie umfasst zunächst alles, wo Menschen in einer Beziehung zu anderen stehen, wobei es keine Rolle spielt, um wie viele Personen es sich handelt. Die Fragestellungen, die die Soziologie untersucht, bewegen sich daher in einem sehr großen Bereich, der von der Mikrosoziologie hin zur Makrosoziologie reicht:

Abbildung 1
Bereiche der Soziologie

Mikroebene	**Mesoebene**	**Makroebene**
kurze Begegnungen zwischen Menschen (z. B. Pflegeperson geht an wartendem Patienten vorbei)	Zusammenkommen von verschieden großen Gruppen (z. B. Verhalten von Personen in einem Sechsbettzimmer im Krankenhaus)	Große gesellschaftliche oder weltweite Prozesse (z. B. Entwicklung von Gesundheitssystemen)

- **Stärke der Verbundenheit**
  Neben der sehr unterschiedlichen Anzahl von Personen, die im Rahmen der Soziologie untersucht werden, variiert auch stark, wie **eng diese Menschen miteinander verbunden** sind. Hier reicht das Spektrum von sehr intimen Beziehungen zwischen Menschen (z. B. Freundschaft, Partnerschaft, Elternschaft etc.) oder auch kurze flüchtige Begegnungen von vollkommen unbekannten Menschen über die Zusammensetzung in großen Organisationen (Mitarbeitende eines Krankenhauses, Angestellte einer Bank etc.) bis hin zu **globalen Netzwerken**, in denen einzelne Personen vollkommen anonym sind (z. B. Mitgliedschaft bei „Ärzte ohne Grenzen", Account bei „Facebook" etc.).
- **Zeitliche Dimension von Beziehungen**
  Eine weitere Dimension, in der sich die wissenschaftliche Disziplin der Soziologie bewegt, sind verschiedene zeitliche Ebenen. Zunächst ist es ein wichtiges Thema, zu beschreiben, wie sich die Gesellschaft im Vergleich zur Vergangenheit verändert hat und warum. Dies ist oft unumgänglich, um die heutige Gesellschaft und aktuelle Veränderungen verstehen zu können. Zusätzlich werden soziologische Erkenntnisse aber auch dafür herangezogen, um zukünftige Prozesse zu planen. Ergebnisse aus soziologischen Studien können für die Politik oder auch die Wirtschaft von Interesse sein, wenn es etwa darum geht, zukünftige Aufgaben zu organisieren oder sich auf gesellschaftliche Veränderungen einzustellen.

globale Netzwerke
Das Wort „global" beschreibt alles, was die gesamte Welt betrifft. Globale Netzwerke sind dementsprechend sehr große Gruppen von Menschen, die zwar auf der ganzen Welt verteilt, aber durch eine Gemeinsamkeit miteinander verbunden sind.

Diese verschiedenen Dimensionen machen das Besondere der Soziologie aus. Sie möchte nicht nur einen Teilbereich des menschlichen Lebens untersuchen, sondern alle Ebenen miteinbeziehen. Sie versucht außerdem, die unterschiedlichen Ebenen miteinander in Beziehung zu setzten und zu untersuchen, wie sie sich gegenseitig beeinflussen. Denn die meisten Vorgänge in der Gesellschaft sind sehr stark miteinander verknüpft und beeinflussen sich wechselseitig (Joas/Mau 2020).

Beispiel

Nachfolgend ist die starke Verknüpfung verschiedener gesellschaftlicher Vorgänge beschrieben:

- Die steigende Lebenserwartung der Bevölkerung trifft mit veränderten Familienformen zusammen.
- Da es nur mehr wenige Mehrgenerationenhaushalte gibt, können alte Menschen häufig nur schwer von der Familie gepflegt werden.
- Mehr Pflegeplätze sind notwendig.
- Mehr Pflegepersonal ist notwendig.
- Das Ausbildungssystem für Gesundheits- und Krankenpflege muss den Entwicklungen angepasst werden.
- Mehr finanzielle Mittel sind notwendig.
- ...

Sehr interessant an der Soziologie erscheint auch, dass Soziologinnen genau jene Welt untersuchen, in der sie selbst leben. Das bedeutet, dass Forschung immer auch das eigene Lebensumfeld umfasst. Die Soziologie hat generell viel damit zu tun, dass Menschen zwar in eine bestehende Welt hineingeboren werden, diese aber gleichzeitig auch sehr stark mitgestalten können. Es besteht also eine Wechselwirkung zwischen **Individuum** und **Gesellschaft**.

Individuum, Gesellschaft
Der Begriff Individuum steht für einen einzelnen Menschen. Er wird in der Soziologie häufig als Gegensatz zur Gesellschaft als einer großen Gruppe von Menschen verwendet.

Alltagserfahrung
Darunter versteht man jenes Wissen, das jeder Mensch in seinem Alltag sammelt.

In diesem Zusammenhang ist eine oft gestellte Frage an die Soziologie, ob die Themen, die sie erforscht, nicht auch aus der **Alltagserfahrung** heraus beantwortet werden könnten. Denn viele Erkenntnisse, welche die Soziologie hervorbringt, erscheinen als selbstverständlich. Gerade weil unser alltägliches Zusammenleben mit anderen Menschen oft so selbstverständlich abläuft, ist uns meist gar nicht bewusst, wie komplex die alltäglichen Abläufe und deren Regeln und Handlungsmuster eigentlich sind. Erst wenn routinemäßige Abläufe im Alltag gestört werden, fällt uns auf, wie sehr wir uns normalerweise darauf verlassen, dass sich alle Menschen an eine selbstverständliche Ordnung und die gleichen berechenbaren Abläufe halten (z. B. ein Mann beginnt in der U-Bahn zu tanzen, eine Frau zieht sich im Wartebereich einer Ambulanz im Krankenhaus nackt aus etc.) (Haindorfer et al. 2019). Daher kann die systematische Auseinandersetzung mit Themen, die auch im Alltag vorkommen, ermöglichen, Dinge aus einem vollkommen neuen Blickwinkel zu sehen und neue Erkenntnisse darüber zu gewinnen, warum vieles so selbstverständlich für uns scheint.

Abschließend soll für die Bestimmung des Begriffes „Soziologie" noch die Frage beantwortet werden, was die konkrete Aufgabe von Soziologen darstellt. Der Soziologe Heinz Abels (2019a) hat das Arbeitsspektrum folgendermaßen eingegrenzt:

- **Beobachtung von gesellschaftlichen Phänomenen**
  Soziologinnen haben das Handwerkszeug, um Gesellschaft zu beobachten. Dabei ist es in erster Linie wichtig, in der Fülle von gesellschaftlichen Vorgängen den richtigen Fokus zu finden; aber auch das notwendige Wissen über die Umwelt, in der man sich bewegt, ist erforderlich.
- **Beschreibung dieser Phänomene**
  Bei der Beschreibung von Phänomenen gibt es genaue Regeln. Forschende müssen versuchen, Aufzeichnungen zu machen, die so realitätsnah wie möglich ausfallen.
- **Erklärung von sozialen Phänomenen**
  Soziologen müssen schließlich versuchen, verschiedene Phänomene zu verstehen, indem sie sich in die Handelnden und deren Umfeld hineinversetzen. Damit kann auch die Erklärung von Vorgängen in der Gesellschaft möglich werden.

1.2 Entstehung der Soziologie als Wissenschaft

Die Soziologie ist eine sehr junge Wissenschaft, wenn man sie mit anderen Wissenschaften wie etwa der **Philosophie** vergleicht, die schon in der Antike eine große Bedeutung hatte. Natürlich haben sich Menschen schon immer damit beschäftigt, warum sie in gewissen Situationen wie handeln und wie das gesellschaftliche Leben funktioniert. Die wissenschaftliche Auseinandersetzung mit menschlichem Verhalten und gesellschaftlichen Vorgängen begann aber erst ab dem Ende des 18. Jahrhunderts.

Mitauslöser für die Gründung der Soziologie als Wissenschaft waren die großen gesellschaftlichen Veränderungen in dieser Zeit, die in erster Linie durch die **Französische Revolution** und die **Industrialisierung Europas** vor sich gingen. Beide Ereignisse brachten grundlegende Veränderungen der gesellschaftlichen Strukturen Europas mit sich, die Auslöser waren, sich mit Gesellschaft zu beschäftigen und die Veränderungsprozesse in ihr zu verstehen.

Viele Gelehrte haben zur Gründung der Soziologie als Wissenschaft beigetragen. Der Franzose **Auguste Comte** etwa war es, der das Wort „Soziologie" geprägt hat und in ihr die Krönung aller Wissenschaften sah. Inhaltlich gesehen hatten allerdings Wissenschaftler wie **Emile Durkheim** oder **Max Weber** mit ihren Forschungen mehr Einfluss auf die Entwicklung der Soziologie und werden auch heute noch als Klassiker bezeichnet.

Die ersten Frauen, die in Österreich als Pionierinnen der Soziologie bezeichnet werden können, sind **Käthe Leichter** und **Marie Jahoda**. Beide hatten ein großes Interesse daran, das soziale Zusammenleben von Menschen, vor allem von Arbeiterinnen und Arbeitern, zu erforschen. So führten sie einige der ersten sozialwissenschaftlichen Studien in Österreich durch, Leichter zu Heimarbeitern oder Industriearbeiterinnen (Giddens et al. 2009), Jahoda die berühmte Marienthal-Studie, die für die Entwicklung der empirischen Sozialforschung in Österreich sehr große Bedeutung hat (Jahoda et al. 1960).

Interessant erscheint, dass wir uns auch heute, zu Beginn des 21. Jahrhunderts, in einer Phase befinden, in der sich Gesellschaften stark wandeln. Neue Technologien, Globalisierung, Konflikte oder Spannungen stehen auf der Tagesordnung. Die Soziologie stellt dabei auch heute noch dieselben Fragen, wie sie es zu ihrer Entstehungszeit vor rund 200 Jahren getan hat: Was macht diese Gesellschaft aus? Wie und warum verändert sich die Gesellschaft? Wie können wir die gesellschaftlichen Prozesse erklären? Aber auch der Gesundheitsbereich durchläuft aktuell einen starken Wandel, der einen soziologischen Blickwinkel, zusätzlich zu einem rein medizinischen oder pflegerischen, sehr notwendig erscheinen lässt. Stellt man die Frage, warum soziologische Forschung für die Gesellschaft wichtig ist, so können die Antworten (Giddens 2009) auch sehr stark auf den Gesundheitsbereich angewendet werden:

Philosophie
Dieser Begriff stammt aus dem Griechischen und bedeutet wörtlich „Liebe zur Weisheit". Die Philosophie beschäftigt sich mit dem Streben des Menschen nach Wahrheit und der Frage nach der Stellung des Menschen in der Welt.

Französische Revolution
Unter dem Motto „Freiheit – Gleichheit – Brüderlichkeit" wurde in der Französischen Revolution der absolutistische Staat abgesetzt. Erstmals gab es danach in Frankreich eine Verfassung.

Industrialisierung Europas
Ausgehend von Großbritannien vollzog sich in ganz Europa der Wechsel von der Landwirtschaft hin zu industrieller Produktion.

Auguste Comte
(1798–1857) war ein französischer Philosoph und Mathematiker. Er prägte den Begriff „Soziologie".

Emile Durkheim
(1858–1917) war ein französischer Soziologe und Ethnologe. Er hat vor allem zur Entwicklung der Soziologie als empirische Wissenschaft beigetragen.

Käthe Leichter
(1895–1942) war eine österreichische Sozialwissenschaftlerin. Sie versuchte mit Hilfe von Sozialforschung auf die schlechten Lebensbedingungen von benachteiligten Gruppen hinzuweisen.

Marie Jahoda
(1907–2001) war eine österreichische Sozialpsychologin und Soziologin, die als eine Pionierin der Sozialforschung gilt.

- Soziologie fördert das eigene Selbstverständnis in Gruppen aber auch in Bezug auf die eigene Rolle in der Gesellschaft.
- Soziologie kann helfen, die Vielfalt kultureller Perspektiven zu erkennen. Denn für Menschen aus unterschiedlichen Kulturen gelten häufig auch andere Selbstverständlichkeiten im Zusammenleben mit anderen.
- Soziologie unterstützt die Bewertung von politischen Initiativen, die Verbesserungen im Zusammenleben mit sich bringen sollen.

1.3 Vertiefung des Lernstoffes

Zusammenfassung

Die Definition des Begriffes „Soziologie" ist eine umstrittene Frage. Zusammenfassend lässt sich aber festhalten, dass Soziologie als Wissenschaft das gesellschaftliche Leben des Menschen und das Leben von Gruppen und Gesellschaften untersucht. Dabei wird versucht, herauszufinden, wie Menschen ihr Leben in Bezug auf andere organisieren. Die soziologische Forschung reicht von kurzen Begegnungen bis hin zu globalen Prozessen, unabhängig davon, wie stark miteinander verbunden Gruppen von Menschen sind, sowohl mit dem Blick auf die Vergangenheit als auch auf die Zukunft. Als zentrale Aufgabe der Soziologie kann die Beobachtung, Beschreibung und Erklärung von sozialen Phänomenen bezeichnet werden. Die Soziologie ist eine sehr junge Wissenschaft, da sie erst im 19. Jahrhundert entstanden ist, als Menschen darüber nachzudenken begannen, was Gesellschaft ausmacht und warum sie sich immer wieder wandelt.

Zum Üben

1. Was bedeutet der Begriff „Soziologie"?
2. Welche drei Dimensionen lassen sich in der soziologischen Auseinandersetzung mit Gesellschaft unterscheiden?
3. Welche drei Aufgaben haben Soziologen und Soziologinnen?
4. Wann und unter welchen Umständen ist die Soziologie entstanden?
5. Welche drei Wissenschaftler waren maßgeblich an der Gründung der Soziologie als Wissenschaft beteiligt?
6. Wer waren die ersten weiblichen Pionierinnen der Soziologie in Österreich?

Zum Nachlesen

Abels, Heinz (2019a): Einführung in die Soziologie. Band 1: Der Blick auf die Gesellschaft. Springer VS.

Haindorfer, Raimund/ Schlechter, Maria/Seewann, Lena (Hrsg.) (2019): Soziologische Momente im Alltag. Von der Sauna bis zur Kirchenbank. new academic press.

Schäfers, Bernhard (2016): Soziologie. In: Kopp, Johannes/Steinbach Anja (Hrsg.): Grundbegriffe der Soziologie. Springer VS, S. 312–316.

2 Grundbegriffe der Soziologie

Dieses Kapitel beschäftigt sich mit jenen Begriffen, die im soziologischen Denken zentral sind. Es sind dies Grundbegriffe, die einerseits mit dem Leben von einzelnen Menschen in der Gesellschaft zu tun haben, andererseits aber auch mit Gruppen und Organisationen und schließlich mit sozialer Ungleichheit innerhalb von Gruppen und Gesellschaften.

2.1 Das Individuum in der Gesellschaft

Nach dem Studium dieses Kapitels sollten Sie ...

... wissen, was „soziales Handeln" bedeutet.

... verstehen, wie sehr Menschen ihr Handeln an anderen Menschen ausrichten.

... die unterschiedlichen Arten von Sinn, der hinter sozialem Handeln steckt, kennen.

... die verschiedenen Arten des sozialen Handelns unterscheiden können.

... wissen, was unter „sozialer Interaktion" verstanden werden kann.

... zwei Arten von sozialer Interaktion unterscheiden können.

... die Bedeutung von Körpersprache und Gesprochenem für eine Interaktion kennen.

... den Begriff „soziale Rolle" erklären können.

... über eigene soziale Rollen nachgedacht haben.

... die Bedeutung von Kleidung und Räumlichkeiten für das Spielen sozialer Rollen kennen.

... den Unterschied zwischen Vorder- und Hinterbühne in der Interaktion beschreiben können.

... den Vorgang der Sozialisation und deren Bedeutung beschreiben können.
... den Unterschied zwischen primärer und sekundärer Sozialisation kennen.
... wissen, was man unter Normen und Werten der Gesellschaft versteht.

soziale Prozesse
Kaum ein Mensch kann ohne den Kontakt zu anderen Menschen leben. Unser Alltag ist geprägt von Beziehungen, Kommunikation und Aktivitäten mit anderen. Soziale Prozesse sind alle Vorgänge in der Gesellschaft, die sich durch Kontakt zwischen Menschen ergeben.

Im ersten Teil der soziologischen Grundbegriffe geht es um jene Aspekte, die das Leben von Individuen innerhalb von Gesellschaften beschreiben. Das persönliche Leben jedes Menschen läuft inmitten von **sozialen Prozessen** ab. Die Gesellschaft verändert sich laufend, dementsprechend müssen auch wir uns verändern, denn wir nehmen unser eigenes Leben meist im Zusammenhang mit den Begebenheiten in unserer sozialen Umwelt wahr. Wir sind also immer in soziale Zusammenhänge eingebunden, solange wir nicht alleine ohne jeglichen Kontakt zu anderen in einem abgeschiedenen Waldstück leben.

Auch viele Entscheidungen, von denen man glauben könnte, dass man sie selbst bzw. mit den engsten Vertrauten trifft, sind durch die Gesellschaft, in der wir leben, mitbestimmt. Ein Beispiel soll verdeutlichen, wie sehr ganz persönliche Entscheidungen in gesellschaftliche Vorgänge eingebettet sind. Dabei wird jenes Beispiel vertieft, das schon zu Beginn im Rahmen der Begriffsdefinition beschrieben wurde:

Beispiel

Eine Familie steht vor der Herausforderung, dass die alt gewordene Mutter nicht mehr allein leben kann und gepflegt werden muss. Es werden Überlegungen angestellt, wie man damit am besten umgehen kann. Ist ein Pflegeheim die richtige Lösung, ein mobiler Dienst, eine 24-Stunden-Betreuung oder hat eines der Kinder die Möglichkeiten, sich um die Mutter zu kümmern?

Betrachtet man dieses Thema in seinem sozialen Kontext, so zeigen sich viele gesellschaftliche Themen, die darin enthalten sind:

- Menschen werden immer älter, damit steigt die Zahl der Pflegebedürftigen. Die Gesundheitspolitik muss dafür sorgen, dass es genügend Einrichtungen gibt, um alte Menschen zu betreuen. Es muss aber auch genügend Pflegepersonal vorhanden sein, das entsprechend ausgebildet und bezahlt wird.
- Familiäre Strukturen haben sich gewandelt: Die Großfamilie, in der in früheren Jahrzehnten Großeltern, Eltern und Kinder zusammengewohnt haben, ist fast verschwunden. Dadurch ist auch die Möglichkeit weggefallen, sich um die älter werdende Generation in einem Haushalt zu kümmern.

2.1.1 Soziales Handeln

Soziales Handeln ist ein zentraler Begriff in der Soziologie. Um diesen definieren zu können, müssen zunächst die Begriffe „Verhalten“ und „Handeln“ näher beleuchtet werden:

- **Verhalten**
  Das **Verhalten** eines Menschen in einer bestimmten Situation läuft so ab, dass ein bestimmter Reiz auf den Menschen zukommt und dieser darauf reflexartig und spontan reagiert, ohne darüber nachzudenken. Verhalten beschreibt also ein Tun des Menschen ohne speziellen Sinn. Dieses Verhalten kann sehr unterschiedlich sein, je nachdem, in welcher Kultur wir aufgewachsen sind und aktuell leben. Denn Verhalten ist immer ein Vorgang, den wir im Laufe unseres Lebens erlernt haben (z. B. Zusammenzucken bei einem lauten Knall; Aufspringen, wenn die Schulglocke läutet).
- **Handeln**
  Spricht man in der Soziologie aber von **Handeln**, dann bedeutet das, dass ein Individuum etwas tut, worin es einen Sinn sieht, der die eigene Person betrifft. Jemand handelt also, um für sich selbst etwas daraus zu gewinnen. Man könnte es auch so formulieren, dass Handeln bedeutet, etwas zu tun, das auf ein Objekt gerichtet ist, nicht aber auf eine Person (z. B. Licht ausschalten, um Energie zu sparen).
- **Soziales Handeln**
  Verwendet man den Begriff **soziales Handeln** im Alltag, wird man meist davon ausgehen, dass damit all jene Handlungen bezeichnet werden, mit denen man anderen Menschen etwas Gutes tut oder hilfsbereit ist. Außerdem werden damit auch Berufe in Verbindung gebracht, die im Sozialbereich angesiedelt sind, wie etwa der Pflegeberuf, aber auch die Arbeit mit Menschen mit besonderen Bedürfnissen, die Sozialarbeit usw.
  Die Soziologie versteht unter dem Begriff „soziales Handeln" allerdings weit mehr, als es das Alltagsverständnis zulassen würde. Der Begriff ist einer der zentralsten der Soziologie und geht auf einen soziologischen Vordenker, nämlich **Max Weber** zurück. Er definiert soziales Handeln folgendermaßen (Weber 1984):

> Soziales Handeln bedeutet, dass eine Person ihre Handlung darauf ausrichtet, was andere Personen in der Vergangenheit, in der Gegenwart oder in der Zukunft von einem erwarten. Außerdem ergibt sich soziales Handeln daraus, wie andere Menschen in der Umgebung handeln.

Eine Handlung wird also aus wissenschaftlicher Sicht dann sozial, wenn sie nicht nur auf die eigene Person ausgerichtet ist. Die anderen, an welchen sich das soziale Handeln orientiert, können dabei einzelne Personen, aber auch unendlich viele Personen sein. Etwas nicht zu tun, kann ebenso soziales Handeln bedeuten: wenn ich z. B. eine Handlung unterlasse, weil es das Umfeld so erwartet.

Soziales Handeln umfasst folglich nicht nur „gutes" Handeln, sondern alle Arten von Handeln, die in Bezug auf andere erfolgen. Darunter können auch Handlungen fallen, die für andere oder einen selbst etwas Schlechtes bedeuten, aber trotzdem aufgrund der Erwartungen anderer vorkommen. Wirft ein Kind einem anderen Kind im Sandkasten Sand ins Gesicht, so ist das soziales Handeln, auch, wenn das im ersten Moment unlogisch erscheint. Es kommt also nicht darauf an, ob das eigene Handeln Nutzen oder Schaden für andere bringt, wesentlich ist vielmehr, ob der Sinn des Handelns andere Personen betrifft (Bahrdt 2003).

Allerdings darf man nicht davon ausgehen, dass jede Berührung von Menschen sozialem Handeln entspricht. Laufen z. B. zwei Personen auf einer belebten Einkaufsstraße gegeneinander, weil sie sich nicht gesehen haben, ist das kein soziales Handeln. Sozial wäre ihr Handeln erst dann, wenn sie sich gegenseitig wahrgenommen hätten und dadurch einander ausgewichen wären. Außerdem wäre auch der Streit, der sich nach dem Zusammenprall entwickelt, soziales Handeln. Ausschlaggebend dafür, Handeln als „sozial" bezeichnen zu können, ist, dass wir andere dabei wahrnehmen und unser Handeln an ihnen ausrichten.

Es ist außerdem zu erwähnen, dass soziales Handeln immer ein bewusster Vorgang ist. Es ist keinesfalls ein Instinkt oder ein Reflex auf die Ereignisse in der Umwelt. Weiters ist auch der Bezug, den soziales Handeln zu anderen hat, ein besonderer: Einerseits orientiert sich soziales Handeln an anderen Menschen, andererseits erfolgen Handlungen auch in einer Umgebung, die von anderen Menschen erzeugt wurde (Joas/Mau 2020).

subjektiver Sinn
Damit ist die Bedeutung gemeint, die soziales Handeln für einen Menschen ganz persönlich hat. Das Gegenteil davon wäre „objektiver Sinn", was eine Bedeutung für alle Menschen umfassen würde.

Was ist der subjektive Sinn hinter dem sozialen Handeln?

Nun kann man sich die Frage stellen, warum Menschen nicht vollkommen ichbezogen handeln, sondern der Großteil unseres Lebens aus sozialen Handlungen besteht, also aus Handlungen, die sich auf andere beziehen.

> Wir handeln sozial, weil wir als Handelnde immer einen persönlichen Sinn dahinter sehen, wenn wir uns an anderen Menschen ausrichten. Das bedeutet, dass es einen persönlichen Gewinn bringt, sozial zu handeln.

Welche Formen dieser persönliche Sinn hinter sozialem Handeln annehmen kann, hat der Soziologe Anton Amann (1996) folgendermaßen zusammengefasst:

Abbildung 2
Arten von persönlichem Sinn hinter dem sozialen Handeln nach Amann (1996)

planende Absicht	Eine Handlung wird mit der Absicht begangen, um bestimmte Auswirkungen damit zu erreichen. **Beispiel:** *Eine Pflegeperson geht vor einer Operation zum betreffenden Patienten und erklärt ihm ausführlich, wie alles ablaufen wird. Ihre Absicht dahinter ist, den Patienten zu beruhigen, damit er der Operation gelassen entgegensehen kann.*

vorweg-nehmende Erwartungen	Der Sinn der Handlung besteht hier darin, so zu handeln, wie es auch andere tun würden. **Beispiel:** *Ein Pflegeassistent überlegt, ob er es sich noch leisten kann, zu frühstücken, obwohl er verschlafen hat. Der Gedanke daran, dass alle anderen auch pünktlich zum Dienst erscheinen werden, veranlasst ihn, das Haus doch rechtzeitig zu verlassen.*
normative Erwartungen	Hier richtet sich das Handeln ebenfalls nach dem Handeln anderer, allerdings danach, was andere laut den gesellschaftlichen Erwartungen tun sollten. **Beispiel:** *Ein Patient in der Ambulanz geht von der Norm aus, dass alle in der Reihenfolge aufgerufen werden, wie sie sich angemeldet haben. Deshalb stellt er sich bei der Anmeldung hinten an.*
alltags-theoretische Auffassungen	Handeln hat hier den Sinn, Dinge so zu tun, wie wir sie im Alltag gewöhnt sind. **Beispiel:** *Wenn jemand in unserem Umfeld (Familie, Freunde etc.) krank ist, ist man bemüht, Rücksicht auf diese Person zu nehmen und zusätzliche Belastungen zu vermeiden.*

Diese Auflistung zeigt, wie sehr es beim sozialen Handeln darum geht, das eigene Tun an anderen Individuen auszurichten, und welche vielfältigen Arten von Sinn dahinterstecken können. Die Soziologie interessiert vor allem diese Bedeutung, die für Handelnde hinter ihrem Tun liegt, nicht nur die Handlung selbst. Interessant erscheint zudem, dass wir die meisten Handlungen von anderen Menschen nur dann verstehen können, wenn wir den damit verbundenen Sinn kennen.

Der subjektive Sinn, der von Max Weber als leitend für das soziale Handeln beschrieben wurde, muss allerdings heute um einen Aspekt erweitert werden. In vielen Situationen ist es uns nicht möglich, uns den Sinn einer sozialen Handlung bewusst zu machen. Vielmehr greifen wir während einer Interaktion mit anderen auf Routinen zurück, die wir bereits verinnerlicht haben. Wir nützen also ein sogenanntes Rezeptwissen (Schütz 1972), das wir aus früheren Begegnungen mit anderen gewonnen haben. Soziales Handeln bezieht sich demnach nicht ausschließlich auf den Sinn, den man damit in einer spezifischen Situation verbindet, sondern auch auf gewisse Routinen, die sich aus früheren Zusammentreffen mit anderen Menschen ergeben haben. Aber auch dieses Routinehandeln orientiert sich natürlich an einem Sinn, der dahintersteckt.

Typen des sozialen Handelns

Das soziale Handeln kann unterschiedliche Motive beinhalten. Natürlich kommen die folgenden Arten von Handlung in der Realität nie isoliert vor. Meist sind unsere Handlungen eine Mischform aus den genannten Absichten (Amann 1996):

- **Zweckrationales Handeln**
  Handelt eine Person zweckrational, werden die eingesetzten Mittel im Vergleich zum Zweck, der verfolgt wird, abgewogen. Außerdem wird überlegt, welche Nebenfolgen auftreten können. Diese werden wiederum dem Zweck der Handlung gegenübergestellt.

Beispiel

Ein Krankenpfleger in einem Pflegeheim hat einen sehr arbeitsintensiven Tag. Zwei Kolleginnen sind krank, wodurch er mehr Aufgaben erledigen muss. Er muss versuchen, sich die Zeit so gut wie möglich einzuteilen. In seiner Pause überlegt er, welche Aufgaben er als nächstes erledigen soll. Er denkt nach, wie viel Zeit und Energie er einsetzen muss, wenn er zunächst zu Frau A geht und danach zu Herrn B. Welche Auswirkungen hat es, wenn er die eine Person vor der anderen betreut? Welche Nebenfolgen könnte diese Reihenfolge haben? Der Krankenpfleger hat zweckrational gehandelt.

- **Wertrationales Handeln**
  Wer wertrational handelt, hat nicht die Folgen einer Handlung im Kopf, sondern in erster Linie eigene Überzeugungen (Pflichtbewusstsein, Schönheit, Religion, Wichtigkeit einer Sache …).

Beispiel

Eine Pflegeassistentin in einem Pflegeheim hat das Bedürfnis, sich mehr mit den Betreuten zu unterhalten. In einer Pause entscheidet sie sich, diese nicht im Pausenraum zu verbringen, sondern sich zu einer Bewohnerin zu setzen, die gerne aus ihrer Biografie erzählt. Die Pflegeassistentin hat nicht überlegt, welche Folgen ihr Handeln haben könnte bzw. was sie dafür einsetzen muss (nämlich auf die Pause zu verzichten), sondern sie hat ihren eigenen Wertvorstellungen entsprechend gehandelt.

- **Emotionales Handeln**
  Emotionales Handeln ist dann gegeben, wenn die zu einem gewissen Zeitpunkt vorhandenen Bedürfnisse befriedigt werden. Man gibt also hier den eigenen Emotionen nach, ohne an Folgen oder Einstellungen zu denken.

Beispiel

Ein Krankenpfleger erfährt von der Vorgesetzten, dass die gewünschte Gehaltserhöhung genehmigt wurde. Die große Freude darüber drückt sich dadurch aus, dass er seiner Vorgesetzten um den Hals fällt. Der Pfleger hat emotional gehandelt; hätte er länger darüber nachgedacht, hätte er seine Vorgesetzte sicher nicht umarmt.

- **Traditionelles Handeln**
  Dieses Motiv einer Handlung bedeutet, dass Individuen auf bestimmte Reize so reagieren, wie sie es schon einmal oder öfter gemacht haben.

Beispiel

Eine Pflegerperson hört, dass ein Patient die Glocke betätigt hat. Sie steht auf und geht in das Zimmer, da sie das Läuten damit verbindet, dass der Patient Hilfe benötigt. Da das Läuten der Glocke schon oft diese Bedeutung hatte, hat die Pflegerin traditionell gehandelt und ist in das Zimmer gegangen.

Denken Sie an Ihren persönlichen Alltag: Fallen Ihnen zu den unterschiedlichen Arten des sozialen Handelns Beispiele aus Ihrer eigenen Erfahrung ein? Wann haben Sie zweckrational oder wertrational gehandelt? Gab es Situationen, in welchen Sie emotional gehandelt haben? Was sind Beispiele aus Ihrem Alltag für Handeln aus Gewohnheit?

2.1.2 Soziale Interaktion

Wir befinden uns häufig in Situationen, in denen Personen, die unser Verhalten beobachten, dadurch ihr eigenes Verhalten verändern. Genauso kommt es umgekehrt vor, dass wir selbst unser Verhalten verändern, wenn wir sehen, was andere Menschen tun. Da wir dies seit unserer Kindheit gewöhnt sind, verhalten wir uns auch dementsprechend.

Jede Situation, in der soziales Handeln erfolgt, in der Personen also orientiert am Verhalten anderer handeln, nennt man soziale Interaktion. Dabei laufen wechselseitige Handlungen zwischen den beteiligten Personen ab.

Person A handelt orientiert an Person B, diese wiederum orientiert sich in ihren Handlungen an Person A usw. Dieser Prozess wird allerdings nur dann als Interaktion bezeichnet, wenn wechselseitiges soziales Handeln erfolgt. Orientiert nur eine Person sich an der anderen, nicht aber umgekehrt, spricht man nicht von Interaktion.

Eine soziale Interaktion ist außerdem dadurch gekennzeichnet, dass die Handelnden ein gemeinsames Ziel ihrer Handlungen haben, über das sie sich einig sein müssen (Bahrdt 2003). Interaktionen sind auch immer zeitlich begrenzt. Die gegenseitige soziale Handlung dauert nur eine gewisse

Zeitspanne lang und endet, sobald kein soziales Handeln mehr stattfindet. Beginnen zwei oder mehr Personen wieder, gegenseitig sozial zu handeln, startet damit eine neue Interaktion.

Diese Art der sozialen Begegnung zwischen zwei oder mehr Individuen macht den größten Teil unseres Lebens aus. Die meiste Zeit unseres Alltags verbringen wir in Situationen, in denen wir am Handeln anderer Individuen orientiert sind. Allerdings können Interaktionen nicht unter einer unendlich großen Anzahl an Individuen stattfinden, sondern sie sind begrenzt. Umfasst eine Gruppe mehr als neun Personen, kann keine Interaktion unter Einbindung aller Anwesenden stattfinden. Der Grund liegt darin, dass es für die Einzelnen nicht möglich ist, in Bezug auf mehr als acht andere Menschen zu handeln.

Beispiel

Hierzu kann man das Beispiel einer Schulklasse betrachten: Jeder kennt die Situation, dass sich eine Lehrperson nicht auf alle 20 bis 30 Schüler und Schülerinnen gleichermaßen konzentrieren kann. Es ist nicht möglich, so viele Menschen gleichzeitig wahrzunehmen. Das bedeutet, dass auch kein soziales Handeln in Bezug auf alle anderen stattfinden kann. Auch wechselseitig können nicht alle Lernenden in Bezug auf die Lehrperson bzw. in Orientierung an allen anderen Lernenden handeln.

Interaktionen können zunächst als formell oder informell bezeichnet werden. Von einer formellen Interaktion spricht man, wenn das Zusammentreffen und soziale Handeln von Personen in einem vordefinierten Rahmen stattfindet (z. B. Schulklasse, Krankenhaus). Als informell können Interaktionen bezeichnet werden, wenn ein Zusammentreffen von Menschen nicht durch Rahmenbedingungen vorbestimmt ist (z. B. Begegnung zweier Menschen auf der Straße).

Außerdem lassen sich Interaktionen in folgende zwei Arten unterteilen (Giddens et al. 2009):

Abbildung 3
Interaktionsarten

Unzentrierte Interaktion	findet immer dann statt, wenn Personen ein wechselseitiges Bewusstsein haben, dass auch andere Menschen anwesend sind. In solchen Situationen findet laufend nonverbale Kommunikation statt. Beispiele dafür wären der Wartebereich in einer Ambulanz oder eine Menschenansammlung in der U-Bahn.
Zentrierte Interaktion	ist jede Art des Zusammentreffens, bei dem sich Individuen direkt darauf konzentrieren, was eine andere Person macht oder sagt. Darunter fällt z. B. das Gespräch mit einer Pflegeperson in einer Ambulanz oder das Zunicken einer Person in der U-Bahn, dass sie als Erstes aussteigen kann.

Egal, um welche Art der Interaktion es sich handelt, hat diese immer eine gewisse Struktur, auch wenn uns dies nicht bewusst ist. Die Ordnung wird durch die gesellschaftlichen Erwartungen hergestellt, die jeder von uns unbewusst kennt.

Für eine soziale Interaktion ist es nicht zwangsläufig notwendig, dass sich zwei oder mehr Menschen persönlich begegnen. Menschen können auch über Briefe, das Telefon oder Internet sozial miteinander interagieren. Umgekehrt bedeutet die physische Anwesenheit von anderen Menschen nicht unbedingt, dass sich eine Person in einer sozialen Interaktion befindet. Der Einzelne kann auch, ohne andere wahrzunehmen, anwesend sein (Weymann 2020).

Körpersprache in der Interaktion

In jeder Interaktion ist es von großer Bedeutung, welche Botschaften die einzelnen Personen aussenden. Dies beginnt bereits bei Gestik und Mimik. Jedes Individuum achtet unbewusst darauf, was im Gesicht des Gegenübers vor sich geht. Daran können z. B. Emotionen abgelesen werden, es wird dadurch aber auch versucht, Inhalte zu übermitteln oder Gesagtes zu verstärken. Das alles erfolgt meist unbewusst. Natürlich gibt es auch Situationen, in denen Menschen ihren Gesichtsausdruck bewusst kontrollieren, um nicht mit anderen in Konflikt zu geraten. Sie versuchen dabei im wahrsten Sinne des Wortes, ihr „Gesicht zu wahren“, also Gefühlsregungen nicht zu zeigen, die negative Folgen haben könnten (Giddens et al. 2009).

Neben dem Gesicht ist auch die gesamte Körpersprache sehr wichtig für den Verlauf einer Interaktion. Diese kann sich allerdings von Gesellschaft zu Gesellschaft stark unterscheiden (z. B. Nicken für Ja oder Nein). Das bedeutet, dass wir viele Zeichen, die uns andere durch ihren Körper zeigen, nur verstehen können, weil wir wissen, in welchem Kontext sie gesetzt werden.

Reden in der Interaktion

Genauso wie mit allen Bedeutungen, die wir in Form von Gesten, Mimik oder durch Körpersprache vermitteln, verhält es sich auch mit dem, was wir sagen. Reden ist eine der wichtigsten Arten, wie wir eine Interaktion gestalten können.

Alles Gesagte wird von jenen Personen, die dies hören, in einen sozialen Kontext gesetzt. Das bedeutet, dass die gesellschaftliche Umwelt, in der etwas gesagt wird, eine große Rolle dafür spielt, wie das Gesagte verstanden wird. Wichtige Überlegungen zu diesem Thema stammen von **Harold Garfinkel**. Er beschäftigte sich in erster Linie damit, auf welches Routinewissen wir in Interaktionen zurückgreifen, aber auch, wie man versuchen kann, dies zu durchbrechen.

Harold Garfinkel (1917–2011) war ein amerikanischer Soziologe, der die Forschungsrichtung der Ethnomethodologie entwickelte. In dieser Richtung beschäftigt man sich damit, welche Praktiken Menschen anwenden, um ihren Alltag zu gestalten.

Beispiel

A: „Ich habe einen vierzehnjährigen Sohn." – B: „Nun, das macht nichts."

A: „Ich habe auch einen Hund." – B: „Oh, tut mir leid."

(Aus: Heritage 1992)

Wenn wir dieses Beispiel ohne Kontextinformation lesen, wären wir zunächst verwirrt und würden annehmen, dass Person A und Person B aneinander vorbeireden. Erfahren wir allerdings, dass es sich hierbei um ein Gespräch zwischen einem Vermieter und einem möglichen Mieter handelt, klingt alles plötzlich logisch. Daran kann man sehr deutlich erkennen, wie sehr der Kontext, in dem etwas gesagt wird, mitbestimmt, was das Gesagte bedeutet.

Gespräche zwischen Individuen würden außerdem keinesfalls funktionieren, wenn die Personen nicht sehr viel gemeinsames Hintergrundwissen hätten, dass durch die Gesellschaft mitbestimmt ist. Es würde eine unglaubliche Denkleistung von uns erfordern, wenn wir über alles Gesagte nachdenken müssten, bevor wir antworten könnten. Deshalb können wir unser Hintergrundwissen abhängig vom Kontext, in dem wir uns befinden, unbewusst abrufen.

Beispiel

Ein bekanntes Beispiel von Garfinkel ist die sehr oft gebrauchte Frage „Wie geht's?", die in unterschiedlichen Situationen verwendet wird. Je nach Kontext werden wir diese Frage anders beantworten, ohne lange darüber nachzudenken, wie sie nun gemeint ist.

- Wird die Frage von einem Arzt an einen Patienten gerichtet, wird dieser sehr wahrscheinlich in Bezug auf seinen Gesundheitszustand antworten.
- Stellt eine Pflegerin diese Frage ihrer Kollegin, die auf einer anderen Station arbeitet, wird diese wahrscheinlich in Bezug auf ihre berufliche Situation antworten.
- Fragt ein Ehemann seine Ehefrau, wie es ihr gehe, wird diese wahrscheinlich über ihr Privatleben Auskunft geben.

An diesem Beispiel zeigt sich, wie schwierig es wäre, in jeder Situation zu überlegen, wie das Gesagte gemeint ist. Müssten wir jedes Mal überlegen, ob wir auf die Frage „Wie geht's?" in Bezug auf Gesundheit, Finanzen, Psyche, Schule, Beruf etc. antworten sollen, würden wir wahrscheinlich verrückt werden. Genauso verhält es sich auch mit allem anderen, was in Interaktionen gesagt wird. Wir brauchen folglich gesellschaftliches Hintergrundwissen, um in der Interaktion bestehen zu können.

Versuchen Sie, in Gesprächen mit anderen Menschen selbstverständliche Dinge zu hinterfragen: Wie reagieren andere darauf? Wie fühlt es sich für Sie selbst an?

2.1.3 Soziale Rolle(n)

Der Soziologe **Erving Goffman** hat sich intensiv mit dem Thema der sozialen Interaktion beschäftigt und das menschliche Leben dabei häufig mit dem Theater verglichen (Goffman 2011).

Erving Goffman (1922–1982), amerikanischer Soziologe, der sich in erster Linie mit dem Verhalten von Menschen in Alltagssituation beschäftigte.

Stellt man sich eine Theateraufführung vor, so kennt man die Situation, in der Schauspieler und Schauspielerinnen auf die Bühne kommen und ihre Rollen spielen, die sie zuvor gelernt haben. Dabei können sie nicht nur ihren Text, sondern sie handeln auch so, wie es die Rolle vorschreibt, sie spielen den Charakter, wie ihn die Autorin geschaffen hat. Schauspielende richten dabei ihre Handlungen einerseits nach den Mitspielenden auf der Bühne, andererseits nach dem Publikum aus.

Im alltäglichen Leben schlüpft jedes Individuum ebenfalls in eine Reihe von Rollen. Wie die Besetzung in einem Theaterstück, die die Bühne betritt und auswendig gelernte Rollen in einem Theaterstück zum Besten gibt, spielen auch wir die verschiedensten Rollen, wenngleich nicht ganz so bewusst wie Menschen in Theaterstücken. Unsere Handlungen sind dabei ebenfalls an jenen Personen orientiert, die sich in unserer Umwelt befinden. Diese Umwelt ist es, die Erwartungen an jedes Individuum hat, je nachdem, in welchem Kontext man sich zu dem Zeitpunkt befindet.

Unter „sozialer Rolle" versteht man demnach die gesellschaftlichen Erwartungen, die von einer Person in einer bestimmten Position erfüllt werden.

Das Spielen dieser sozialen Rollen ist etwas, das wir nicht bewusst tun. Vielmehr haben wir unbewusst die gesellschaftlichen Erwartungen abgespeichert, die wir je nach Situation abrufen können. Eine Person spielt also nicht nur eine Rolle, wenn sie sich auf der Bühne des Alltagslebens bewegt, sondern handelt jeweils so, wie es das Umfeld verlangt. Betrachten wir als Beispiel hierfür den typischen Tagesablauf einer verheirateten Pflegerperson, die einen vierjährigen Sohn hat:

Beispiel

Tagesablauf	Soziale Rolle	Gesellschaftliche Erwartungen
Die Frau steht morgens auf. Nachdem sie sich selbst fertig gemacht hat, weckt sie ihr Kind und erledigt die morgendliche Routine. Danach bringt sie ihren Sohn in den Kindergarten.	Mutter	Sorgen für das Kind (Kleidung, Nahrung etc.), auf gute Betreuung achten etc.
Anschließend fährt die Frau ins Krankenhaus, wo sie arbeitet, zieht sich um und geht auf ihre Station. Im Laufe des Tages führt sie viele Pflegehandlungen an ihren Patienten durch.	Pflegerin	Fürsorglichkeit, Professionalität, Hilfsbereitschaft etc.
Zwischendurch spricht sie mit der Stationsleitung über einige anstehende Herausforderungen.	Angestellte	Ehrlichkeit, Pünktlichkeit, Genauigkeit, Fachwissen etc.
Nach dem Ende ihrer heute kurzen Schicht im Krankenhaus trifft sich die Frau noch mit ihrer besten Freundin, um gemeinsam einen Kaffee zu trinken.	Freundin	Verschwiegenheit, Ehrlichkeit, Anteilnahme etc.
Kurze Zeit nachdem die Frau nach Hause gekommen ist, trifft der Ehemann gemeinsam mit dem Sohn, den er vom Kindergarten abgeholt hat, zu Hause ein.	Mutter/ Ehefrau	Zuneigung, Interesse füreinander etc.
Nach dem Abendessen kommt die Babysitterin, die am Abend auf den Sohn aufpassen wird. Die Frau gibt ihr ihren Lohn und sagt ihr, wann der Sohn ins Bett gebracht werden soll.	Chefin	Bezahlung, Anweisungen etc.
Danach gehen die Frau und ihr Mann zu Freunden, bei denen sie zu einer Grillfeier eingeladen sind.	Ehefrau/ Freundin	Geselligkeit etc.

An dieser kurzen Darstellung des Tagesablaufes einer frei erfundenen Person wird deutlich, wie viele soziale Rollen wir im Laufe eines Tages annehmen können – bei manchen Menschen können es noch mehr sein, bei manchen auch weniger. Man spricht dabei von einem Rollenset, das jedes Individuum in einer Gesellschaft zur Verfügung hat.

Überlegen Sie, welche sozialen Rollen Sie im Laufe eines Tages, einer Woche, eines Monats usw. spielen. Mit welchen Erwartungen sind Sie dabei konfrontiert?

Wir sind in jeder Situation vor die Herausforderung gestellt, die gesellschaftlichen Erwartungen zu erfüllen, die die jeweilige soziale Rolle von uns einfordert. Sicher gibt es auch Situationen, in denen wir zwei Rollen aus unserem Rollenset gleichzeitig einnehmen oder in welchen sich die Rollen vermischen, was zwar Ressourcen mit sich bringt, aber auch zu Konflikten führen kann.

Beispiel

Angenommen, die Schülerin einer Krankenpflegeschule trifft während eines Badeseebesuchs ihre Lehrerin, die sich mit ihren Kindern ebenfalls dort befindet. Die Lehrerin muss einerseits die Rolle der Mutter weiterspielen, andererseits aber auch die Rolle als Lehrerin einnehmen, wenn sie mit der Schülerin spricht.

So kann es oft auch Überraschungen mit sich bringen, Menschen zu treffen, wenn sie die uns bekannte Rolle nicht einnehmen. Kennt man z. B. die zuvor beschriebene Lehrerin als eher streng und genau, wird man überrascht sein, sie als großzügige, nachgiebige, liebevolle Mutter am Badesee zu sehen. Je nach sozialer Rolle verhalten sich Menschen nun mal unterschiedlich.

Natürlich können durch diese Vermischung von verschiedenen Rollen auch Konflikte auftreten:

Beispiel

Angenommen, in einem Krankenhaus wird der Bruder eines Krankenpflegers behandelt. Der Krankenpfleger muss einerseits die Rolle als Pflegender weiterspielen, in der von ihm erwartet wird, professionell zu handeln, alle Patientinnen gleich zu behandeln etc. Gleichzeitig wird der Bruder aber die Erwartung haben, dass er zum Beispiel mehr mit ihm kommuniziert. Dadurch entsteht ein Rollenkonflikt, in dem sich der Krankenpfleger entscheiden muss, welche Rolle er verstärkt wahrnimmt. In diesem Beispiel wird es zumeist die Rolle als Krankenpfleger sein, da das Verlassen dieser Rolle mehr Sanktionen mit sich bringen würde.

Jede soziale Rolle besteht aus einem ganzen Bündel an Erwartungen und Pflichten, aber auch an Privilegien. All diese Einstellungen zu einer Rolle sind aber keineswegs unveränderlich, sondern wandeln sich je nach Zeit und Situation. Rollen beinhalten außerdem verschiedene sogenannte Rollensegmente, was bedeutet, dass die Rolle unterschiedlich gespielt werden kann, je nachdem wer das Gegenüber ist. Außerdem sind verschiedene Rollen in unterschiedlichen Kulturen auch häufig mit anderen Erwartungen verknüpft.

Beispiel

Die Veränderungsmöglichkeiten von sozialen Rollen können sehr gut am Beispiel der Mutterrolle verdeutlicht werden, denn diese ist ...

... zeitlich wandelbar

Noch bis vor einigen Jahrzehnten war die Mutterrolle in westlichen Gesellschaften mit dem Verzicht auf Arbeit und dem Sorgen für den Haushalt verknüpft. Heute hat sich diese Erwartungshaltung stark verändert. Die meisten Mütter gehen neben dieser Rolle einer Arbeit nach. Die Mutterrolle hat sich also im Laufe der Zeit gewandelt.

... wandelbar je nach Situation

Eine Frau wird ihre Mutterrolle nicht in jeder Situation gleichermaßen gestalten. Ist sie mit dem Kind allein zu Hause, wird sie vielleicht etwas weniger auf Strenge bedacht sein. Hingegen könnte es vorkommen, dass sie beim Besuch von Verwandten mehr Wert darauf legt, dass das Kind gewisse Regeln einhält, um einen guten Eindruck zu erwecken. Je nach Situation wird die Rolle also anders definiert.

... kulturell unterschiedlich

Während die Rolle der Mutter in vielen mitteleuropäischen Gesellschaften so angelegt ist, dass Kinder sehr lange Zeit umsorgt werden, kommt es in anderen Kulturen (z. B. Skandinavien) durchaus vor, dass Mütter ihre Kinder schon in sehr jungen Jahren zur Selbstständigkeit erziehen. Die Mutterrolle wird also auch in unterschiedlichen Kulturen anders festgelegt.

Die gesellschaftlichen Erwartungen liefern die Basis für die Definition einer sozialen Rolle. Natürlich ist es für jedes Individuum möglich, Rollen unterschiedlich zu interpretieren, genauso wie Schauspieler dem Charakter, den sie spielen, etwas von der eigenen Persönlichkeit mitgeben.

Wichtig ist schließlich noch, dass die meisten sozialen Rollen in einem Wechselverhältnis zu anderen Rollen stehen. Ohne die Rolle als Kind kann es keine Mutter- bzw. Vaterrolle geben, ohne Patientenrolle kann kann keine Pflegeperson ihre Rolle spielen etc.

Fassade und Bühnenbild

Wenn wir wieder zum Beispiel der Theateraufführung zurückkommen, kann man noch weitere Überlegungen daran anschließen: Man kann sich etwa die Frage stellen, wie es Schauspielerinnen auf der Bühne gelingt, Rollen überzeugend zu spielen.

Einerseits wird Schauspielern für die Darstellung ihrer Rolle ein Kostüm zur Verfügung gestellt. Durch das Anlegen dieser speziellen Kleidung wird ihnen dabei geholfen, in die Rolle zu schlüpfen. Außerdem bewegen sie sich während des Theaterstückes innerhalb eines vorgefertigten Bühnenbildes. Durch die Requisiten, die sich auf der Bühne befinden, ist es möglich, die Rolle überzeugend darzustellen.

Beide Eigenschaften des Theaters finden sich auch in sozialen Interaktionen von Individuen wieder. Einerseits kommt es sehr häufig vor, dass wir, um bestimmte soziale Rollen zu spielen, auch bestimmte „Kostüme" anlegen, durch die es uns erleichtert wird, die Rollenerwartungen zu erfüllen. So ziehen etwa Pflegende, wenn sie ihren Dienst antreten, Dienstkleidung an und sind damit sofort in ihrer sozialen Rolle angekommen.

Ein anderes Beispiel wären Bankangestellte, die während der Arbeitszeit einen Anzug oder andere elegante Kleidung tragen, um die Erwartungen der sozialen Rolle erfüllen zu können (Seriosität etc.). Wenn sie nach Hause kommen, werden sie wahrscheinlich so bald wie möglich Freizeitkleidung anziehen, um aus der Rolle hinausschlüpfen zu können.

Die Kleidung ist ein Teil der persönlichen Fassade, die uns dabei hilft, unsere sozialen Rollen besser spielen zu können. Unter Fassade versteht man dabei nicht wie in der Alltagssprache etwas, hinter dem man sich verstecken kann, sondern vielmehr Dinge, die uns helfen, soziale Rollen besser spielen zu können. Zur persönlichen Fassade zählen neben der Kleidung auch andere leicht änderbare Aspekte wie Haltung, Sprechweise oder Mimik, aber auch nicht änderbare Aspekte, wie Alter oder ethnische Herkunft. So wird zum Beispiel eine Person, wenn sie in der Rolle als Pflegeperson ist, nicht nur eine andere Kleidung tragen, sondern auch eine andere Mimik oder Sprechweise haben, als zum Beispiel in der Rolle als Freund oder Freundin.

Ähnlich verhält es sich auch beim Thema Bühnenbild, das Goffman als zweiten Teil der Fassade anführt: Betreten wir ein bestimmtes Gebäude oder einen Raum, der für bestimmte Rollen geschaffen ist, fällt es uns ebenfalls leichter, die Erwartungen der Gesellschaft zu erfüllen. Betreten etwa Mitarbeitende in einem Pflegeheim die Station, auf der sie arbeiten, finden sie genau jenes Bühnenbild vor, das sie für das Spielen der beruflichen Rolle benötigen. Auch die notwendigen Requisiten helfen dabei, die Rollenerwartungen umzusetzen. Im Fall eines Pflegeheimes wären das zum Beispiel die Einrichtung in den Zimmern der Bewohner und Bewohnerinnen, der Aufenthaltsraum, die Pflegeprodukte etc.

Vorder- und Hinterbühne

Wenn man sich nun vorstellt, dass jedes Individuum tagein, tagaus von einer sozialen Rolle in die nächste schlüpft, so klingt das ziemlich anstrengend. Man stelle sich nur Schauspielerinnen vor, die rund um die Uhr auf der Bühne stehen müssten. Irgendwann würden sie es wahrscheinlich nicht mehr aushalten, Rollen zu spielen, weil sie endlich wieder sie selbst sein müssten. Sie müssten aus ihren Rollen ausbrechen.

Jedes Theaterstück dauert nur eine gewisse Zeitspanne, in der Schauspieler auf der Bühne stehen müssen. Vor dem Theaterstück, in der Pause und nach dem Ende der Vorstellung sind sie für das Publikum nicht sichtbar, sie können sich hinter die Bühne zurückziehen. In dieser Zeit können sie ganz sie selbst sein, mit anderen über das Publikum sprechen und handeln, wie es der eigenen Person (und nicht der Rolle) entspricht.

Abbildung 4
Vorder- und Hinterbühne in der Interaktion

Hinterbühne	Den Bereich, in den sich eine Person aus ihrer Rolle zurückzieht und wo sie ganz sie selbst sein kann, nennt man Hinterbühne. Dort ist auch der Platz, wo man sich auf Interaktionen vorbereitet oder die Requisiten zusammenstellt.
Vorderbühne	Ist der Kontext gegeben, dass eine soziale Rolle gespielt werden muss, nennt man diesen Bereich Vorderbühne. Dies sind all jene Anlässe oder Begegnungen, wo ein Mensch eine formale Rolle spielen muss.

Das bedeutet, dass nicht nur Menschen in Theaterstücken, sondern auch wir sowohl auf Vorderbühnen als auch auf Hinterbühnen handeln.

Beispiel

- Befindet sich eine Pflegeperson in einem Zimmer und führt eine Pflegehandlung an einem Patienten durch, befindet sie sich auf der Vorderbühne. Verlässt sie das Zimmer und geht in den Pausenraum, betritt sie die Hinterbühne und kann kurz ihre soziale Rolle als Pflegende ablegen.
- Steht eine Lehrerin vor ihrer Klasse und unterrichtet diese, befindet sie sich auf der Vorderbühne, da sie den Erwartungen der Schüler an eine Lehrerin gerecht werden muss. Sitzt sie zu Hause und verbessert Hausübungen, befindet sie sich auf der Hinterbühne, da sie hier auch aus ihrer Rolle fallen kann.

Welche Vorder- und Hinterbühnen gibt es in Ihrem Alltag? An welchen Orten müssen Sie Ihre sozialen Rollen spielen? Wo können Sie diese ablegen? Wie fühlt es sich an, eine soziale Rolle ablegen zu können?

Diese Beispiele zeigen, dass es in unserem Alltag sehr viele Vorder- und Hinterbühnen gibt. Häufig wechseln wir auch von einer Vorderbühne auf andere Vorderbühnen, indem wir zwar aus einer Rolle schlüpfen können, im gleichen Schritt aber auch eine neue Rolle annehmen. Es kommt auch häufig vor, dass mehrere Personen gemeinsam auf der Vorderbühne auftreten und zusammen versuchen, die Erwartungen zu erfüllen, die an sie gestellt werden. Goffman (2011) spricht hierbei von einer „Ensembledarstellung“.

Beispiel

- Ärzte und Pflegende treten bei der Visite gemeinsam vor den Patientinnen auf (Vorderbühne) und versuchen, den Eindruck zu erwecken, dass sie ein Team sind und gemeinsam für die Genesung sorgen werden. Nach dem Verlassen des Zimmers (Hinterbühne) entbrennt eine Diskussion zwischen den Beteiligten, was der richtige Behandlungsweg für eine Patientin wäre.
- Ein Ehepaar hat Gäste eingeladen. Während des Essens im Esszimmer treten die beiden als harmonisches, glückliches Paar auf (Vorderbühne). Während des Wegräumens des Geschirrs in der Küche wird der Streit der beiden, der schon vor dem Besuch begonnen hat, allerdings fortgesetzt (Hinterbühne).

2.1.4 Sozialisation

Es stellt sich die Frage, woher wir all das unbewusste Wissen darüber haben, wie wir in verschiedenen Situationen handeln sollen, welche sozialen Rollen welches Verhalten fordern, in welchem Kontext welche Handlungen notwendig sind oder wie eine soziale Interaktion funktioniert. Wie schon angedeutet, unterscheiden sich Kulturen darin, welches Verhalten wie gedeutet wird, aber auch das Verhalten in verschiedenen sozialen Rollen ist verschieden. Daraus lässt sich schließen, dass unser unbewusstes Wissen über soziale Erwartungen nicht angeboren sein kann, sondern dass wir im Laufe unseres Lebens lernen, welche sozialen Handlungen wann notwendig sind.

Den Vorgang des Erlernens von Normen und Erwartungen der Gesellschaft nennt man „Sozialisation".

Primäre Sozialisation

Ein Mensch ist eine physiologische Frühgeburt, was bedeutet, dass ein menschliches Kind nicht wie die Kinder anderer Säugetiere von Beginn an ohne seine Eltern überlebensfähig ist. Wenn ein Kind geboren wird, hat es von Anfang an Bedürfnisse, die durch die Eltern oder andere primäre Bezugspersonen gestillt werden müssen (Nahrung, Kleidung, Fürsorge etc.). Es wäre ohne Eltern vollkommen hilflos und könnte in den ersten Lebensjahren nicht überleben.

Neben dem Stillen dieser lebensnotwendigen Bedürfnisse erfüllen die Eltern aber auch eine andere Aufgabe: Sie leben dem Kind vor, wie man in der Gesellschaft überleben kann. Man könnte auch davon sprechen, dass das Kind von den Eltern in die Gesellschaft eingeführt wird.

Dieser Prozess kann sehr gut mit dem Ausdruck einer „zweiten soziokulturellen Geburt" beschrieben werden (Scherr 2016).

Werte und Normen werden ausführlich in Kapitel 2.1.5 erklärt

Dem Kind werden die Werte und Normen der Gesellschaft durch die Eltern vorgelebt, da das Kind als aktives Wesen dies auch einfordert. Das Kind nimmt das Handeln der Eltern wahr und versucht, es nachzuahmen, wodurch die Art des Handelns auch unbewusst abgespeichert wird und in Zukunft abgerufen werden kann.

Diesen Vorgang bezeichnet man als primäre Sozialisation. Dadurch wird ein Kind zu einer eigenverantwortlich handelnden Person und erlernt die kulturellen Anforderungen einer Gesellschaft. Ohne diesen Prozess könnten wir keine sozialen Wesen werden, also keine Personen, die ihr Handeln an anderen ausrichten.

Die primäre Sozialisation erfolgt immer auf zwei Ebenen, die beide für jedes Individuum lebensnotwendig sind:

Abbildung 5
Ebenen der primären Sozialisation

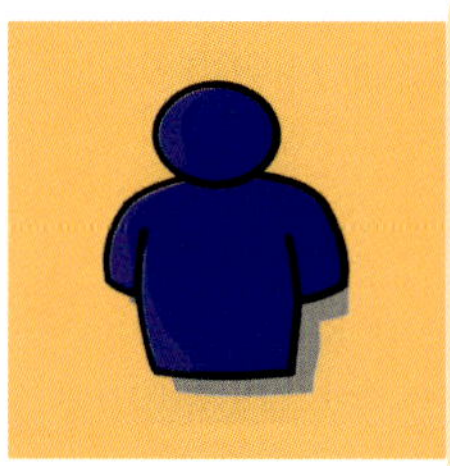

Entwicklung der eigenen Persönlichkeit
Die Sozialisation kann als Prozess der Persönlichkeitsentwicklung eines Kindes verstanden werden, in dem die Wahrnehmung entsteht, dass es eine eigene Person darstellt. Dieser Vorgang beinhaltet die Entwicklung von Personalität (Abgrenzung zu anderen), die Entstehung einer Vorstellung über die Besonderheiten der eigenen Person, aber auch die Ausbildung der eigenen Handlungs- und Selbstbestimmungsfähigkeit (Scherr 2016).

Entwicklung der gesellschaftlichen Überlebensfähigkeit
Die Sozialisation beinhaltet die Einbindung des Menschen in die Gesellschaft, wodurch er sozial lebensfähig wird (Büchner 1985). Ziel ist es, den Menschen in die Gesellschaft einzugliedern und ihm so Identität zu geben. Erst dann kann ein Individuum im Umgang mit anderen bestehen (z. B.: Welche gesellschaftlichen Regeln müssen in welchen Kontexten befolgt werden? Welche sozialen Rollen müssen wann gespielt werden? Welche Erwartungen darf ich an andere stellen?).

Bedingungen der primären Sozialisation
Die Entwicklungen der primären Sozialisation finden in einer Welt statt, in die wir hineingeboren werden und die bereits bestimmte Eigenschaften besitzt. In ebendieser Umwelt werden Handlungsweisen durch soziale Beziehungen, in erster Linie zu den nahen Bezugspersonen, wie selbstverständlich übernommen (Grundmann 2006).

Für die Sozialisation ist immer Interaktion zwischen einem Kind und den **Bezugspersonen** notwendig, woran nicht nur Erwachsene, sondern auch Kinder aktiv beteiligt sind. Es ist somit ein sozialer Prozess, der für die individuelle Handlungsfähigkeit und die gesamte Gesellschaft von größter Wichtigkeit ist. Die Familie als primäre Sozialisationsinstanz kann daher als verkleinerte Form der Gesellschaft angesehen werden, in der Verhaltensregeln geübt und später in der Umwelt angewendet werden (Grundmann 1992). Dies kann auch vollkommen ohne Erziehungsabsicht erfolgen, da sich das Verhalten von Eltern immer auf ihre Kinder auswirkt (Büchner 1985).

Die erste und wichtigste Instanz, durch die Sozialisation erfolgt, ist damit die Familie. Es ist die erste Gruppe, in der sich ein Kind zurechtfinden muss und an der es sehen kann, wie man sich gegenüber anderen verhält. Heute gibt es eine sehr große Diversität, was die gelebten Familienformen in westlichen Gesellschaften betrifft (Steinbach/Hank 2020). Unabhängig von der Zusammensetzung einer Familie ist diese aber die erste und wichtigste Bezugsgruppe für die Sozialisation von Kindern.

Schon in der frühen Eltern-Kind-Beziehung entscheidet sich, wie stark das spätere Selbstvertrauen und die soziale Interaktionsbereitschaft des Kindes sein werden. Die Sozialisation wird zu einem großen Teil durch die Beziehungsstrukturen in einer Familie geprägt. Es kommen immer auch besondere Sozialisationsbedingungen zum Tragen, wie z. B. Interaktionen in der Familie, die Rollenverteilung oder emotionale Beziehungen. Es sind aber nicht einzelne Faktoren ausschlaggebend, sondern das gesamte Beziehungsgefüge und Erziehungshandeln der Eltern (Hurrelmann 2006).

Das Familienklima beeinflusst nicht nur spätere Handlungsfähigkeiten, sondern auch die Wahrnehmung der eigenen Entwicklungen. Folgende Rahmenbedingungen wären hier beispielsweise als prägend zu nennen (Grundmann 1992):

- Anzahl der Geschwister
- Geschlechterzusammensetzung der Geschwister
- Anwesenheit der Eltern
- Zeit mit den Eltern
- möglicher Verlust eines Familienmitgliedes
- neue Familienmitglieder
- …

Außerdem spielen die **ökonomischen, sozialen und kulturellen Ressourcen** der Familie eine große Rolle, vor allem, was Bildungs- und spätere Erwerbschancen und das soziale Umfeld betrifft. So ist z. B. die Schulwahl oder die Ausbildung von Interessen stark von den Eltern abhängig, ebenso wie die Wohngegend und damit verbunden der Freundeskreis (Grundmann 1992).

Bezugsperson
Mit Bezugspersonen können bei Babys und Kindern meist die Eltern oder andere Personen, bei denen jene aufwachsen, gemeint sein. In jedem Fall handelt es sich dabei um Personen, zu denen ein Mensch ein besonderes Vertrauen hat und eine liebevolle Beziehung besteht.

ökonomische Ressourcen
alle finanziellen und materiellen Mittel, die einer Familie zur Verfügung stehen.

soziale Ressourcen
die sozialen Kontakte, die eine Familie pflegt, und die soziale Umgebung, in der sie lebt.

kulturelle Ressourcen
einerseits der Bildungsstand einer Familie, aber auch der Zugang zu kulturellen Aktivitäten wie Theater, Musik etc.

Allerdings sind diese Sozialisationsfolgen nicht festgefahren, sondern können auch durch spätere Erfahrungen überdeckt werden. Ähnliche Sozialisationsvorgänge können durchaus zu vollkommen unterschiedlichen Lebensverläufen führen. Wichtig sind aber vor allem die sozialen Strukturen, in denen sich ein Individuum wiederfindet und die bestimmte Entwicklungen ermöglichen und andere verhindern können. Ein Individuum kann seinen Lebensverlauf zwar steuern, dies kann aber nur im vorgegebenen Rahmen seiner Umwelten erfolgen (Grundmann 1992).

Sekundäre Sozialisation

Sobald das Kind auch mit anderen Personen als den Eltern in Kontakt kommt (Verwandte, Freunde der Eltern, Nachbarn etc.), wird es erleben, dass andere Erwachsene ähnlich handeln wie die eigenen Eltern und dass ähnliche Werte und Normen befolgt werden, da es ansonsten zu **Sanktionen** kommen kann. Durch diesen Prozess werden die gelernten gesellschaftlichen Regeln bestätigt und im Unbewussten verfestigt. Verschiedene Verhaltensmuster werden dann auch miteinander verglichen und unterschiedlich stark übernommen. Dieser Vorgang kann als **sekundäre** Sozialisation bezeichnet werden (Grundmann 2006).

Sanktionen
Unter Sanktion versteht man die gesellschaftliche Reaktion auf ein Verhalten, das von der Norm abweicht. Sanktionen können in Form von Missbilligung bis hin zu Bestrafungen stattfinden.

sekundär
bedeutet „an zweiter Stelle". Bei der sekundären Sozialisation handelt es sich folglich um eine „zweite Sozialisation".

Sobald Kinder mit Gleichaltrigen in Kontakt kommen (sogenannten „Peer-Groups"), lernen sie, wie sie sich in einer Gruppe von Personen verhalten, die theoretisch gleichberechtigt sind. In diesen Gruppen können ganz neue Werte und Normen dazugelernt werden, die teilweise auch im Gegensatz zu den Einstellungen der Eltern stehen können. Vor allem in der Jugend haben Gleichaltrige einen deutlich größeren Einfluss als Eltern, da sich Jugendliche in dieser Zeit von den Eltern ablösen. Jugendliche sozialisieren sich also in dieser Phase selbst, indem sie innerhalb der Gruppe gemeinsame Normen und Werte festlegen (Schulz 2008).

Heute wachsen Kinder in Westeuropa meist nicht mehr vollkommen abgeschottet von der Gesellschaft auf und werden nicht nur von Eltern und Peer-Groups beeinflusst, sondern auch von den Massenmedien, vor allem von digitalen, mobilen Kommunikationsmedien. Der Konsum von Fernsehen, Radio und die Kommunikation und Information über Onlinekanäle ist bei Kindern und Jugendlichen zur Normalität geworden. Das Internet ist heute demnach eine bedeutende Sozialisationsquelle. Dabei kann durchaus von negativen und positiven Auswirkungen zugleich gesprochen werden. Während auf der einen Seite negative Aspekte wie Cyber-Mobbing, soziale Zwänge in social media und das Hinterlassen von Datenspuren durch die Nutzung von Smartphones und Computern genannt werden müssen, stehen auf der anderen Seite positive Auswirkungen von online-Medien wie die Ausweitung von Handlungsmöglichkeiten und die Horizonterweiterung bei Jugendlichen. (Geulen/Veith 2020)

Sozialisation ist allerdings kein Prozess, der nur in der Phase der Kindheit, im Kreis der Familie und in der unmittelbaren Umgebung vor sich geht. Die Entwicklungen der Sozialisation erfolgen über das Stadium der Kindheit hinaus und machen einen Erwerb von Normen und Werten über das gesamte Leben hinweg möglich.

Sobald sich ein Kind oder auch eine erwachsene Person in eine neue Organisation oder in eine neue Gruppe begibt, ist sie mit neuen gesellschaftlichen Regeln konfrontiert, die speziell für diesen Kontext gelten. Das bedeutet, dass wir unser Leben lang, immer dann, wenn wir eine neue Umwelt betreten, neu sozialisiert werden. Wir müssen die Regeln, Werte und Normen, die für eine abgeschlossene Gruppe von Personen gelten, erlernen.

Der amerikanische Soziologe **Talcott Parsons** beschreibt den Prozess der Sozialisation als das Durchlaufen einer Reihenfolge unterschiedlichster Rollenbeziehungen, die im Verlauf der Kindheit und Jugend immer komplexer werden (Kernfamilie – Gleichaltrige – Schule – Jugendkulturen – Beruf usw.). Während also die Primärsozialisation die Persönlichkeit eines Menschen ausbildet, kommt es in der sekundären Sozialisation zur Übernahme von Rollen der Erwachsenenwelt. Durch die Auseinandersetzung mit immer wieder neuen Verhaltensmustern werden diese schließlich verinnerlicht (Scherr 2016).

Talcott Parsons (1902–1979), bedeutender amerikanischer Soziologe, der sich in erster Linie mit soziologischen Theorien beschäftigte und diese weiterentwickelte

Beispiel

Hier einige Beispiele für mögliche Kontexte eines Individuums, in welchen man neu sozialisiert werden kann:

- Kindergarten
- Volksschule
- Gymnasium
- Krankenpflegeschule
- Universität/Fachhochschule
- Arbeitsplatz im Krankenhaus
- Arbeitsplatz im Pflegeheim
- neuer Freundeskreis
- Familie des Partners bzw. der Partnerin
- Mitgliedschaft in einem Sportverein
- ...

2.1.5 Normen und Werte der Gesellschaft

Nun stellt sich natürlich die Frage, was die beiden Wörter „Normen“ und „Werte“ bedeuten, die im Rahmen der Sozialisation von Generation zu Generation weitergegeben werden und die mitverantwortlich dafür sind, wie wir uns in sozialen Interaktionen verhalten. Normen und Werte sind eine wesentliche Grundlage für das Funktionieren von Gesellschaften und Gruppen.

Normen

Unter Normen versteht man gesellschaftliche Regeln, die festlegen, wie sich die Menschen in einer Gesellschaft zu verhalten haben. Das heißt, es werden bestimmte Handlungen verboten oder angeordnet.

Diese Regeln können entweder so selbstverständlich sein, dass sie nicht aufgeschrieben werden (= implizite Normen), oder sie können z. B. in Form von Gesetzen verankert sein (= explizite Normen). Durch Normen wird das Leben innerhalb einer Gesellschaft planbar und sicherer.

Außerdem beziehen sich Normen immer auf verschiedene Kontexte, in denen ein Individuum handelt. Je nach Situation können Normen gelten oder auch nicht. So ist es z. B. eine Regel, dass Kinder im Klassenzimmer aufzeigen, wenn sie etwas sagen möchten. Am Frühstückstisch zu Hause kann hingegen jeder und jede sprechen, ohne aufzuzeigen. Dieses bestimmte Verhalten ist also nur in einem ausgewählten Umfeld normiert. Ebenso verhält es sich auch bei den meisten anderen Normen.

Generell wenden wir Normen ganz selbstverständlich an, ohne lang darüber nachzudenken (z. B. antworten, wenn wir gefragt werden; sich abwenden beim Gähnen etc.). Es hängt allerdings von der Norm und der beteiligten Person ab, wie wir uns verhalten.

Bei Nichteinhaltung hat die Person immer mit Sanktionen zu rechnen. Dabei hängt es wiederum davon ab, welche Normen gebrochen wurden. Bei Verstößen gegen Alltagsregeln etwa kann es vorkommen, dass das Verhalten von anderen schlichtweg missbilligend erwähnt wird. Schlechtes Benehmen bei einer Einladung zum Essen kann etwa dazu führen, dass man nicht mehr eingeladen wird; das Vordrängen an der Supermarktkasse kann böse Blicke und Worte der anderen Wartenden auslösen. Handelt es sich jedoch um Verstöße gegen gesetzlich festgeschriebene Normen einer Gesellschaft (z. B. Diebstahl, Mord, sexueller Missbrauch etc.), hat dies deutlich weitreichendere Folgen. Meist führen solche Verstöße für eine gewisse Zeit zum Ausschluss aus der Gesellschaft (Gefängnisstrafen, Unterbringung in der Psychiatrie etc.).

Normen unterscheiden sich von Gesellschaft zu Gesellschaft: Was in der einen Kultur als passendes Verhalten eingestuft wird, kann in der anderen als abstoßend empfunden werden. Normen können sich auch im Laufe der Zeit verändern – meist dann, wenn zugleich die gesellschaftlichen Strukturen einen Veränderungsprozess durchlaufen.

Die Basis für die Normen, die in einer Gesellschaft oder auch in kleineren Gruppen von Menschen gelten, bilden sehr häufig die Werte, die für die jeweiligen Personen von Relevanz sind. Normen sind wiederum notwendig, um die vorhandenen Wertvorstellungen zu erfüllen. Man kann sagen, dass Normen konkrete Handlungsanweisungen aus Werten machen (Beckers 2016).

Werte

Werte sind Vorstellungen darüber, was in einer Gesellschaft oder Gruppe als wünschenswert angesehen wird bzw. was als gut und böse betrachtet wird. Wertvorstellungen bilden ein von der Person unabhängiges Ordnungssystem von individuellen Zielen. Sie bilden die Grundlage für Normen, Einstellungen, Meinungen und Handlungen.

Durch gemeinsame Werte fühlen sich Menschen miteinander verbunden und erlauben es, abstrakte Ziele zu verfolgen. Die Abweichung von Wertvorstellungen ist nicht mit Sanktionen verbunden, wie es bei Normen der Fall ist (Beckers 2016).

Werte können in allen Bereichen der Gesellschaft Bedeutung haben, z. B. in der Politik, im Sport, in der Arbeitswelt, in der Schule, im gesellschaftlichen Leben etc. Innerhalb einer Gesellschaft müssen jedoch nicht zwangsläufig überall die gleichen Wertvorstellungen vorherrschen, sondern sie können sich auch deutlich voneinander unterscheiden.

Außerdem sind Werte im Allgemeinen nicht nur innerhalb einer Gesellschaft unterschiedlich, sondern auch zwischen verschiedenen Kulturen. Ein Beispiel für kulturelle Unterschiede hinsichtlich bestimmter Werte ist etwa das Konkurrenzdenken der westlichen Industriegesellschaften. Vergleicht man dies mit asiatischen Kulturen, so erkennt man, dass dort das Gruppengefühl deutlich stärker im Mittelpunkt steht.

Werte sind weiters im Laufe der Zeit wandelbar. Sie können sich entweder im Wechsel der Generationen verändern oder aber auch innerhalb einer Generation.

2.1.6 Vertiefung des Lernstoffes

Zusammenfassung

Der Großteil unseres Lebens besteht aus sozialem Handeln, was bedeutet, dass wir unsere Handlungen an den Erwartungen und am Verhalten anderer Menschen ausrichten. Das tun wir z. B., weil wir damit bestimmte Auswirkungen erreichen möchten, weil wir so handeln wollen, wie es auch andere tun, weil wir uns an gesellschaftliche Erwartungen halten wollen oder schlichtweg, weil wir es so gewöhnt sind. Die unterschiedlichen Arten des sozialen Handelns (zweckrational, wertrational, emotional, traditionell) prägen in Mischformen unseren gesamten Alltag.

Jede Situation, in der zwischen zwei oder mehr Menschen wechselseitig soziales Handeln erfolgt, nennt man soziale Interaktion. In sozialen Interaktionen ist es für uns sehr wichtig, uns auf gesellschaftliche Erwartungen zu beziehen, damit wir wissen, wie wir handeln müssen. Vor allem die Körpersprache und das Gesagte sind dabei relevant.

Soziale Rollen sind die Erwartungen der Gesellschaft, die wir in gewissen sozialen Situationen erfüllen. Im Laufe unseres Alltags schlüpfen wir in die verschiedensten sozialen Rollen, wobei uns bestimmte Kleidung oder Räume dabei helfen, sie zu spielen. Die Bereiche, in denen wir Rollen aufrechterhalten müssen, nennt man Vorderbühne. Können wir die soziale Rolle ablegen, befinden wir uns auf einer Hinterbühne.

Im Prozess der Sozialisation lernen wir, dass wir eine eigenständige Person darstellen und gleichzeitig, wie wir uns in der Gesellschaft zu verhalten haben. Während sich die primäre Sozialisation innerhalb der Familie in unserer Kindheit abspielt, dauert die sekundäre Sozialisation unser Leben lang, indem wir uns immer wieder in neuen Umwelten zurechtfinden müssen.

Unter Werten versteht man das, was in einer Gesellschaft als wünschenswert angesehen wird. Solche Wertvorstellungen bilden die Grundlage für die Normen einer Gesellschaft oder Gruppe. Darunter versteht man implizite oder explizite Verhaltensregeln, deren Nichteinhaltung mit Sanktionen verbunden ist.

Zum Üben

1. Was bedeutet der Begriff „soziales Handeln"?
2. Beschreiben Sie die verschiedenen Arten des subjektiven Sinns, die hinter sozialem Handeln stecken können.
3. Welche Arten des sozialen Handelns gibt es?
4. Was versteht man unter einer sozialen Interaktion?
5. Welche Arten von sozialer Interaktion kennen Sie? Können Sie Beispiele für die beiden Arten nennen?
6. Was bedeutet es, eine soziale Rolle zu spielen?
7. Welche Bedeutung haben Kleidung und Räume für das Spielen einer sozialen Rolle?
8. Was ist der Unterschied zwischen Vorder- und Hinterbühne in der sozialen Interaktion?
9. Was bedeutet der Begriff „Sozialisation" und was passiert in diesem Prozess?
10. Was ist der Unterschied zwischen primärer und sekundärer Sozialisation?
11. Wie könnte man die Begriffe „Normen" und „Werte" beschreiben?

Zum Nachlesen

Garfinkel, Harold (1994): Studies in ethnomethodology. Polity Press.

Goffman, Erving (2011): Wir alle spielen Theater. Die Selbstdarstellung im Alltag. Piper.

Hurrelmann, Klaus (2021): Einführung in die Sozialisationstheorie. 14. Auflage. Beltz.

Weber, Max (1984): Soziologische Grundbegriffe. Mohr.

Weymann, Ansgar (2020): Interaktion, Sozialstruktur und Gesellschaft. In: Joas, Hans/Mau, Steffen (Hrsg.): Lehrbuch der Soziologie. Campus, S. 171–207.

2.2 Was ist Gesellschaft?

Nach dem Studium dieses Kapitels sollten Sie ...

... wissen, was der Begriff „Gesellschaft" bedeutet und wie sich Gesellschaften voneinander abgrenzen können.

... den Begriff Kultur beschreiben können.

... grundlegende Eigenschaften der österreichischen Gesellschaft kennen.

... die verschiedenen Funktionssysteme der Gesellschaft kennen.

... die Einbettung des Systems „Krankenbehandlung" in die Gesellschaft kennen und den Zusammenhang mit anderen Systemen nachvollziehen können.

... wissen, wie eine Organisation idealtypisch aufgebaut ist.

... die charakteristischen Merkmale einer sozialen Gruppe kennen.

... verschiedene Arten von sozialen Gruppen unterscheiden können.

... wissen, wodurch Macht in sozialen Gruppen entstehen kann.

Nachdem im vorhergehenden Kapitel zu den soziologischen Grundbegriffen all jene Begriffe näher beschrieben wurden, die mit dem alltäglichen Zusammentreffen von Menschen zu tun haben, soll es nun darum gehen, wie Menschen in Gruppen zusammengefasst werden können. Die Begriffe reichen hierbei von sozialen Gruppen über Organisationen bis hin zu Gesellschaften. All dies sind strukturierte Zusammensetzungen von Individuen.

2.2.1 Gesellschaft und Kultur

Der Begriff „Gesellschaft" ist einer der wichtigsten Begriffe innerhalb der Soziologie. Er beschreibt die größte Möglichkeit des Zusammenschlusses einer Gruppe von Menschen.

Gesellschaft ist ein großes Gebilde, das aus der Zusammensetzung aller sozialen Beziehungen besteht, die Menschen miteinander verbinden (Giddens et al. 2009).

Anders ausgedrückt könnte man auch zusammenfassen, dass Gesellschaft eine strukturierte Zusammensetzung von Menschen darstellt, die gemeinsame Traditionen, Werte und Normen teilen (Abels 2019a).

Folgende Möglichkeiten, Gesellschaften voneinander abzugrenzen, lassen sich aufzählen:

Abbildung 6
Möglichkeiten der Abgrenzung von Gesellschaften

Politische Organisation	**Kommunikation**	**Gemeinsame Identität**
Gesellschaften sind politisch organisiert, meist als Nationalstaaten mit einer gemeinsamen Verwaltung. Natürlich kann man Gesellschaften auch noch kleinräumiger betrachten, z. B. verschiedene Regionen, Bundesländer etc.	Mit Menschen innerhalb der eigenen Gesellschaft ist Kommunikation einfacher möglich als mit Personen außerhalb. Dies ist nicht nur auf eine gemeinsame Sprache oder die räumliche Nähe zurückzuführen, sondern vor allem auf ein gemeinsames Kontextwissen, das Menschen in einer Gesellschaft teilen.	Prägend für eine Gesellschaft ist außerdem, dass die Menschen, die in ihr leben, eine gemeinsame Identität haben, mit der sie sich gegenüber Menschen aus anderen Gesellschaften abgrenzen können.

Die österreichische Gesellschaft

Österreich ist gegenwärtig ein gutes Beispiel für eine moderne westliche Gesellschaft. Auf der Basis von Daten der Statistik Austria werden die wesentlichen gesellschaftlichen Bereiche im Folgenden kurz charakterisiert (Statistik Austria 2021a).

Einkommen
- Netto-Median-Einkommen bei unselbstständig Beschäftigten rund 22.000 Euro/Jahr (unabhängig von der Wochenarbeitszeit)
- starker Unterschied zwischen Männern (rund 25.900 Euro) und Frauen (rund 18.200 Euro) – auch nach Herausrechnen der unterschiedlich hohen Teilzeitquote bleibt der Unterschied bestehen
- Angestellte verdienen mehr als Arbeitende

Religion
- Einfluss von Kirchen nimmt ab
- Religion ist aber noch immer Grundpfeiler der Kultur

Arbeit
- Dienstleistungsgesellschaft
- starke Mittelschicht

Wirtschaft
- herausfordernde Arbeitsbedingungen und häufige Arbeitsplatzwechsel
- wirtschaftliche Herausforderungen am Beginn der 2020er Jahre durch die COVID-19-Pandemie

Bevölkerung
- Bevölkerungszahl in Österreich würde stagnieren, durch Zuwanderung kommt es zu Wachstum der Bevölkerung
- Lebenserwartung steigt
- Gruppe der älteren Menschen wächst

Bildung
- starker Anstieg seit den 1980er-Jahren
- Anteil der Menschen mit Hochschulabschluss unter den 25–64-Jährigen rund 19% (OECD-Schnitt 33%)
- Geschlechterverteilung kehrt sich seit den 2000er Jahren um. Heute haben Frauen tendenziell höhere Bildungsabschlüsse als Männer.

Familie
- klassische Familienform am häufigsten (Eltern und zwei Kinder)
- verschiedenste Familienformen sind etabliert
- sinkende Geburtenrate

Abbildung 7
Charakteristika der österreichischen Gesellschaft

Kultur

Der Begriff Kultur im sozialwissenschaftlichen Sinn ist untrennbar mit dem Begriff Gesellschaft verknüpft. Die Menschen, die in einer Gesellschaft leben, also eine Fülle von sozialen Beziehungen miteinander haben, teilen meist auch eine gemeinsame Kultur.

Unter Kultur versteht man alle gemeinsamen Werte und Normen, Überzeugungen und Ideen einer Gruppe, die eine gemeinsame Identität erzeugen. (Giddens et al. 2009) Anders ausgedrückt bedeutet Kultur die gemeinsame Art zu denken, zu verstehen, Dinge zu bewerten und zu kommunizieren, was prägend für den Lebensstil von Menschen in einer Gesellschaft ist (Joas/Mau 2020).

Unsere Kultur umfasst alles, was im Leben wichtig ist und bestimmt, wie wir Ereignisse wahrnehmen und interpretieren. Dazu gehört aber auch, wie wir uns – meist unbewusst – in alltäglichen Situationen verhalten. Kultur ist dabei nichts Statisches, also nichts, das sich nicht verändern kann. Durch unser Handeln im Alltag werden kulturelle Erwartungen zwar immer wieder bestätigt, können gleichzeitig aber auch an neue Erfordernisse und Situationen angepasst werden (Rehberg/Moebius 2020).

Im Rahmen der Sozialisation lernen wir die Kultur, in der wir leben, durch andere Personen kennen. Im Laufe unseres Lebens erkennen wir auch, dass sich unsere eigene Kultur von anderen unterscheidet. Kultur ist demnach auch ein Unterscheidungsmerkmal von Gesellschaften (Antweiler 2016).

2.2.2 Soziale Systeme

Eine Gesellschaft ist kein einheitliches Gebilde, sondern besteht aus sehr vielen abgegrenzten Bereichen. Man könnte diese auch als Systeme der Gesellschaft bezeichnen.

Ein soziales System ist eine Anordnung von bestimmten sozialen Strukturen in einem abgegrenzten Bereich, wobei jene immer eine bestimmte Funktion für die Gesellschaft haben. Soziale Systeme haben außerdem eine bestimmte Struktur, die sich von anderen Systemen unterscheidet.

Die nachfolgende Abbildung zeigt die wichtigsten Systeme einer modernen Gesellschaft. Sie sind jeweils abgeschlossene Bereiche, die sich weitgehend selbst erhalten. Jedes dieser Systeme erfüllt eine ganz typische Aufgabe bzw. hat jedes System eine bestimmte Funktion für die Gesellschaft.

Abbildung 8
Funktionssysteme der Gesellschaft

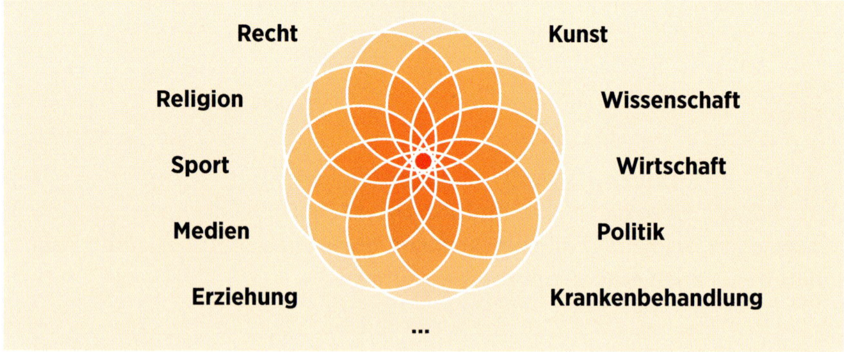

Die Politik ist z. B. dafür zuständig, Gesetze zu erlassen. Das Erziehungssystem hat seine spezielle Funktion darin, die Ausbildung der Gesellschaftsmitglieder durchzuführen und Menschen für den Arbeitsmarkt vorzubereiten, aber auch die Werte und Normen der Gesellschaft weiterzugeben. So könnte man für jedes der oben angeführten Systeme die spezifische Funktion beschreiben. Daher kann man diese Systeme auch als Funktionssysteme der Gesellschaft bezeichnen, da sie für das Überleben der Gesellschaft sorgen. Diese Theorie der Funktionssysteme wurde vom Soziologen **Niklas Luhmann** entwickelt (Richter 2016).

Niklas Luhmann
(1927–1998) deutscher Soziologe, Jurist und Philosoph. Er erlangte in den Sozialwissenschaften große Bedeutung durch die Entwicklung der soziologischen Systemtheorie.

Auch wenn es zunächst so scheint, als handelte es sich bei diesen Funktionssystemen der Gesellschaft um abgeschlossene Bereiche, so sieht man auf den zweiten Blick, dass all diese Systeme untereinander in Beziehung stehen und sich gegenseitig beeinflussen. Obwohl jedes System eine Grenze hat, sind die verschiedenen Systeme voneinander abhängig und könnten ohne die anderen nicht bestehen. Oft wird hier der Vergleich mit dem menschlichen Körper angestellt: Die einzelnen Organe stellen zwar abgeschlossene Systeme dar, dennoch kann ein Organ nicht ohne das andere auskommen.

Außerdem haben diese Systeme jeweils einen eigenen Code der Kommunikation, der innerhalb des Systems angewendet wird. So ist der Code, mit dem das Rechtssystem arbeitet, etwa „Recht – Unrecht", die Wissenschaft arbeitet mit „wahr – falsch", das Krankenbehandlungssystem mit der Unterscheidung „gesund – krank" usw.

Betrachtet man nun das **Funktionssystem Krankenbehandlung** näher, so besteht es aus den verschiedensten Einrichtungen: Krankenhäusern, mobilen Diensten, Pflegeeinrichtungen, Arztpraxen etc. Dadurch ist auch die ihm zugewiesene Funktion innerhalb der Gesellschaft klar erkennbar. Das Ziel ist es einerseits, Menschen von ihren Krankheiten oder Verletzungen zu heilen, andererseits gesundheitsfördernde Maßnahmen anzubieten. Das Krankenbehandlungssystem kann dies aber nicht abgeschieden von allen anderen Systemen tun; es hat zwar eine Grenze nach außen hin, die Entwicklungen innerhalb des Systems sind aber von den anderen Systemen mit abhängig.

Beispiel

Sehr stark ist die Verknüpfung zwischen dem Krankenbehandlungssystem und der Politik innerhalb einer Gesellschaft. Die Politik ist es, die das Budget für die Aufrechterhaltung der Krankenbehandlungseinrichtungen zur Verfügung stellt. Sie ist es außerdem, die Entscheidungen über die Ausbildung von Personal in der Krankenbehandlung trifft und Zugangsbeschränkungen zum System bestimmen kann.

Die Wirtschaft hat ebenfalls großen Einfluss auf das Krankenbehandlungssystem. Die Produkte, die in Unternehmen produziert werden, werden vom Krankenbehandlungssystem für die Erfüllung der eigenen Funktion benötigt (vom Pflaster bis hin zu intensivmedizinischen Messgeräten). Andererseits sorgt das Krankenbehandlungssystem dafür, dass Mitarbeitende in Betrieben für die Produktion nicht allzu lange ausfallen.

Das Krankenbehandlungssystem benötigt auch die Wissenschaft. Im Rahmen dieses Systems werden von Forschenden medizinische oder pflegerische Phänomene untersucht, durch die neu gewonnenen Erkenntnisse kann das Krankenbehandlungssystem Probleme besser lösen. Durch die Erkenntnisse der Wissenschaft können auch neue Medikamente entwickelt werden, die das Gesundheitssystem benötigt. Auf der anderen Seite ist aber auch die Wissenschaft vom Krankenbehandlungssystem abhängig. Durch die Behandlung von Kranken kann es vorkommen, dass neue Krankheiten entdeckt werden.

Versuchen Sie, nun auch die Verknüpfung des Krankenbehandlungssystems mit anderen Systemen zu beschreiben (z. B. Medien, Recht, Erziehung, Religion, Sport ...).

2.2.3 Organisationen und Institutionen

Eine Organisation besteht aus einer großen Anzahl von Personen und ist ein Gebilde, das für einen bestimmten Zweck bewusst gegründet wird. Allerdings sind hier die gemeinsamen Ziele genau geplant – und alle müssen dazu beitragen, dass sie planmäßig erfüllt werden.

Sobald eine soziale Gruppe (vgl. Kapitel 2.2.4) zu groß wird, um ihren Zielen nachgehen zu können, kann sich daraus eine formale Organisation bilden. Dieser ist es durch effiziente Zusammenarbeit eher möglich, erfolgreich einem Ziel näher zu kommen. Organisationen in der modernen Welt sind etwa Vereine, Parteien, Behörden, Schulen, Krankenhäuser etc.

Die wesentlichen Schritte des Lebens werden von großen Organisationen geprägt. Es beginnt bereits damit, dass der größte Teil der Menschen in unserer Gesellschaft in einem Krankenhaus geboren wurde, unsere Ausbildung durchlaufen wir in den verschiedensten Bildungseinrichtungen, und nicht allzu wenige Menschen arbeiten in großen Organisationen. Die Medien, aus denen wir unsere Informationen beziehen, sind meist große Konzerne. Auch die Produkte und Dienstleistungen, die wir konsumieren, stammen aus Unternehmen. Diese Listen könnte man noch lange fortsetzen.

Um Mitglied in einer Organisation zu werden, sind meist genaue Eintrittsbedingungen festgelegt. Dies können etwa bestimmte Qualifikationen (z. B. Matura für den Zutritt zur Universität, Krankenpflegeausbildung für die Anstellung als Pflegende im Krankenhaus) oder auch einfach nur die Zustimmung zu den gemeinsamen Zielen sein. Es gibt aber auch Organisationen, in welche die Aufnahme zwangsweise und nicht freiwillig erfolgt (z. B. Gefängnis, Pflichtschule etc.) (Abels 2019a).

bürokratisch
Unter Bürokratie versteht man ein nach Vorschriften arbeitendes Verwaltungssystem. Bürokratisch ist dementsprechend eine Organisation, die nach gewissen Regeln und Vorschriften arbeitet.

Max Weber (1972) entwickelte eine Vorstellung davon, was eine **bürokratische** Organisation ausmacht. Keine reale Organisation wird diesem Idealtyp entsprechen, dennoch liefert er damit ein Grundraster, in das formale Organisationen eingeordnet werden können. Laut Weber wird eine Organisation umso effizienter ihre Ziele erreichen, je ähnlicher sie diesem Idealtypus ist (Abels 2019a).

Abbildung 9
Idealtypische Eigenschaften von Organisationen

Spezialisierung	In bürokratischen Organisationen wird die Arbeit so aufgeteilt, dass jeder nur für einen speziellen Arbeitsschritt verantwortlich ist. Durch diese Spezialisierung auf einen Teilbereich kann die Arbeit effizienter erledigt werden. **Beispiel:** *In einem Krankenhaus gibt es verschiedene Stationen, wobei jede Station für ein medizinisches Spezialgebiet zuständig ist. Es gibt Fachärzte, die hauptsächlich in ihrem Gebiet Expertise haben müssen. Es gibt auch für das Pflegepersonal Spezialausbildungen.*
Hierarchisch gegliederte Ordnung	In Organisationen gibt es meist eine hierarchische Struktur, das bedeutet, dass jeder und jede unmittelbare Vorgesetzte hat, denen gegenüber sie sich verantworten müssen. Insgesamt gesehen entsteht eine Pyramide, an deren Spitze eine Führungsperson steht, darunter stehen z. B. Regionalleiterin, Abteilungsleiter etc. Es gibt eine Befehlskette, die es ermöglicht, strukturierte Entscheidungen zu treffen. Mit einer Führungsrolle ist gleichzeitig auch ein bestimmtes Maß an Autorität verbunden. **Beispiel:** *An der Spitze eines Krankenhauses steht die kollegiale Führung (ärztliche Direktion, Pflegedirektion, kaufmännische Direktion). Auf der Stufe darunter findet man Primarärztinnen, Stationsleitungen, Bereichsleitungen etc. Jeder Mitarbeiter eines Krankenhauses hat Vorgesetzte.*
Regeln	Alle Beziehungen und Handlungen in einer formalen Organisation werden durch Regeln bestimmt, was zur besseren Orientierung der beteiligten Personen beiträgt. Diese Regeln sind fast immer schriftlich festgehalten. **Beispiel:** *In einem Krankenhaus gibt es Besuchszeiten für Angehörige. Es gibt genaue Zeiten für Visiten, Mahlzeiten, Untersuchungen, Operationen etc. Es gibt Dienstpläne. Alle pflegerischen Schritte müssen dokumentiert werden. Diese und noch viele andere Regeln dienen dazu, dass die Organisation Krankenhaus nicht im Chaos versinkt.*

Unpersönlichkeit	Oft sind Emotionen für das Funktionieren einer Organisation hinderlich. Natürlich wird es in vielen Organisationen Personen geben, die sich sehr gut miteinander verstehen, vielleicht sogar gut befreundet sind. Weber geht aber davon aus, dass eine größere persönliche Distanz auch dazu führt, dass vernünftiger entschieden werden und der Umgang untereinander fairer ablaufen kann. **Beispiel:** *Angenommen, es gäbe auf einer Station eines Krankenhauses unter den Pflegepersonen einige sehr gute Freundinnen, andere wiederum verstehen sich weniger gut. Bei der Gestaltung des Dienstplans kann es dadurch leicht zu Konflikten kommen, wenn die Stationsleitung auf manche mehr Rücksicht nimmt als auf andere. Konflikte beeinflussen die Arbeit an den Patienten.*
Leistungsbezogene Entlohnung	In formalen Organisationen werden Positionen nach der fachlichen Eignung der potenziellen Mitarbeitenden vergeben und nicht nach persönlichen Vorlieben von Führungskräften. Außerdem enthält jeder Mitarbeiter jene Entlohnung, die der Stellung in der Organisation entspricht. **Beispiel:** *In einem Krankenhaus sind die Gehälter abhängig davon gestaffelt, in welcher Position jemand arbeitet. Die Klinikleitung wird entsprechend mehr verdienen als die Stationsleitung und diese wiederum mehr als eine eine einfache Pflegeperson.*
Trennung von privaten und beruflichen Ressourcen	In einer formalen Organisation sind alle Arbeitsmittel Eigentum des Unternehmens und nicht der einzelnen Mitarbeitenden. Damit verbunden ist auch die Trennung von Arbeitsort und Wohnort. Menschen leben und arbeiten in der Regel an unterschiedlichen Orten und verrichten im Privatleben andere Tätigkeiten als im Beruf. **Beispiel:** *Verbandsmaterial, Medikamente, Spritzen, Arbeitskleidung in einem Krankenhaus sind Eigentum der Organisation und nicht der Mitarbeitenden. Es ist daher verboten, Arbeitsmaterial mit nach Hause zu nehmen.*

Wie eben beschrieben, gibt es in den meisten formalen Organisationen genaue Regeln, an die sich die Beteiligten halten müssen. Diese führen zu **formellen Beziehungen** zwischen denjenigen, die zusammenarbeiten. Allerdings gibt es neben dieser vorgeschriebenen Art der Beziehung untereinander immer auch **informelle Beziehungen**. Oft versuchen Mitarbeitende, zusätzlich zu den vorgeschriebenen Abläufen auch eigene Regeln durchzusetzen, um die Effizienz der Arbeit zu steigern.

Institution

Im Unterschied zu einer Organisation handelt es sich bei einer **Institution** um keine bewusst gebildete, sondern vielmehr um eine in der Vergangenheit gewachsene Einheit, die durch die Tradition legitimiert ist. Institutionen regeln unter anderem das soziale Handeln, indem sie Normen und Werte der Gesellschaft mitbestimmen bzw. ganze Normbündel entwickeln und vorgeben. Dabei geben sie einer Gesellschaft Halt und Ordnung, nicht nur, was das öffentliche Leben, sondern auch, was das Privatleben der Menschen betrifft (z. B. Institution Nachbarschaft, Institution Schule, Institution Kirche). Erst wenn Institutionen durch formale Regeln kontrolliert werden, kann man von einer Organisation sprechen (Kröll 2009).

2.2.4 Soziale Gruppen

Es gib eine große Vielfalt an Begriffen, wie eine Ansammlung von Menschen bezeichnet werden kann. Die verwendeten Bezeichnungen richten sich dabei danach, wie intensiv die Verbundenheit der Beteiligten ausfällt. Während eine **Menge** von Menschen nur eine lockere Ansammlung ohne Beziehungen, Kommunikation und Organisation darstellt, spricht man von einer **Masse** dann, wenn die Menschen, die dazu gehören, organisiert sind. Von einer **Gruppe** kann man in weiterer Folge dann sprechen, wenn eine begrenzte Anzahl von Personen auf eine gewisse Dauer in Beziehung steht und ähnliche Ziele verfolgt. Die intensivste Form eines Zusammenschlusses von Menschen ist schließlich die **soziale Gruppe**.

> Von einer sozialen Gruppe kann dann die Rede sein, wenn eine bestimmte Anzahl von Personen systematisch miteinander in Interaktion tritt.

Das Charakteristikum einer sozialen Gruppe ist, dass sie eine bestimmte Zeitlang fortbesteht und nicht nur für einen Augenblick zusammengehört. Die Größe spielt dabei keine Rolle, die Gruppe kann von nur wenigen Personen über große Organisationen bis hin zu ganzen Gesellschaften reichen. Das Besondere an einer solchen Gruppe ist, dass die Personen sich selbst durch eine gemeinsame Gruppenidentität definieren (Giddens et al. 2009).

Soziale Gruppen werden durch vier charakteristische Merkmale definiert, die nicht allein stehen, sondern zusammenhängen (Schimank 2020):

Abbildung 10
Charakteristika einer sozialen Gruppe

Regelmäßige Interaktion zwischen den Beteiligten
Eine soziale Gruppe ist kein Gebilde, das sich nur einmal zusammensetzt. Kennzeichnend ist vielmehr eine Regelmäßigkeit des Austausches. Erst dadurch können gemeinsame Regeln, Werte und Verhaltensweisen gefestigt werden. Mit Gruppenmitgliedern wird häufiger interagiert als mit Nichtmitgliedern.

Strukturierte Interaktionen
Die Interaktionen in einer Gruppe verlaufen nicht ohne Plan. Meist gibt es verschiedene Rollen, die die Personen in einer Gruppe einnehmen; sie werden aber meist informell zugeteilt und nicht offiziell geschaffen. Oft kommt es auch zu einer gewissen Hierarchie innerhalb von Gruppen. Dadurch erfährt die Interaktion ein gewisses Ausmaß an Struktur, wobei der Grad der Strukturiertheit einer Gruppe sehr unterschiedlich sein kann.

Einigung auf gemeinsame Normen, Ziele und Werte
Es ist sehr schwer vorstellbar, dass eine Menge von Personen, die vollkommen unterschiedliche Ziele verfolgen, eine Gruppe bilden könnten. Gemeinsame Regeln sind unumgänglich, um eine soziale Gruppe zu sein. Diese müssen nicht zwangsläufig offiziell formuliert werden; meist erfolgt die Einigung auf gemeinsame Normen und Werte informell, und diese werden dann auch stillschweigend von allen angenommen. Es kann auch vorkommen, dass die gemeinsamen Regeln nicht explizit vereinbart werden, sondern als selbstverständlich gelten.

Gemeinsame Identität
Die gemeinsame Identität einer sozialen Gruppe könnte man auch als Wir-Gefühl bezeichnen. Die Mitglieder fühlen sich zusammengehörig und grenzen sich dadurch von anderen ab, die nicht zur Gruppe gehören. Oft wird diese gemeinsame Identität auch in einem Gruppennamen oder in bestimmten Symbolen für die Gruppe nach außen gezeigt.

Überlegen Sie, ob die Gruppe, mit der Sie Ihre Ausbildung durchlaufen, eine soziale Gruppe darstellt. Was spricht dafür, was spricht dagegen? Überprüfen Sie dabei die oben genannten Kriterien.

In der modernen Welt ist der Großteil unseres Lebens von Aktivitäten in Gruppen bestimmt. Wir gehören im Laufe unseres Lebens einer Vielzahl von Gruppen an, angefangen von der Familie bis hin zu Freundeskreisen,

Arbeitsgruppen etc. Gruppen haben auch den Zweck, unser privates Leben mit der Gesellschaft, in der wir leben, zu verbinden. Gleichzeitig werden in sozialen Gruppen aber auch unsere Werte und Verhaltensweisen geprägt. Wir lernen, Normen zu entwickeln und anzunehmen, Konflikte zu bewältigen, Rollen zu verteilen und, allgemein formuliert, ein soziales Wesen zu sein (Schimank 2020). Die soziale Gruppe ist sozusagen eine Zwischenposition zwischen dem Individuum selbst und der ganzen Gesellschaft (Abels 2019b).

Es stellt sich nun auch die Frage, welche Motive Menschen dafür haben, mit anderen eine soziale Gruppe zu gründen. Der Soziologe Wolfgang Schulz nennt dafür drei Beweggründe (Schulz 2008):

Abbildung 11
Gründe für die Bildung von sozialen Gruppen

Gemeinsamer Nutzen	Da sich Menschen heute meist selbst aussuchen können, in welchen Gruppen sie Mitglied sein möchten, wird meist abgewogen, ob der Nutzen, den eine Gruppenmitgliedschaft hat, mit den Mitteln, die man dafür aufbringen muss (z. B. Vereinsbeitrag, Zeit etc.), in einem guten Verhältnis steht.
Bedrohung	Auch dann, wenn sich Menschen durch andere Menschen oder durch besondere Situationen bedroht fühlen, neigen sie dazu, sich in Gruppen zusammenzuschließen, um die Gefährdung mit anderen teilen zu können. Beispiele dafür wären etwa Naturkatastrophen oder Selbsthilfegruppen.
Attraktivität & Sympathie	Einer der wesentlichen Faktoren für die Gruppenbildung ist selbstverständlich, andere attraktiv oder sympathisch zu finden, wobei diese beiden Faktoren darauf beruhen, dass die Gruppenmitglieder andere als ähnlich empfinden.

In den unterschiedlichen Gruppen, denen Menschen angehören, haben diese drei Gründe jeweils einen anderen Stellenwert: Während etwa in der Familie alle drei Faktoren sehr wichtig sind, spielt in Freizeitgruppen wahrscheinlich eher die Sympathie eine Rolle, während in beruflichen Gruppen der gemeinsame Nutzen im Vordergrund steht.

Arten von sozialen Gruppen

Primärgruppen und Sekundärgruppen

Menschen verbringen den Großteil ihres Alltagslebens in sozialen Gruppen. Die Mitgliedschaft in den verschiedenen Gruppen ist dabei keineswegs gleich intensiv. Der amerikanische Soziologe Charles Horton Cooley hat daher zwei Arten von Gruppen definiert, die sich in erster Linie durch ihre Stärke der Bindung zur Gruppe unterscheiden. Die Unterschiede zwischen der sogenannten „Primärgruppe“ und der „Sekundärgruppe“ sind der nachfolgenden Darstellung zu entnehmen (Cooley 1962):

Abbildung 12
Eigenschaften von Primär- und Sekundärgruppen

Primärgruppe	**Sekundärgruppe**
fortlaufende persönliche Interaktion	begrenzte persönliche Kontakte
persönliche Beziehung zur Gruppe	wenig persönliche Beziehung zur Gruppe
Zuneigung unter Gruppenmitgliedern	wenig Zuneigung unter Gruppenmitgliedern
verschiedenste Kontakte	oberflächliche Kontakte
lange Dauer	kurze Dauer

Die Mitgliedschaft in einer Primärgruppe ist oft nicht selbst gewählt. Daher und auch durch die starke Bindung zu einer solchen Gruppe ist das Ausscheiden meist nur sehr schwer oder auch gar nicht möglich. Typische Beispiele für Primärgruppen sind Familien, Freundeskreise, Nachbarschaft oder Gemeinden. Diese Art von Gruppen hat eine große Bedeutung für die Sozialisation eines Menschen, denn diese Bereiche sind es, in denen ein Individuum in die Gesellschaft eingeführt wird und ihre Regeln kennenlernt.

Da die Zugehörigkeit zu einer Sekundärgruppe meistens selbst gewählt ist, ist die Trennung von ihr leichter durchzuführen. Die Ziele solcher Gruppen sind meist rational und die Rollen so verteilt, dass die Aufgaben am besten gelöst werden können. Diese Art von Gruppen findet sich in erster Linie in formalen Organisationen.

Beispiel

Primärgruppe

Ein Krankenpfleger und zwei -pflegerinnen einer Station in einem Krankenhaus beginnen nach einer Zeit der gemeinsamen Arbeit, sich auch privat zu treffen. Sie gehen abseits des beruflichen Alltags gemeinsam essen, besuchen einander zu Hause, machen gemeinsame Unternehmungen. Aus der rein beruflichen Zusammenarbeit ist eine soziale Gruppe von Befreundeten entstanden. Die fünf oben genannten Merkmale der Primärgruppe sind erfüllt. Die Freunde treffen sich immer wieder und haben eine persönliche Beziehung zueinander, außerdem spielt es auch eine große Rolle, dass sich die Gruppenmitglieder untereinander mögen. Ihre Kontakte sind sehr vielseitig, da sie die verschiedensten Dinge miteinander unternehmen. Die Freundschaft dauert auch länger an.

Sekundärgruppe

In einem Pflegeheim wird eine Arbeitsgruppe zusammengestellt, die sich um das Qualitätsmanagement im Haus kümmern soll. Dazu werden von jedem Bereich des Heimes zwei Personen ausgewählt. Dieser Kreis von Personen bildet eindeutig eine Sekundärgruppe. Es werden zwar gemeinsame Ziele verfolgt, allerdings wird nur in einem beschränkten Ausmaß miteinander interagiert, nämlich meist nur bei gemeinsamen Arbeitstreffen. Die persönliche Beziehung zur Gruppe ist eher gering, auch die Zuneigung zu den anderen Beteiligten spielt keine Rolle. Der Bestand dieser Gruppe ist durch die Dauer des Projektes beschränkt.

Formelle und informelle Gruppen

Die Begriffe „formelle Gruppen“ und „informelle Gruppen“ stammen aus dem sogenannten Hawthorne-Experiment in den 1920er-Jahren, bei dem die Wissenschaftler Mayo und Roethlisberger in Industriebetrieben forschten (Bahrdt 2003).

Vor allem in formalen Organisationen werden formale Gruppen durch die Regeln der Organisation gebildet. Zum Beispiel ist in einem Krankenhaus einerseits durch die Aufteilung in Stationen, aber auch durch Dienstpläne festgelegt, wer miteinander arbeitet. Die betreffenden Personen bilden eine formale soziale Gruppe, da sie gemeinsame Ziele verfolgen und eine gemeinsame Identität haben. Allerdings haben sich die Beteiligten nicht ausgesucht, dass sie zu einer Gruppe zusammengefasst werden.

Neben diesen formellen sozialen Gruppen bilden sich in Organisationen aber immer auch informelle soziale Gruppen, die auf der Basis persönlicher Vorlieben und Gemeinsamkeiten einzelner Personen entstehen. In solchen Gruppen werden dann auch eigene Verhaltensregeln entwickelt, die von den formalen Bestimmungen einer Organisation abweichen (Amann 1996). Vor allem unser Privatleben wird sehr stark durch informelle soziale Gruppen strukturiert. Wir suchen uns meist unseren Freundeskreis selbst aus; wir entscheiden, in welchem Verein wir Mitglied sein wollen etc. Diese sozialen Gruppen bilden sich also aus eigenem Antrieb.

Bezugsgruppen

Der Mensch ist sein ganzes Leben lang geprägt von der Beteiligung an den verschiedensten sozialen Gruppen. Es gibt aber immer auch Einflüsse von Gruppen, zu denen man nicht gehört. Eine **Bezugsgruppe** ist jene Gruppe, die ein Individuum betrachtet, um den eigenen Status einschätzen zu können. Man beurteilt die eigene Lage also häufig anhand des Vergleichs mit anderen Gruppen, in denen man nicht Mitglied ist (Newcomb 1959).

In der Theorie der Bezugsgruppen wird zwischen positiven und negativen Bezugsgruppen unterschieden. Die positive Bezugsgruppe ist jene, deren Werte und Normen ein Mensch ebenfalls zu leben anstrebt, deren Mitglied er auch gern wäre, während eine negative Bezugsgruppe einem Individuum vor Augen hält, welche Verhaltensweisen er nicht annehmen möchte. Damit wird auch eine Mitgliedschaft in einer solchen Gruppe nicht angestrebt (Newcomb 1959).

Entstehungsphasen sozialer Gruppen

Es bedarf eines gewissen Entwicklungsprozesses, bis eine soziale Gruppe entsteht. Bruce Tuckman beschreibt diesen Prozess in vier Stufen (Amann 1996):

Abbildung 13
Entwicklung von sozialen Gruppen

Forming (Orientierungsphase)

- Zukünftige Mitglieder finden zusammen und beginnen, sich kennenzulernen.
- Verschiedene Möglichkeiten des sozialen Handelns werden ausprobiert.

Storming (Konfrontationsphase)

- Es kommt zu ersten Konflikten zwischen Gruppenmitgliedern.
- Die gemeinsamen Ziele, Werte und Normen müssen erst ausgehandelt werden.

Norming (Kooperationsphase)

- Die Gruppenmitglieder beginnen, an einem Strang zu ziehen und an einem Ziel zu arbeiten.

Performing (Wachstumsphase)

- Die Rollenverteilung ist abgeschlossen.
- Die Aufgaben, die zur Zielerreichung führen sollen, können begonnen werden.

Dynamik in sozialen Gruppen

Soziale Gruppen sind keine starren Gebilde, die über lange Zeit die gleiche Gestalt annehmen. Vielmehr verändern sich soziale Gruppen im Verlauf der Zeit. Dafür können verschiedene Phänomene verantwortlich sein:

- **Größe der Gruppe**
  Einer der Mitbegründer der Soziologie, **Georg Simmel**, hat sich mit der Bedeutung von Gruppengrößen für die Entwicklung der Gruppe intensiv beschäftigt (Simmel 1992). Ihre Größe ist sehr entscheidend für die Entwicklungen in einer sozialen Gruppe. Besteht eine Gruppe etwa nur aus zwei Personen, so hat dieser Zusammenschluss, genannt „Dyade", sehr spezifische Eigenschaften. Es entsteht eine große Verantwortung der Gruppe gegenüber, da diese beim Ausscheiden einer Person aufhören würde zu existieren. Außerdem ist eine Dyade meist mit einer Vielfalt an Interaktionen verbunden.

  Bei Gruppen, die aus mehr als zwei Personen bestehen, ergibt sich dieses Problem nicht. Stattdessen kommt aber das Problem hinzu, dass sich innerhalb der Gruppe Untergruppen bilden können, was für den Bestand der Gruppe nicht vorteilhaft ist.

  Sobald eine Gruppe mehr als drei Mitglieder hat, wird es immer wichtiger, Arbeiten und damit auch Rollen zu verteilen. Allerdings wird es dadurch auch zunehmend schwieriger, mit allen anderen Beteiligten in Interaktion zu treten. Man könnte auch sagen, dass der Beitrag der Einzelnen in einer großen Gruppe kleiner wird. Auch das Zustandekommen gemeinsamer Entscheidungen wird langwieriger.

Georg Simmel (1858–1918), deutscher Soziologe und Philosoph. Er gilt mit seinen Werken heute als einer der Mitbegründer des soziologischen Denkens.

- **Übereinstimmung der Gruppe**
  Die Dynamik innerhalb einer Gruppe wird auch dadurch bestimmt, wie sehr sich die einzelnen Mitglieder über Ziele und Normen einig sind und wie sehr sich die Einzelnen an die Regeln der Gruppe halten. Eine Gruppe, in der es immer wieder zu Diskussionen über die gemeinsamen Verhaltensweisen kommt, wird eine ganz andere Entwicklung durchlaufen als eine Gruppe, in der alle dauerhaft an gemeinsamen Normen festhalten.
- **Machtverhältnisse innerhalb der Gruppe**
  Die meisten Gruppen kommen nicht ohne eine oder mehrere Führungspersonen aus. Dabei ist diese Rollenverteilung meist nicht statisch, sondern im Lauf der Zeit veränderbar. Durch die Veränderung der Führungsrolle ändert sich auch die Entwicklung der sozialen Gruppe.

  Es gibt zwei Arten von Führungsrollen: Auf der einen Seite brauchen Gruppen Personen, die dafür sorgen, dass die Aufgaben, die zur Erreichung von gemeinsamen Zielen erledigt werden müssen, auch erledigt werden. Diese sogenannte **instrumentelle Führung** kümmert sich also um die organisatorischen Aufgaben. Auf der anderen Seite muss es aber auch Führungspersönlichkeiten geben, die sich um die Beziehungen der Gruppenmitglieder untereinander kümmern. Diese Rolle nennt man auch **expressive Führungsrolle** (Secord/Backman 1997).

Macht in sozialen Gruppen

Nach der Definition von Max Weber (1984) bedeutet Macht die Chance, in einer sozialen Beziehung den eigenen Willen durchzusetzen, auch wenn andere nicht der gleichen Meinung sind.

In sozialen Beziehungen kommt es sehr häufig zu Machtgefällen, was bedeutet, dass nicht alle Individuen die gleichen Möglichkeiten haben, den eigenen Willen durchzusetzen, und sich oft auch unterordnen müssen. Macht ist nicht nur ein Phänomen, das in Politik oder Wirtschaft, also in großen, komplexen Beziehungen vorkommt, sondern auch in alltäglichen Interaktionen zwischen Menschen. Es stellt sich allerdings die Frage, wie solche Machtverhältnisse zustande kommen können.

Die Sozialpsychologen French und Raven haben eine Reihe von Möglichkeiten zusammengefasst, mit welchen Hintergründen Macht in sozialen Beziehungen entstehen kann (Schneider 1985):

Abbildung 14
Entstehung von Macht

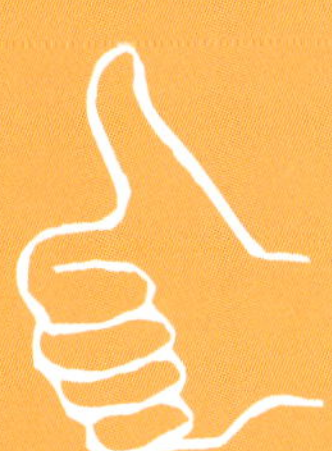

Macht durch Belohnung

Die Macht, die eine Person in einer sozialen Beziehung hat, ist hier mit Belohnung verbunden. Das bedeutet, dass der Wille einer Person durchgesetzt werden kann, indem man dafür belohnt wird, wenn man sich unterwirft. Belohnung kann hier z. B. Geld, Geschenke, Lob, aber etwa auch das Ende von Not bedeuten.

Beispiel: *Eine Physiotherapeutin erklärt dem Patienten, dass er sich an ihre Anweisungen hinsichtlich der Übungen halten soll. Sie verspricht ihm, dass sich seine Schmerzen deutlich reduzieren werden, wenn er dies tut. Die Macht der Physiotherapeutin ist also darin begründet, dass sie dem Patienten eine Belohnung für sein Verhalten verspricht.*

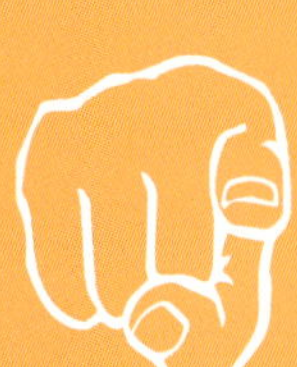

Macht durch Zwang

Auf der anderen Seite ist es auch möglich, dass eine Person ihren Willen durchsetzen kann, weil die andere Person beim Nichtbefolgen des Gewollten mit einer Bestrafung rechnen muss.

Beispiel: *Ein Vater bittet seinen 16-jährigen Sohn darum, den Rasen zu mähen. Tut er dies nicht, darf er am Abend nicht mit seinen Freunden ausgehen. Der Vater hat also seine Macht in jener Form ausgespielt, in der der Sohn mit einer Bestrafung rechnen müsste, wenn er nicht auf den Vater hört.*

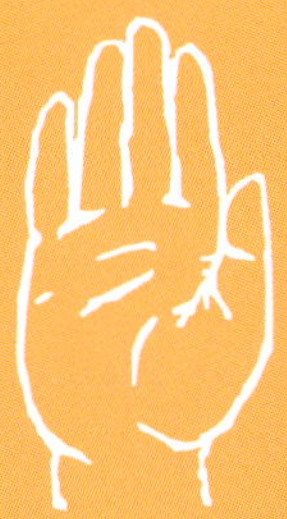

Macht durch Legitimation

Diese Art der Macht liegt vor, wenn eine Person durch die soziale Rolle, die sie einnimmt, dazu berechtigt ist, den eigenen Willen durchzusetzen. Die andere Person in dieser Beziehung ist dadurch gezwungen, das zu tun, was die erste Person fordert, weil es die erlernten Rollenerwartungen so vorgeben.

Beispiel: *Eine Lehrerin in einer Schulklasse hat die Macht, die Entscheidungen zu treffen, wie der Unterricht ablaufen soll. Diese Macht hat sie aufgrund ihrer zugewiesenen Rolle als Lehrerin, die Autorität gegenüber den Schülern und Schülerinnen hat.*

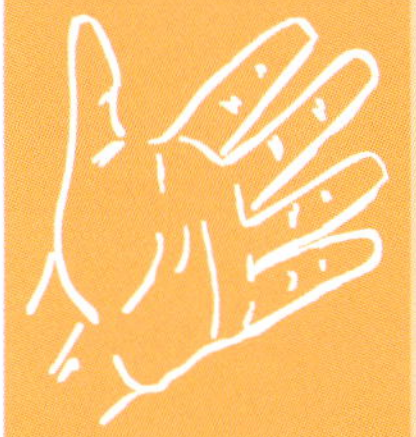

Macht durch Identifikation

Die große Identifikation mit Bezugsgruppen kann dazu führen, die Macht von Führungspersonen anzuerkennen, auch wenn einzelne Entscheidungen nicht gutgeheißen werden. Diese Machtform liegt vor, wenn Individuen so sein wollen wie bestimmte andere und darum ihre Macht anerkennen.

Beispiel: *Ein berühmter Schauspieler ruft nach einer Naturkatastrophe dazu auf, Geld für die Opfer zu spenden, so wie er es selbst getan hat. Viele seiner Fans werden dieser Bitte nachkommen, da sie sich mit ihm und damit auch mit seinen Handlungen identifizieren können. Der Schauspieler hat seine Macht durch Identifikation ausgenützt.*

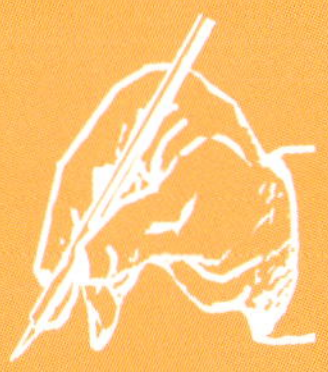

Macht durch Sachwissen

Wenn eine Person in einer sozialen Beziehung wahrnimmt, dass die andere Person auf einem bestimmten Gebiet mehr Sachwissen vorzuweisen hat, erhält diese Person die Macht, Entscheidungen auf diesem Gebiet zu treffen. Die Gefahr ist hier natürlich groß, dass Macht bei einer Person haften bleibt, auch wenn das Sachwissen in manchen Bereichen nicht mehr vorhanden ist.

Beispiel: *Eine Gruppe von Freundinnen unternimmt eine Wanderung. Irgendwann merken sie, dass sie vom Weg abgekommen sind, und überlegen, wie sie nun weitergehen sollen. Eine Frau in der Gruppe ist diesen Wanderweg schon einmal gegangen und weiß daher, wo es weitergeht. Die anderen Gruppenmitglieder vertrauen ihr, da sie das nötige Wissen hat, und nehmen ihren Rat an. Damit hat sie die Macht, zu bestimmen, was die gesamte Gruppe machen soll.*

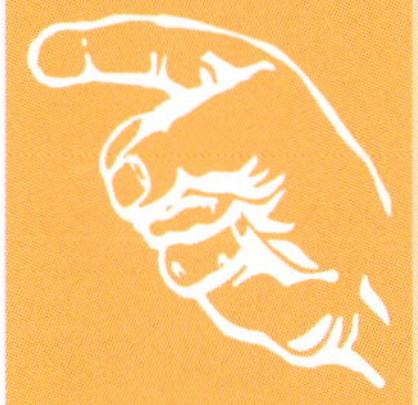

Macht durch Information

Hat eine Person in einer Beziehung einen besseren Zugang zu Informationen zu einem bestimmten Thema, fällt ihr eine gewisse Machtposition zu.

Beispiel: *In einem Büro ist eine Mitarbeiterin sehr gut mit der Abteilungsleiterin befreundet. Durch diese Freundschaft erhält sie die neuesten Informationen immer als Erste. Dadurch hat sie unter den anderen Mitarbeitenden eine Machtposition, da diese wissen, dass man durch sie Informationen erhalten kann.*

2.2.5 Vertiefung des Lernstoffes

Zusammenfassung

In diesem Kapitel wurden die verschiedenen Arten beschrieben, wie Menschen in Gruppen zusammengefasst werden können. Eine Gesellschaft ist zunächst ein großes Gebilde, das eine Zusammensetzung aller sozialen Beziehungen ist, die Menschen miteinander verbinden. Die Abgrenzung von Gesellschaften erfolgt durch politische Organisation, Kommunikation und gemeinsame Identität.

Ein soziales System ist ein Teil der Gesellschaft, der bestimmte soziale Strukturen vorweist und anderen gegenüber abgegrenzt ist. Funktionssysteme von modernen Gesellschaften sind etwa Politik, Wirtschaft, Recht, Krankenbehandlung, Medien, Sport etc.

Organisationen bestehen wiederum aus einer großen Anzahl von Personen und werden zu einem bestimmten Zweck bewusst gegründet. Charakteristika von formalen Organisationen sind Spezialisierung, hierarchisch gegliederte Ordnung, Regeln, Unpersönlichkeit, leistungsbezogene Entlohnung und die Trennung von privaten und beruflichen Ressourcen. Institutionen sind hingegen gewachsene Einheiten, die durch Tradition legitimiert sind.

Von sozialen Gruppen kann dann gesprochen werden, wenn eine bestimmte Anzahl von Personen systematisch miteinander in Interaktion tritt. Bedingungen dafür sind regelmäßige, strukturierte Interaktion zwischen den Beteiligten, gemeinsame Normen, Ziele und Werte und eine gemeinsame Identität.

Zum Üben

1. Was bedeutet der Begriff „Gesellschaft"?
2. Wie können sich unterschiedliche Gesellschaften voneinander abgrenzen?
3. Welche Merkmale weist die österreichische Gesellschaft zu Beginn des 21. Jahrhunderts auf?
4. Was ist ein soziales System?
5. Welche Funktionssysteme der Gesellschaft sind charakteristisch für moderne Gesellschaften?
6. In welcher Beziehung steht das Krankenbehandlungssystem zu anderen gesellschaftlichen Systemen?
7. Welche Merkmale weist eine formale Organisation idealtypisch auf?
8. Was unterscheidet eine Organisation von einer Institution?
9. Welche Merkmale müssen gegeben sein, damit man von einer sozialen Gruppe sprechen kann?
10. Welche verschiedenen Arten von sozialen Gruppen kennen Sie?
11. Durch welche Faktoren lässt sich Macht in sozialen Gruppen begründen?

Zum Nachlesen

Abraham, Martin & Büschges, Günter (2009): Einführung in die Organisationssoziologie. Verlag für Sozialwissenschaften.

Schimank, Uwe (2020): Gruppen und Organisationen. In: Joas, Hans/ Mau, Steffen (Hrsg.): Lehrbuch der Soziologie. Campus, S. 321–346.

Statistik Austria (2021): Statistisches Jahrbuch Österreichs 2022. Verlag Österreich.

Simmel, Georg (1992): Soziologie. Untersuchungen über die Formen der Vergesellschaftung. Gesamtausgabe, Band 11. Suhrkamp.

2.3 Soziale Ungleichheit

Nach dem Studium dieses Kapitels sollten Sie ...

... den Begriff „soziale Schicht" erklären können.

... historische Modelle von sozialer Schichtung unterscheiden können.

... die Faktoren, die soziale Schichtung beeinflussen, kennen.

... die Bedeutung von sozialer Mobilität erklären können.

... die Faktoren, die eine soziale Ungleichheit des Gesundheits- und Krankheitszustandes der Bevölkerung bedingen, kennen.

... die soziale Ungleichheit zwischen den Geschlechtern kennen.

... Wissen über Formen der Armut in Österreich haben.

Ein wesentliches Merkmal fast aller modernen Gesellschaften ist die soziale Ungleichheit zwischen den Individuen, die in ihr leben. Betrachtet man etwa westliche Industriegesellschaften, so zeigt sich, dass nicht alle Menschen gleich viel Geld besitzen, die gleiche Schulbildung haben oder im gleichen sozialen Umfeld leben. Aber nicht nur in modernen Gesellschaften bestehen soziale Unterschiede zwischen den Menschen. Auch in den einfachsten, weniger entwickelten Gesellschaften gibt es immer Unterschiede, sei es zwischen den Geschlechtern, zwischen verschiedenen Altersgruppen oder auch zwischen verschiedenen Statusgruppen. Es tauchen in allen Gesellschaften Bedingungen auf, die dafür sorgen, dass manche Personen über anderen stehen. Der Soziologe Anton Amann (1996) drückt dies so aus, dass soziale Ungleichheit zu den grundlegenden gesellschaftlichen Erfahrungen eines Menschen zählt.

2.3.1 Soziale Schicht

In der Soziologie wird für soziale Unterschiede zwischen Individuen einer Gesellschaft der Begriff der sozialen Schichtung verwendet. Damit sind alle strukturierten Unterschiede zwischen verschiedenen Gruppen einer Gesellschaft gemeint.

Das bedeutet, dass es sich hier nicht um zufällige Ungleichheit handelt, sondern um Unterschiede, die durch gewisse Strukturen innerhalb der Gesellschaft zustande kommen. Anhand dieser strukturellen Unterschiede entstehen verschiedene Schichten von Menschen, die wie die verschiedenen Ebenen der Erdoberfläche übereinander liegen. Jede Gesellschaft ist zunächst nach Altersgruppen in Schichten aufgeteilt. In den Industriegesellschaften kommt noch hinzu, dass Menschen nach Einkommen, Vermögen und Zugangsmöglichkeiten zu materiellen und kulturellen Gütern in Schichten eingeteilt werden. Auch der gesellschaftliche Einfluss ist nicht überall gleich, so wie auch die Lebenschancen der Menschen aus unterschiedlichen Schichten variieren. Viele Bereiche des persönlichen Lebens werden durch die Zugehörigkeit zu einer sozialen Schicht mitbestimmt: Ernährung, Wohnverhältnisse, Ausbildung, Beruf, Einkommen, Wahl des Partners bzw. der Partnerin, Lebenserwartung, Kunstgeschmack etc. Man könnte bei sozialer Ungleichheit auch davon sprechen, dass manche Menschen aufgrund ihrer Zugehörigkeit zu einer sozialen Schicht mehr von all dem erhalten, was in einer Gesellschaft angestrebt wird (Mau/Verwiebe 2020).

soziale Distanz
Der Ausdruck „soziale Distanz" bedeutet in diesem Zusammenhang, dass Menschen aus unterschiedlichen Schichten wenig mit Menschen aus anderen Schichten zu tun haben. Es bestehen weniger freundschaftliche, berufliche oder auch zufällige Kontakte.

Die Menschen einer sozialen Schicht haben gemeinsam, dass sie einen ähnlichen Status in der Gesellschaft einnehmen. Zwischen den Schichten gibt es dadurch eine gewisse **soziale Distanz**.

Beispiele für Arten von sozialen Schichten

Blickt man in der Geschichte zurück, so gibt es vier verschiedene Systeme der sozialen Schichtung, die der Soziologe Anthony Giddens u. a. (2009) folgendermaßen zusammenfasst:

Abbildung 15
Historische Beispiele sozialer Schichtung

Sklaverei	Das System der Sklaverei ist eine Extremform der sozialen Ungleichheit, da dabei eine Gruppe von Menschen als Eigentum anderer angesehen wird. Diese Form ist aber in der westlichen Welt seit rund hundert Jahren nicht mehr anzutreffen.
Kastenwesen	Das Kastenwesen findet sich in erster Linie in Indien, steht im Zusammenhang mit dem Hinduismus und besteht aus einem komplizierten System verschiedener Kasten, in die Menschen eingeordnet werden. An unterster Stelle stehen die „Unberührbaren", an oberster Stelle die „Brahmanen". Einzelne können ihre Stellung nur dadurch verändern, dass sie sich in ihrem Leben an die Vorschriften der eigenen Kaste halten; damit erhalten sie die Chance, in einem nächsten Leben in einer höheren Kaste geboren zu werden.

Stände	Die Einteilung der Gesellschaft in Stände gab es unter anderem im europäischen Mittelalter. An oberster Stelle standen die Adeligen, gefolgt vom Klerus. Der dritte Stand bestand aus Leibeigenen und Menschen, die in der Landwirtschaft oder im Handwerk arbeiteten. Ein Aufstieg innerhalb der Stände war hier bis zu einem gewissen Grad möglich.
Klasse	Eine Klasse ist eine große Gruppe von Menschen, die ähnliche materielle Ressourcen besitzt (Vermögen, Beruf etc.). Dadurch wird bestimmt, wie die Lebensverhältnisse dieser Gruppen aussehen. Das Klassensystem unterscheidet sich von allen anderen dadurch, dass es keine scharfen Grenzen zwischen den einzelnen Gruppen gibt, sondern eher fließende Übergänge. Die Zugehörigkeit zu einer Klasse ist meist erworben und nicht ererbt, und der Wechsel zwischen den Klassen ist leichter möglich.

Theoretische Überlegungen zu sozialen Schichten in modernen Gesellschaften

Einer der wichtigsten Denker zum Thema soziale Klasse war **Karl Marx**, der unter einer Klasse eine Gruppe von Menschen versteht, die zu den Produktionsmitteln (Mittel, mit denen der Lebensunterhalt verdient wird) den gleichen Zugang haben. Er sieht in modernen Industriegesellschaften zwei Hauptklassen vertreten: Die Kapitalisten sind jene, die die Produktionsmittel besitzen (Fabriken, Büros, Maschinen, Kapital etc.). Diese stehen der Arbeiterklasse gegenüber, die für den Lebensunterhalt arbeiten muss. Die Einteilung in Klassen erfolgt also durch die Bedingungen, die Personen haben, um zu materiellen Ressourcen zu gelangen. Dazwischen gibt es laut Marx auch Übergangsklassen, die nicht so genau zugeordnet werden können. Zusammenfassend kann man aber sagen, dass Marx davon ausgeht, dass Eigentum die Quelle von sozialer Ungleichheit darstellt (Giddens et al. 2009).

Karl Marx
(1818–1883), deutscher Philosoph. Er gilt als einflussreicher Theoretiker des Sozialismus und Kommunismus.

Max Weber schloss sich grundsätzlich den Ansätzen von Marx an, brachte aber auch einige Erweiterungen ein. Weber sieht die Klassenunterschiede nicht nur durch die unterschiedlichen Produktionsmittel gegeben, sondern auch durch die Qualifikation der einzelnen Menschen. Damit ergeben sich noch zusätzliche Unterschiede innerhalb der Klassen (z. B. verdient die ärztliche Leiterin eines Krankenhauses mehr als ein Turnusarzt).

Zusätzlich wird von Weber der Begriff **Stand** eingeführt, der das Ansehen einer bestimmten sozialen Gruppe beschreibt. Dieser Status von Personen wird nicht wie die Klasse durch wirtschaftliche Faktoren bestimmt, sondern von der subjektiven Einschätzung durch andere und von der Lebensweise.

Auch andere soziologische Denkende gingen zwar von einer Struktur der Gesellschaft aus, die auf ökonomischen Unterschieden beruht, erweiterten diesen Gedanken aber. Die amerikanischen Soziologen Kingsley Davis und Wilbert Moore beschrieben die Möglichkeiten des Einzelnen, ein verschieden hohes Einkommen zu erlangen. Laut den beiden sei es notwendig, dass manche Berufe besser bezahlt werden, da dafür auch eine längere Ausbildung nötig sei. Die gesellschaftlichen Unterschiede seien also nötig, um genügend Menschen zu motivieren, unterschiedliche Berufe zu ergreifen. Man kann die Davis-Moore-Theorie natürlich aufs Heftigste kritisieren, da es keineswegs leicht zu definieren ist, welche Berufe für die Gesellschaft wichtiger sind als andere und damit ein höheres Gehalt legitimieren. Außerdem werden die Unterschiede, die durch Erbe, Macht und Ansehen bestehen, vollkommen ausgeklammert (Mau/Verwiebe 2020).

2.3.2 Faktoren sozialer Ungleichheit

Betrachtet man die Menschen, die in einer Gesellschaft leben, sei es nun in der österreichischen Gesellschaft oder anderswo, so erkennt man, dass nicht alle Individuen gleich sind. Nicht alle Menschen sind gleichermaßen klug, schön, talentiert, stark etc. Diese Merkmale haben häufig Einfluss darauf, wie angesehen jemand in einer Gesellschaft ist. Dennoch gibt es aber noch deutlich einflussreichere Faktoren, die dazu beitragen, in welche gesellschaftliche Schicht Personen eingeordnet werden. Denn die soziale Stellung eines Menschen ist keineswegs ein Ergebnis des Zufalls, sondern ein Produkt der verschiedensten Einflussfaktoren.

Einkommen und Besitz

Wie bereits oben erwähnt, ist einerseits das Einkommen eines Menschen, andererseits aber auch der finanzielle und materielle Besitz sehr wichtig für die Einordnung in eine soziale Schicht. Beides sind grundlegende Faktoren für eine Fülle von lebensprägenden Umständen (Wohnform, Wohnort, Bildung, Freizeitverhalten etc.).

Macht

Laut Max Weber (1984) kann die Macht eines Individuums als eigener Faktor für die Schichtzugehörigkeit gewertet werden. Macht bedeutet die Möglichkeit, den eigenen Willen durchzusetzen, auch wenn Widerstand dagegen besteht.

Ist Macht institutionell verankert, kann man auch von Herrschaft sprechen, das Prinzip bleibt hierbei gleich: Die Person, die die Herrschaft innehat, kann den eigenen Willen durchsetzen. Weber (1972) entwickelte weiter drei Arten der Herrschaft, die allerdings alle darauf beruhen, dass die Macht von Einzelnen oder von Gruppen durch bestimmte Faktoren gerechtfertigt ist.

Legale Herrschaft	Traditionale Herrschaft	Charismatische Herrschaft
Diese Art der Herrschaft ist durch Gesetze gerechtfertigt, die genau vorschreiben, wer wie und wann an der Macht ist. Ein Beispiel dafür wäre etwa die Regierung eines Landes oder auch die Führung eines Krankenhauses.	Unter dieser Art der Herrschaft wird eine Legitimation durch den Glauben an vorhandene Ordnungen verstanden. Hier haben jene die Macht, die diese schon seit Generationen innehaben. Das beste Beispiel dafür sind Adelsgeschlechter, die über viele Jahrhunderte den großen Teil der Macht besaßen.	Diese Art der Macht wird durch die Ausstrahlung der Person, die sie besitzt, gerechtfertigt. Faktoren, die zu charismatischer Macht führen können, sind etwa besondere Fähigkeiten, Heldentum, Klugheit etc.

Abbildung 16
Arten von Herrschaft

Die Spitzen der Gesellschaft haben meist die Macht, sehr stark mitzubestimmen, in welche Richtung sich eine Gesellschaft entwickelt. Menschen, die politische Ämter innehaben, können etwa Gesetze beschließen und mitverfügen, wie die materiellen Ressourcen in der Bevölkerung verteilt sind. Menschen in der Führungsebene von großen Unternehmen haben die Macht, Personalentscheidungen zu treffen und bestimmen somit, wie sich die Lebensumstände von einer großen Menge von Menschen verändern. Eine Reihe von Kündigungen kann dazu führen, dass einige Menschen auf der sozialen Leiter nach unten abrutschen, da sie nun kein Einkommen mehr haben (Weber 1973).

Ansehen

Ein besonderes Ansehen erlangen in einer Gesellschaft jene Personen, die das Idealbild des Großteils der Menschen widerspiegeln, die also die Werte und Normen der Gesellschaft besonders gut verkörpern. Diesen Menschen wird mit besonderem Respekt gegenübergetreten. Zum **Prestige** eines Menschen können etwa der ausgeübte Beruf, die Vorfahren, der Bekanntheitsgrad, der Freundeskreis oder der Lebensstil beitragen. So genießen in den westlichen Industriegesellschaften z. B. unterschiedliche Berufe verschieden hohes Ansehen. Viele Untersuchungen des sogenannten Berufsprestiges zeigen, dass der Beruf des Arztes bzw. der Ärztin mit Abstand das höchste Ansehen in westlichen Gesellschaften genießt, gefolgt von Rechtsanwälten oder Universitätsprofessorinnen. Straßenarbeiter oder Gelegenheitsarbeiterinnen hingegen haben sehr geringe Prestigewerte (Mau/Verwiebe 2020).

Prestige
Ansehen, guter Ruf oder Geltung

Zusammengenommen sind Reichtum, Macht und Ansehen einer Person die drei wichtigsten Faktoren, die den sozialen Status bestimmen. Dabei müssen allerdings nicht zwangsläufig alle drei Faktoren stark ausgeprägt sein. Jemand, der eine Bank ausraubt, kann etwa ein großes Vermögen haben, aber die beiden anderen Faktoren sind so gut wie gar nicht ausgeprägt. Andererseits kann ein Bischof nur sehr wenig Geld besitzen, stattdessen hat er aber Macht und Ansehen in Teilen der Bevölkerung (Mau/Verwiebe 2020).

2.3.3 Soziale Mobilität

In den modernen westlichen Industriegesellschaften sind die sozialen Schichten nicht abgeschlossen. Der soziale und ökonomische Status der Eltern bildet zwar die Grundlage für die Position der Nachkommen; das bedeutet aber nicht, dass jemandem aufgrund seiner Herkunft gewisse Positionen nicht offenstehen würden.

> Unter sozialer Mobilität versteht man in der Soziologie die Bewegung eines oder mehrerer Menschen von einer sozialen Schicht in die andere. Soziale Mobilität bedeutet also eine Veränderung des sozialen Status.

Es lassen sich zwei Arten der sozialen Mobilität unterscheiden:

Abbildung 17
Arten sozialer Mobilität

Aufwärtsmobilität	**Abwärtsmobilität**
... bedeutet, dass sich z. B. die berufliche Stellung einer Person und damit auch das Einkommen verbessern. Dadurch kann es zu einem Wechsel in eine höhere soziale Schicht kommen.	... bedeutet, dass eine Person z. B. durch den Verlust des Arbeitsplatzes oder durch eine Scheidung in der sozialen Hierarchie absteigt.

Obwohl die Aufwärtsmobilität deutlich öfter vorkommt, gibt es auch viele Fälle von Abwärtsmobilität. Generell ist es jedoch äußerst selten, dass Personen aus einer sehr niedrigen sozialen Schicht bis in die Oberschicht aufsteigen oder umgekehrt Personen mit einer sehr hohen sozialen Stellung bis ganz nach unten absinken. Viel eher sind Bewegungen in kleinen Schritten umsetzbar (Giddens et al. 2009).

Auf der einen Seite ist es möglich, dass Individuen im Laufe ihres Lebens die Zugehörigkeit zu einer sozialen Schicht verändern (**Karrieremobilität**). Auf der anderen Seite kommt es in modernen Gesellschaften auch häufig dazu, dass sich der soziale Status von einer Generation zur nächsten verbessert oder verschlechtert (**Generationenmobilität**). Kinder können im Vergleich zu ihren Eltern einen besseren oder schlechteren sozialen Status haben. Generell wird der eigene Stand in der Gesellschaft stark von jenem des Elternhauses, in das man hineingeboren wurde, geprägt, und sehr häufig erreichen Kinder einen sehr ähnlichen Status wie ihre Eltern (Giddens et al. 2009).

Allerdings ist hier darauf hinzuweisen, dass die Mobilität hinsichtlich des sozialen Status nicht unbedingt mit eigenen Leistungen zusammenhängen muss. So kann es beispielsweise auch dazu kommen, dass sich eine gesamte Gesellschaft weiterentwickelt und dadurch auch die Menschen, die in ihr leben, in ihrem Status aufsteigen.

2.3.4 Soziale Ungleichheit im Krankheits- und Gesundheitszustand der Bevölkerung

Wie in den vorangegangenen Kapiteln erwähnt, sind nicht alle Menschen, die in einer Gesellschaft leben, gleich, sei es in Bezug auf Einkommen, Ansehen, Bildung oder auch Einfluss und Status. Menschen einer Gesellschaft unterscheiden sich auch in einem anderen Punkt, nämlich in ihrem Gesundheits- bzw. Krankheitszustand. Nicht alle Menschen sind gleich gesund. Nun stellt sich die Frage, wie es zur Ungleichheit bezüglich des Gesundheitszustandes von Menschen kommt.

Welche Faktoren beeinflussen, dass ein Teil der Bevölkerung gesund ist? Mit der untenstehenden Grafik soll in Anlehnung an eine Auflistung von Klaus Hurrelmann und Matthias Richter (2013) versucht werden, Faktoren zu bestimmen, die Einfluss auf den Gesundheits- und Krankheitszustand der Bevölkerung haben:

Abbildung 18 **Faktoren des Gesundheits- und Krankheitszustandes der Bevölkerung**

Faktoren, die den Gesundheits- und Krankheitszustand der Bevölkerung beeinflussen

Personale Faktoren

Person
- Alter
- Geschlecht
- genetische Disposition
- körperliche Konstitution
- psychische Konstitution
- Behinderung
- ethnische Herkunft
- …

Verhalten
- Essgewohnheiten
- Tabak- und Alkoholkonsum
- Drogenkonsum
- Sexualverhalten
- Hygieneverhalten
- Selbstvertrauen
- Selbstwirksamkeit
- Bewältigungskompetenzen
- Vorsorgeverhalten
- sportliche Aktivitäten
- …

Soziale Faktoren

gesellschaftliche Lage
- Verkehrssicherheit
- Umweltqualität
- Bildungsangebote
- wirtschaftliche Verhältnisse
- politische Stabilität
- Hygienebedingungen
- Freizeitmöglichkeiten
- …

Gesundheitssystem
- Erreichbarkeit
- Zugänglichkeit
- Bedarfsgerechtigkeit
- Versorgungsqualität
- Versicherungssystem
- …

persönliche soziale Lage
- wirtschaftliche Lage
- Wohnverhältnisse
- soziale Integration
- private Lebensform
- Arbeitsbedingungen
- Arbeitsanforderungen
- Migrationsstatus
- Bildungsgrad
- …

Diese Auflistung zeigt, von wie vielen Faktoren es abhängt, ob ein Mensch gesund oder krank ist. Alle genannten Faktoren tragen dazu bei, dass sich der Gesundheitszustand eines Menschen in eine positive oder negative Richtung verändert. Die in der Grafik dargestellten Faktoren des Gesundheits- und Krankheitszustandes der Bevölkerung stehen aber keineswegs unabhängig nebeneinander. Vielmehr beeinflussen sie sich sowohl innerhalb einer Übergruppe als auch zwischen den übergeordneten Dimensionen.

Faktoren der Person und soziale Faktoren wirken sich auf die Gesundheit aus, beide haben aber auch Einfluss auf das Verhalten eines Menschen. Die Verhaltensfaktoren bilden damit die Brücke zwischen persönlicher Anlage und sozialen Komponenten. Das Verhalten ist es schließlich auch, das den stärksten Einflussfaktor darauf darstellt, ob jemand gesund oder krank ist.

Die Soziologie interessiert sich in erster Linie für die **sozialen Faktoren**, die Gesundheit und Krankheit beeinflussen. Darum soll hier noch ein genauerer Blick auf diese Faktoren geworfen werden:

Das soziale Umfeld, in dem jemand lebt, hat einen großen Einfluss darauf, wie das Gesundheitsverhalten einer Person angelegt ist. Je nachdem, welche Möglichkeiten die Strukturen in der näheren Umgebung bieten, werden sich bestimmte Handlungsmuster in Bezug auf die Vorbeugung von Krankheiten einstellen. Dieses Verhalten kann auch als Lebensstil bezeichnet werden (Hurrelmann et al. 2013).

Die soziale Umgebung ist ein Faktor, der vom bzw. von der Einzelnen nur schwer verändert werden kann; gerade deswegen kann ein Mensch sein gesundheitsbezogenes Verhalten auch nur schwer unabhängig davon entwickeln.

Einer der wichtigsten sozialen Faktoren ist der sogenannte **sozioökonomische Status**, den ein Individuum innerhalb einer Gesellschaft einnimmt. Dieser Status beinhaltet einerseits die finanziellen Mittel, die einer Person zur Verfügung stehen, aber auch die soziale Einbindung bzw. Stellung innerhalb der Gesellschaft. Die Zugehörigkeit zur Unter-, Mittel- oder Oberschicht beinhaltet jeweils andere Lebensbedingungen, die wiederum dazu führen, dass sich auch das Gesundheitsverhalten und der Gesundheitszustand stark unterscheiden. Tendenziell zeigen viele Studien, dass der Gesundheitszustand umso schlechter ist, je niedriger die Schicht ist, der ein Individuum angehört. Schon in der frühen Kindheit übernehmen Kinder das Verhalten ihrer Eltern, auch was das Gesundheitsverhalten (Essverhalten, Hygiene ...) betrifft. Je nach Lebensstil werden also die schichtspezifischen Unterschiede von Generation zu Generation weitergegeben.

Der Grund für den schlechteren Gesundheitszustand von Menschen mit geringerem sozioökonomischem Status könnte darin liegen, dass sich die verschiedenen Faktoren, die zu einem niedrigeren Status beitragen, gegenseitig so beeinflussen, dass auch der Gesundheitszustand davon betroffen ist. Schlechte Wohn- und Arbeitsverhältnisse oder sogar Arbeitslosigkeit können dazu führen, dass der eigene Selbstwert geschwächt wird und dadurch wiederum die Wichtigkeit des eigenen Körpers abnimmt. Damit können Lebensweisen entstehen, die dem Körper nicht guttun.

Auch die **Bildung** von Menschen einer Gesellschaft ist mitentscheidend dafür, wie hoch das Krankheitsrisiko ausfällt. Einerseits arbeiten Menschen mit eher niedrigerer Bildung eher in Berufssparten, die mit schwerer körperlicher Arbeit verbunden sind, wodurch das Krankheitsrisiko höher ist. Andererseits nützen Menschen mit höherer Bildung auch vermehrt Informationsangebote zu Gesundheitsthemen, wodurch es besser gelingt, Krankheiten vorzubeugen bzw. bestehende Krankheiten zu kontrollieren (Hurrelmann et al. 2013).

Einen wesentlichen Einflussfaktor auf den Gesundheitszustand stellt auch die **soziale Einbindung** in familiäre und außerfamiliäre Strukturen dar. So zeigen sich etwa Tendenzen, dass verheiratete Personen im Vergleich zu geschiedenen und ledigen Personen einerseits eine längere Lebenserwartung haben, andererseits auch weniger häufig krank sind. Wahrscheinlich wird durch die engen sozialen Beziehungen eine Kontrollfunktion auf das eigene Gesundheitsverhalten ausgeübt. Dieser Zusammenhang trifft vermehrt auf Männer zu. Auch Bezugspersonen neben der Lebenspartnerin, wie etwa Verwandte oder Freunde, haben eine positive Wirkung auf den Gesundheitszustand eines Menschen. Durch soziale Kontakte wird einerseits Kontrolle auf das eigene Verhalten ausgeübt, andererseits besteht auch eine Möglichkeit des Aufgefangenwerdens bei Problemen. Der Fachbegriff für diesen Umstand heißt soziale Kohäsion und beschreibt die Qualität der sozialen Beziehungen bzw. des sozialen Netzwerkes, was als Protektivfaktor vor Krankheit gesehen werden kann (Siegrist 2005).

2.3.5 Geschlecht und soziale Ungleichheit

Unterschiede zwischen den Geschlechtern sind in der Geschichte der Menschheit sehr tief verwurzelt. Schon immer, auch in den einfachsten Kulturen, gab es soziale Ungleichheit zwischen Männern und Frauen. Erst deutlich später kamen auch Klassenunterschiede als Unterscheidungskriterium von Gesellschaften hinzu. Heute gibt es unzweifelhaft starke Überschneidungen zwischen Klassen- und Geschlechtsunterschieden (Giddens et al. 2009).

Noch immer ist die Verteilung der Erwerbsarbeit und damit auch des Einkommens zwischen Männern und Frauen nicht gleichmäßig. Frauen arbeiten vermehrt in Teilzeitjobs und unterbrechen ihre Berufstätigkeit häufiger für die Erziehung von Kindern. Trotzdem ist dadurch nicht gesagt, dass die entscheidende Position für die Einordnung einer Familie in eine soziale Klasse jene des Mannes sein muss. Es kommt sehr häufig vor, dass zwei Partner bzw. Partnerinnen nicht in eine gemeinsame Klasse eingeordnet werden können; dadurch ist es möglich, dass sowohl die Frau als auch der Mann die soziale Stellung der Familie bestimmt. Die soziale Position einer Familie lässt sich also nicht automatisch am Status des Mannes ablesen, da Frauen hierzu einen lange nicht beachteten Beitrag leisten.

Allerdings gibt es die Tendenz, dass Partnerschaften eher innerhalb einer sozialen Schicht entstehen, dagegen eher selten zwischen verschiedenen gesellschaftlichen Klassen. Das lässt darauf schließen, dass das Zusammenkommen zwischen zwei Personen aus einer hohen sozialen Schicht deren Stellung noch erhöht, auf der anderen Seite kann es auch dazu kommen, dass eine Partnerschaft zwischen zwei Personen aus einer niedrigeren Schicht deren Status noch verschlechtert.

2.3.6 Armut

Obwohl man beim Begriff der Armut wahrscheinlich zunächst an Menschen in Entwicklungsländern denkt, betrifft dieses Thema auch die modernen westlichen Gesellschaften, wenn auch in einem anderen Ausmaß.

Grundsätzlich kann man zwischen zwei Arten von Armut unterscheiden (Giddens et al. 2009):

Abbildung 19
Arten von Armut

Absolute Armut	Nichterfüllung der minimalen Bedürfnisse; Mangel an den grundlegenden Voraussetzungen, um ein körperlich gesundes Leben führen zu können; die körperlichen Funktionen können nur durch genügend Nahrung und eine Unterkunft aufrechterhalten werden
Relative Armut	zu wenige Ressourcen im Vergleich zum Lebensstandard der Gesellschaft, in der man lebt; die wirtschaftlichen Verhältnisse eines Landes und die Lebensumstände der Bevölkerung werden in die Berechnung miteinbezogen

Es stellt sich die Frage, welche Personengruppen besonders stark Gefahr laufen, von Armut betroffen zu sein. In erster Linie kann man zusammenfassend sagen, dass es jene Personen sind, die zu wenig Geld verdienen, um das eigene Überleben bzw. jenes der eigenen Familie zu sichern. Zu diesen Personen gehören Arbeitslose, Teilzeitbeschäftigte, Alleinerziehende, Kranke etc. Es sind also vor allem Ereignisse wie der Verlust des Arbeitsplatzes, Scheidung, Verschuldung oder auch eine Krankheit, die zur Armut führen können. Arbeitslosigkeit ist dabei der herausragende Faktor.

Jede Gesellschaft ist dadurch geprägt, wie hoch der Anteil an Menschen ist, die arm sind. In Österreich wird eine Armutsgefährdung ab jenem Zeitpunkt angenommen, wo ein Einkommen pro Person eines Haushaltes bei weniger als 60 % des Durchschnittseinkommens liegt. Im Jahr 2020 lag dieser Wert in Österreich bei einem Einkommen von 1328 Euro pro Monat (für einen Einpersonenhaushalt), damit waren 13,9% der Bevölkerung armutsgefährdet. 2,7% der Bevölkerung waren von starker materieller Benachteiligung betroffen und konnten sich die Ausgaben zur Sicherung des Mindeststandards nicht leisten. Damit liegt Österreich im Vergleich zu anderen EU-Ländern im Mittelfeld. Von einer erheblichen materiellen und sozialen Benachteiligung kann dann gesprochen werden, wenn gewisse Grundbedürfnisse nicht erfüllt werden können. Die Definition der EU-Mitgliedsstaaten, die auch in Österreich zur Anwendung kommt, besagt, dass dies zutrifft, wenn zumindest sieben der folgenden 13 Merkmale zutreffen: (vgl. Statistik Austria 2022)

Abbildung 20
Faktoren für materielle und soziale Benachteiligung

Faktoren für materielle und soziale Deprivation

Dem Haushalt ist es nicht möglich:

- unerwartete Ausgaben zu tätigen
- einmal im Jahr auf Urlaub zu fahren
- Miete, Betriebskosten oder Kredite pünktlich zu bezahlen
- jeden zweiten Tag Fleisch, Fisch oder eine vergleichbare vegetarische Speise zu essen
- die Wohnung angemessen warm zu halten
- abgenützte Möbel zu ersetzen
- ein Auto zu besitzen

Personen ab 16 Jahren ist es nicht möglich:

- eine Internetverbindung zu haben
- abgenutzte Kleidung zu ersetzen
- zwei Paar passende Schuhe zu haben
- jede Woche einen Betrag für sich selbst auszugeben
- regelmäßig kostenpflichtige Freizeitaktivitäten auszuüben
- einmal im Monate andere zum Essen/Trinken zu treffen

Es ist wahrscheinlich, dass es durch die COVID19-Pandemie nach dem Jahr 2020 zu einer Erhöhung der Zahlen kommt und damit eine eher rückläufige Tendenz umgekehrt wird, da die finanziellen Sorgen vieler Menschen in dieser Phase stark zugenommen haben (Bundesministerium für Soziales, Gesundheit, Pflege und Konsumentenschutz 2020). (Statistik Austria 2021b)

In Österreich sind die folgenden Gruppen besonders von Armut gefährdet:

- Alleinerziehende, vor allem mit mehr als einem Kind
- arbeitslose Personen (mit Kindern)
- Migranten und Migrantinnen
- Menschen in Pension
- ungelernte Arbeiter und Arbeiterinnen

Von Armut betroffene Menschen sind außerdem damit konfrontiert, gesellschaftlich ausgegrenzt zu werden. Hierzu zählt etwa die Auflösung sozialer Beziehungen, Hoffnungslosigkeit, das Leben in abgegrenzten Bezirken, eine instabile berufliche Entwicklung bzw. Arbeitslosigkeit etc. Dabei spielen auch die fehlenden Möglichkeiten, sich gewisse Aktivitäten leisten zu können, eine Rolle. Vor allem eine Kombination aus beruflichem und gesellschaftlichem Ausschluss bewirkt eine Ausgrenzung aus der Masse der Gesellschaft. Schließlich ist mit Armut natürlich auch eine gesundheitliche Benachteiligung verbunden (Kronauer 2000).

2.3.7 Vertiefung des Lernstoffes

Zusammenfassung

In der Soziologie wird für soziale Unterschiede zwischen Individuen einer Gesellschaft der Begriff der sozialen Schichtung verwendet. Damit sind alle strukturierten Unterschiede zwischen verschiedenen Gruppen einer Gesellschaft gemeint. Wesentliche Faktoren für die Zuordnung zu einer sozialen Schicht sind Einkommen und Besitz, Macht und Ansehen. Allerdings ist die Bewegung eines oder mehrerer Menschen von einer sozialen Schicht in die andere möglich. Dies wird als soziale Mobilität bezeichnet.

Auch hinsichtlich des Krankheits- und Gesundheitszustandes der Bevölkerung einer Gesellschaft gibt es soziale Ungleichheit. Diese wird einerseits von Faktoren, welche die Person und ihr Verhalten betreffen, beeinflusst. Andererseits spielen aber auch soziale Faktoren eine Rolle dafür, ob Menschen gesund sind oder krank werden.

Zum Üben

1. Was bedeutet der Ausdruck „soziale Schicht"?
2. Welche historischen Modelle von sozialer Schichtung kennen Sie?
3. Welche Faktoren haben Einfluss darauf, welcher sozialen Schicht eine Person angehört?
4. Was ist unter „sozialer Mobilität" zu verstehen?
5. Welche Faktoren beeinflussen den Gesundheits- und Krankheitszustand der Bevölkerung?
6. Wie wird Armut definiert und welche Formen lassen sich unterscheiden?

Zum Nachlesen

Hurrelmann, Klaus/Richter, Matthias (2013): Gesundheits- und Medizinsoziologie. Eine Einführung in sozialwissenschaftliche Gesundheitsforschung. Juventa.

Kronauer, Martin (2000): Armut. In: Häußermann, Hartmut (Hrsg.): Großstadt. Soziologische Stichworte. Leske & Budrich, S. 13–27.

Mau, Steffen/Verwiebe, Roland (2020): Soziale Ungleichheit und Sozialstruktur. In: Joas, Hans/Mau, Steffen (Hrsg.): Lehrbuch der Soziologie. Campus, S. 347–378.

Teil III
Grundlagen der Pädagogik

von Martina M. Koller

1 Was ist Pädagogik?

Nach dem Studium dieses Kapitels sollten Sie ...

... die Begriffe „Pädagogik" und „Erziehungswissenschaft" erklären können.

... wissen, was Gegenstand der Pädagogik als Wissenschaft ist.

... die Entstehung der Pädagogik als Wissenschaft beschreiben können.

1.1 Begriffsdefinition

Das Wort „Pädagogik" kommt aus dem Griechischen, wo „pais agein" so viel bedeutet wie „ein Kind zur Übungsstätte führen". Abgeleitet davon, könnte man Pädagogik als „Lehre von der Kindererziehung" übersetzen (Lenzen 2004a). Heute umfasst der Begriff deutlich mehr, weshalb heute der Begriff Pädagogik meist vom Begriff **„Erziehungswissenschaft"** abgelöst wurde (Raithal et al. 2009).

Obwohl man bei „Erziehung" im ersten Moment an die Beziehung zwischen Eltern und Kindern denkt, hat der Begriff heute eine viel größere Tragweite. Daher ist auch der Gegenstand der Pädagogik deutlich vielfältiger und umfasst mehr als nur die Eltern-Kind-Erziehung. Die Wissenschaft von der Erziehung bezieht sich nicht nur auf das Kindesalter, sondern auf den gesamten Lebenslauf, in dem Menschen von erzieherischen Prozessen beeinflusst werden. Wir werden heute ein Leben lang erzogen und erziehen gleichzeitig auch andere. Es gibt kaum einen Bereich unseres Lebens, in welchem pädagogische Fragestellungen keine Rolle spielen würden.

Pädagogik kann dementsprechend noch genauer definiert werden als die Wissenschaft von der Erziehung und Bildung von Menschen jeden Alters in den unterschiedlichen gesellschaftlichen Bereichen wie Familie, Schule, Freizeit oder Beruf.

Bereits zu Beginn des 20. Jahrhunderts tauchte parallel zum Wort „Pädagogik" auch der Begriff „Erziehungswissenschaft" auf, der sich aber erst in den 1960er-Jahren durchzusetzen begann. Unter Pädagogik hatte man bis zu diesem Zeitpunkt häufig nur die Praxis des Erziehens verstanden, tatsächlich umfasste sie aber weit mehr. Daher sollte mit dem neuen Begriff der Erziehungswissenschaft verstärkt deutlich werden, dass es sich hierbei um eine eigene wissenschaftliche Disziplin handelt.

Geisteswissenschaft
Wissenschaften, die kulturelle, geistige, mediale, soziale, geschichtliche oder politische Phänomene einer Gesellschaft untersuchen

Der Begriff Pädagogik stand außerdem lange Zeit für eine sehr stark geisteswissenschaftlich ausgerichtete Wissenschaft. Erziehungswissen-

Naturwissenschaft
Wissenschaften, die sich mit der Erforschung der Natur befassen

schaft beschrieb hingegen stärker eine **naturwissenschaftliche** Ausrichtung. Das bedeutet, dass das Ziel der Umbenennung auch war, die Pädagogik stärker zu einer empirischen Wissenschaft zu machen. Empirisch bedeutet, dass sich Wissenschaftler mehr darauf konzentrieren sollten, die Erziehungswirklichkeit mit konkreten Methoden zu analysieren (Raithel et al. 2009).

Heute gibt es inhaltlich keinen Unterschied mehr zwischen den Bezeichnungen „Pädagogik" und „Erziehungswissenschaft". Die beiden Begriffe werden gleichbedeutend verwendet, die Differenzierung beruht lediglich auf ihrer unterschiedlichen Geschichte (Lenzen 2004a).

Was ist aber nun die Aufgabe der Erziehungswissenschaft bzw. Pädagogik? Als Erziehungswissenschaft kann heute laut Wolfgang Brezinka alles verstanden werden, was über den Bereich der Erziehung Auskunft gibt. Horst G. Scarbath, ein anderer Wissenschaftler, geht davon aus, dass alle Forschungsergebnisse, Theorien und Diskussionen über pädagogisches Handeln und über pädagogisch wichtige Prozesse als Erziehungswissenschaft bezeichnet werden können. (Keller et al. 1995)

Die Erziehungswissenschaft soll dabei nicht nur beschreiben, wie pädagogisches Handeln abläuft, sondern hat auch die Aufgabe, Aussagen darüber zu treffen, wie ein solches Handeln ablaufen sollte. Außerdem darf es nicht nur darum gehen, was in der **Praxis der Erziehung** vor sich geht, sondern auch darum, in welcher Umwelt Erziehung erfolgt, das heißt, welche gesellschaftlichen Rahmenbedingungen in der Realität vorherrschen.

Praxis der Erziehung
Darunter können alle erzieherischen Maßnahmen, Handlungen, Institutionen und Methoden verstanden werden, egal, ob diese gegenwärtig oder in der Vergangenheit eingesetzt wurden (Keller et al. 1995).

Zu den Begriffen „Pädagogik" und „Erziehungswissenschaft" kommt heute noch der Begriff der „Bildungswissenschaft" hinzu. Pädagogik umfasst nicht nur Wissen über Erziehung, sondern auch über Bildung. Daher dient dieser Begriff als Ergänzung.

Abbildung 1
Begriffseinordnung Pädagogik – Erziehungswissenschaft – Bildungswissenschaft

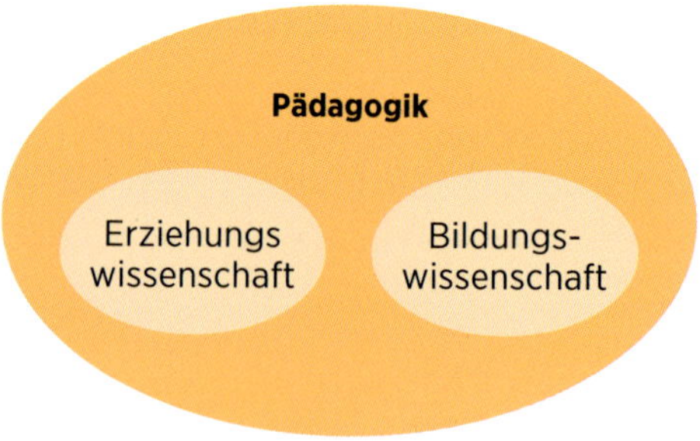

1.2 Geschichte

Viele Jahrhunderte lang war das Thema Erziehung eines, das nur in besser gestellten Bevölkerungsgruppen diskutiert wurde. In der Antike waren etwa Bildung und Erziehung Themen, die im Rahmen der Politik besprochen wurden (z. B. von Platon oder Aristoteles). Im Mittelalter wurden Erziehungsfragen hingegen eher im Rahmen der Theologie behandelt (z. B. von Thomas von Aquin). Beide Traditionen hatten auch auf die Weiterentwicklung der Pädagogik einen Einfluss (Lenzen 2004a).

Johann Amos Comenius (1592–1670) war ein aus Mähren stammender Philosoph, Theologe und Pädagoge.

Erst mit Beginn der Neuzeit (17. Jahrhundert) entstand der Gedanke der Bildung für alle Menschen. Ein wichtiger Vertreter dieser neuen Idee war **Comenius**, der die Muttersprache für den Unterricht verwendete und versuchte, diesen anschaulich und interessant zu gestalten. Durch die Aufklärung setzte sich mit Philosophen wie Immanuel Kant oder Jean-Jacques Rousseau der Gedanke durch, dass man nur durch Erziehung zum Menschen werden könne. Wesentliche Erziehungsaufgaben bewegten sich von der Familie weg zum staatlichen Erziehungssystem; damit war der Grundstein für die Schulpflicht gelegt. (Keller et al. 1995)

Aufklärung

Unter Aufklärung versteht man eine geistige und soziale Reformbewegung des 18. Jahrhunderts. Im Mittelpunkt dieser Strömung stehen die Berufung auf die Vernunft und die Würde des Menschen.

Im 18. und 19. Jahrhundert traten die wichtigen Klassiker der Pädagogik auf, die sich in erster Linie mit Theorien der Kindergarten- und Schulerziehung beschäftigten. Allerdings gab es hier auch schon Ansätze, die Pädagogik als Wissenschaft zu etablieren. Auch erste Lehrstühle an den verschiedenen Universitäten wurden eingerichtet. Als wichtige Vertreter sind hier Johann Heinrich Pestalozzi, Friedrich Daniel, Ernst Schleiermacher, Friedrich Fröbel oder Johann Friedrich Herbart zu nennen. (Keller et al. 1995)

Erst in den 1920er-Jahren erhielt die Erziehungswissenschaft den Stellenwert einer selbstständigen Wissenschaft an deutschen Universitäten. Bis dahin war sie an andere Wissenschaften wie Philosophie oder Psychologie gekoppelt. Dadurch entwickelte sich die Pädagogik im 20. Jahrhundert zu einer sehr vielfältigen Wissenschaft, viele verschiedene Strömungen und Richtungen wurden etabliert. Wichtige Themen dabei waren vor allem die Beziehung zwischen Erziehenden und Zöglingen, Erziehungsnormen oder auch die Art der Erziehung. (Keller et al. 1995)

1.3 Vertiefung des Lernstoffes

Zusammenfassung

Die wissenschaftliche Disziplin der Pädagogik kann als die Lehre, Theorie und Wissenschaft von der Erziehung und Bildung von Menschen jeden Alters in den unterschiedlichen gesellschaftlichen Bereichen wie Familie, Schule, Freizeit oder Beruf verstanden werden.

Heute kann dafür gleichbedeutend auch der Begriff Erziehungswissenschaft verwendet werden. Der Zweck dieser Wissenschaft ist es, Wissen über Voraussetzungen und Auswirkungen von erzieherischem Handeln zu vermitteln. Außerdem soll herausgefunden werden, welche Möglichkeiten der Bildung und Erziehung in einer Gesellschaft vorhanden sind.

Erst zu Beginn der Neuzeit zeigten sich Tendenzen der Entwicklung der Pädagogik als Wissenschaft in einer Zeit, in der die Gesellschaft immer mehr Erziehungsaufgaben übernehmen sollte und die Aufklärung die Bedeutung der Erziehung für den Menschen deutlich machte. Während im 18. und 19. Jahrhundert die wichtigen Klassiker der Pädagogik wie Pestalozzi, Schleiermacher, Fröbel oder Herbart erste pädagogische Theorien aufstellten, erhielt die Erziehungswissenschaft erst in den 1920er-Jahren den Stellenwert einer selbstständigen Wissenschaft.

Zum Üben

1. Was bedeutet der Begriff „Pädagogik“?
2. In welchem Verhältnis stehen die Begriffe „Pädagogik“ und „Erziehungswissenschaft“ zueinander?
3. Was möchte die Pädagogik als Wissenschaft untersuchen?
4. Wann und unter welchen Umständen ist die Pädagogik als Wissenschaft entstanden?

Zum Nachlesen

Lenzen, Dieter (Hrsg.) (2004): Erziehungswissenschaft. Ein Grundkurs. Rowohlt.

Raithel, Jürgen, Dollinger, Bernd & Hörmann, Georg (2012): Einführung Pädagogik. Begriffe – Strömungen – Klassiker – Fachrichtungen. 3. Auflage. Verlag für Sozialwissenschaften.

2 Grundbegriffe der Pädagogik

Nach dem Studium dieses Kapitels sollten Sie ...

... beschreiben können, was man unter dem Begriff „Erziehung“ verstehen kann.

... wissen, wie ein Erziehungsprozess abläuft.

... die wichtigsten Ziele von Erziehung umschreiben können.

... intentionale und funktionale Erziehung unterscheiden können.

... den humanistischen Bildungsbegriff kennen.

... die Begriffe „materiale Bildung“ und „formale Bildung“ erklären können.

2.1 Erziehung

2.1.1 Was ist Erziehung?

Der Begriff „Erziehung“ wird im Alltag auf verschiedenste Arten verwendet und hat viele unterschiedliche Bedeutungen. Sprachlich betrachtet, stammt das Wort vom mittel- und neuhochdeutschen Wort „ziehen“ ab. Es geht also darum, jemanden in eine Richtung zu ziehen.

Für den deutschen Erziehungswissenschaftler Wolfgang Brezinka beinhaltet Erziehung alle **sozialen Handlungen** von Menschen, die zum Ziel haben, die psychische Verfassung anderer zu verbessern bzw. schon vorhandene positive Aspekte zu erhalten (wie Haltungen, Einstellungen, Fähigkeiten, Interessen). Damit sollen nicht nur erwünschte Aspekte entstehen, sondern auch unerwünschte Verhaltensweisen entfernt werden. Nach dieser Definition ist Erziehung alles, wodurch eine Verhaltensänderung erzielt wird. Sie umfasst daher auch Sozialarbeit, Bildung, Psychotherapie etc. (Keller et al. 1995).

soziales Handeln
Darunter versteht man in den Sozialwissenschaften jede Handlung, die sich nicht nur auf die eigene Person, sondern auf andere Menschen bezieht.

Der Vorgang des Erziehens hat immer einen **Prozesscharakter**. Erziehende setzen stetig Interventionen (wie Unterricht, Förderung, Beratung), die auf biologisch-physiologischer Zuwendung aufbauen. Aber auch die Zöglinge erlernen, üben und prägen sich laufend neue Verhaltensweisen ein.

Prozesscharakter
Ein Prozess verläuft in mehreren Stufen als Abfolge von Phasen.

Der Mensch ist in einem Lernprozess folglich immer ein aktives Wesen. Er selbst entscheidet, ob die Informationen als nützlich oder unnütz empfunden werden und ob es dadurch zu einem Speichervorgang kommt oder nicht. Das Individuum sucht sich in einem ersten Schritt selbst aus, welche Informationen überhaupt wahrgenommen werden, um in einem zweiten Schritt diese Informationen nach dem Kriterium „brauchbar“ oder „unbrauchbar“ zu filtern. Erst nach diesen beiden Schritten kann es zu einem Lernprozess kommen (Treml 2000).

Die nachfolgende Grafik veranschaulicht den idealen Ablauf von Erziehungsprozessen.

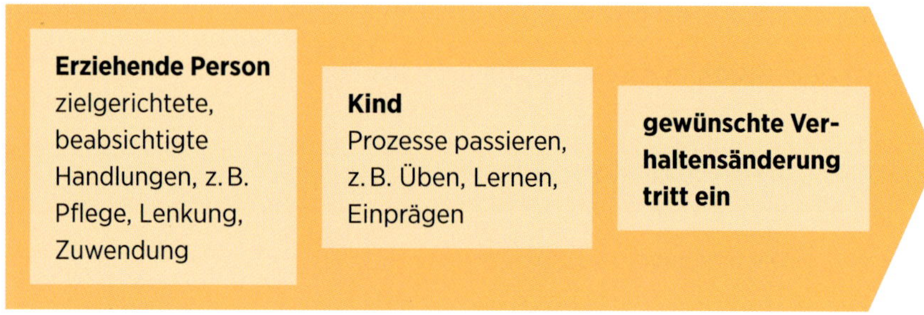
Erziehende Person
zielgerichtete, beabsichtigte Handlungen, z. B. Pflege, Lenkung, Zuwendung
Kind
Prozesse passieren, z. B. Üben, Lernen, Einprägen
gewünschte Verhaltensänderung tritt ein

Abbildung 2
Idealer Ablauf von Erziehungsprozessen

Als Erziehung kann man zusammengefasst den Vorgang bezeichnen, bei dem zwischen Erziehenden und Zöglingen erzieherisches Handeln mit dem Ziel der Verhaltensänderung abläuft. Andererseits kann aber auch das Resultat, nämlich die Erzogenheit, als Erziehung bezeichnet werden (Raithel et al. 2009).

Versucht man, diese Definition von Erziehung auf den Bereich der Gesundheits- und Krankenpflege anzuwenden, so lassen sich durchaus Parallelen erkennen, wenn Erziehung das Einwirken eines Menschen auf den anderen mit dem Ziel der Verhaltensänderung ist. Sowohl im Krankenhaus als auch im Pflegeheim oder in anderen Einrichtungen, in denen Pflegende tätig sind, stehen diese in engem Kontakt zu den Patientinnen. Dabei kann es immer wieder zu Situationen kommen, in denen Betreute angeleitet werden, wie sie im Sinne besserer Gesundheit anders handeln könnten. Das Ziel ist folglich eine Verhaltensänderung, und damit können solche Handlungen als Erziehung bezeichnet werden.

Beispiel

Bei einem Bewohner eines Pflegeheimes wurde Diabetes festgestellt. Eine Pflegeperson versucht, ihm zu erklären, wie er seine Ernährung nun richtig umstellen soll, wie er seinen Blutzuckerwert selbst messen kann etc. Das Ziel ist es, durch gezielte Interventionen eine dauerhafte Verhaltensänderung herbeizuführen. Man kann hierbei also von Erziehung sprechen.

Denken Sie an bisherige Praktika zurück: Fallen Ihnen Situationen ein, in denen Sie versucht haben, andere zu erziehen? Oder gab es Situationen, in denen Sie im Sinne der oben genannten Definition erzogen wurden?

2.1.2 Ziel von Erziehung

Nachdem nun geklärt ist, was mit dem Begriff „Erziehung“ gemeint ist, stellt sich die Frage, wozu eigentlich erzogen wird. Was ist das Ziel, das mit Erziehung verfolgt wird? Der Erziehungswissenschaftler Hans Bokelmann geht davon aus, dass es das Ziel der Erziehung ist, einem Menschen dazu zu verhelfen, dass er sein Leben selbst führen kann. Er drückt dies in folgendem Satz aus (Bokelmann 1970):

Erziehung ist das Handeln, in dem …

die Älteren/Erfahreneren	Erziehende
den Jüngeren/Unerfahreneren	Edukanden
im Rahmen gewisser Lebensvorstellungen	Erziehungsnormen
und unter konkreten Umständen	Erziehungsbedingungen
sowie mit bestimmten Aufgaben	Erziehungsgehalten
und mit bestimmten Maßnahmen	Erziehungsmethoden
in der Absicht einer Veränderung	Erziehungswirkungen

… zur eigenen Lebensführung verhelfen.

Ein Ziel, das durch Erziehung verfolgt wird, ist vor allem bei Kindern, aber in gewissen Situationen auch bei Erwachsenen, dass sie danach selbstständig handeln können. Ein Mensch soll durch Erziehung sowohl in Bezug auf die eigene Person, als auch in Bezug auf den Umgang mit anderen Menschen handlungsfähig werden (Raithel et al. 2009).

Erziehende werden in diesem Zusammenhang versuchen, die Persönlichkeitsentwicklung und damit auch das Verhalten von zu Erziehenden in eine gewisse Richtung zu beeinflussen. Ziel von pädagogischen Handlungen ist es schließlich, die Persönlichkeit des Gegenübers weiterzuentwickeln und die Einsicht zu wecken, was als sinnvolles Verhalten verstanden werden kann (Braun 1997).

Auch Brezinka (1990) sieht in der Veränderung der psychischen Verfassung der Erzogenen das Ziel von Erziehung. Darunter können die folgenden drei Punkte verstanden werden:

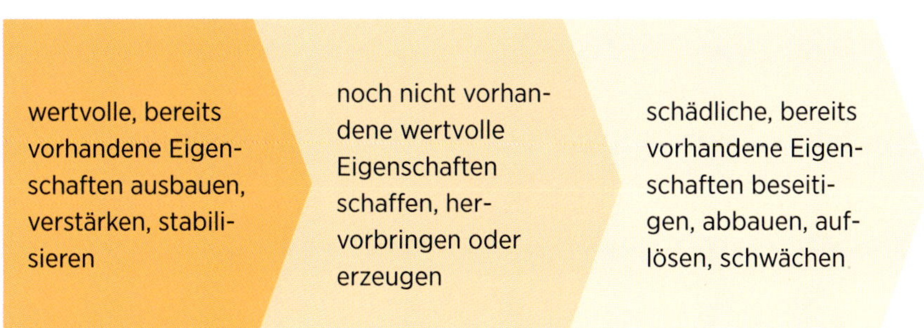

Abbildung 3
Ausprägungen der Veränderung der psychischen Verfassung durch Erziehung

Neben dieser Dimension der Entwicklung geht es aber immer auch darum, ein Kind bzw. wenn nötig auch Erwachsene in die Gesellschaft, in der sie leben, einzugliedern. Erziehung ist damit ein Teilbereich der **Sozialisation**, in welchem positive Werte und Normen der Gesellschaft bewusst weitergegeben werden (Büchner 1985).

Sozialisation
Prozess der Einordnung des Individuums in die Gesellschaft

Ein Mensch erlangt durch diesen Teil der Erziehung einerseits Mündigkeit, was Voraussetzung für das Bestehen einer Gesellschaft ist. Außerdem erlernt er, an öffentlichen Angelegenheiten teilzuhaben (**Partizipation**). Schließlich soll die Erziehung auch die Emanzipation der Person, also die Gleichberechtigung der Lebensbedingungen aller Menschen einer Gesellschaft, mit sich bringen (Gudjons et al. 2020).

Partizipation
Teilhaben, Beteiligtsein

Erziehung hat immer das Ziel der persönlichen Sinnfindung und der Einführung eines Menschen in die Gesellschaft. Um diese Ziele zu erreichen, gilt es folgende Prinzipien der Erziehung zu beachten (Braun 1997):

Abbildung 4
Prinzipien der Erziehung

Sachlichkeit realistische Dimension der Erziehung	**Mitmenschlichkeit** soziale und politische Dimension der Erziehung	**In-Anspruch-genommen-Sein** sinnspendende Dimension der Erziehung
Durch die Erziehung muss vermittelt werden, welche Gesetze in der aktuellen Welt vorhanden sind und wie man damit umgehen kann.	Erziehung muss außerdem vermitteln, dass andere Personen mit Respekt behandelt werden müssen. Rücksicht auf andere zu nehmen, gehört zum alltäglichen Leben.	Ein Mensch fühlt sich erst dann als Mensch, wenn er in irgendeiner Art und Weise gebraucht wird. Dies muss die Erziehung vermitteln.

2.1.3 Arten von Erziehung

Nachdem wir nun die Bedeutung des Begriffs „Erziehung“ und die damit verbundenen Ziele betrachtet haben, wird in der Folge auf die unterschiedlichen Arten von Erziehung eingegangen. Zunächst soll es um die Unterscheidung zwischen intentionaler und funktionaler Erziehung gehen.

Abbildung 5
Arten von Erziehung

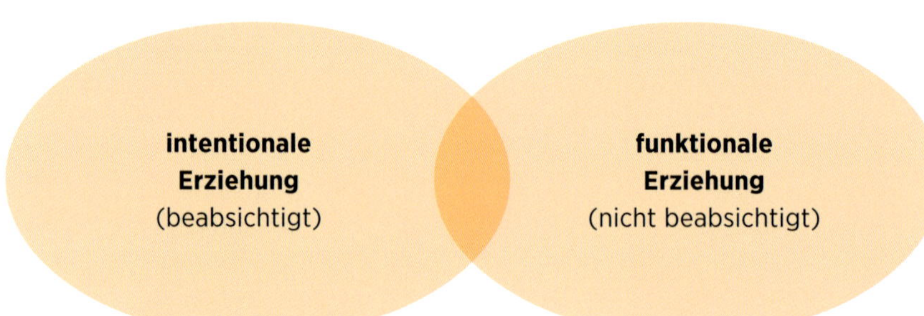

intentional
zweckbestimmt, zielgerichtet

Der Begriff „Intention“ bedeutet übersetzt „Absicht“, und genau das ist es auch, was die **intentionale Erziehung** ausmacht: Damit sind Handlungen

gemeint, die mit Absicht und mit einem bestimmten Ziel verrichtet werden. Außerdem richtet sich diese Art der Erziehung immer direkt an Zöglinge, was die körperliche Anwesenheit beider Seiten voraussetzt (Treml 2000).

Intentionale Erziehung ist eine absichtliche pädagogische Einflussnahme innerhalb einer **Face-to-Face-Beziehung**.

Face-to-Face-Beziehung
Beziehung bzw. Kommunikation zwischen zwei Menschen von Angesicht zu Angesicht

Beispiel

Die Schülerin einer Schule für Gesundheits- und Krankenpflege absolviert ihr Praktikum in einem Krankenhaus. Immer wieder betont die Stationsleitung, wie wichtig es sei, pünktlich zum Dienst zu erscheinen. Sie tut dies so lange, bis es der Schülerin in Fleisch und Blut übergegangen ist. Es ist für sie nun selbstverständlich, auf Pünktlichkeit zu achten. Sie wurde intentional erzogen.

Es stellt sich natürlich die Frage, wie sehr sich erziehende Personen ihrer Handlungen immer bewusst sein können bzw. inwiefern die Ziele einer Handlung immer bewusst sein können, während erzogen wird. Intentionale Erziehung ist auch dann gegeben, wenn man nicht genau sagen kann, was eine Handlung bewirkt hat. Meist ist es so, dass die Auswirkungen von Erziehungshandlungen gar nicht oder auch erst viel später ersichtlich sind. Es kann außerdem vorkommen, dass mit einer Handlung genau das Gegenteil des beabsichtigten Erfolges eintritt. All diese Umstände sind aber für den Begriff der intentionalen Erziehung nicht relevant (Treml 2000).

Von **funktionaler Erziehung** kann hingegen dann gesprochen werden, wenn unbewusst, also nicht beabsichtigt, erzogen wird. Es ist dies eine Art der Erziehung, die als Nebenwirkung einer Handlung erfolgt.

funktional
auf die Funktion bezogen, wirksam

Immer dann, wenn Erziehende ohne pädagogische Hintergedanken handeln und dadurch unbeabsichtigt Einfluss auf die zu Erziehenden genommen wird, kann man von funktionaler Erziehung sprechen.

Beispiel

Ein Schüler einer Schule für Gesundheits- und Krankenpflege absolviert sein Praktikum in einem Pflegeheim. Er beobachtet, dass im Aufenthaltsraum immer die Person den Geschirrspüler einschaltet, die das letzte Stück einräumt. Obwohl es ihm keiner gesagt hat, hält er sich an diese Regel. Er wurde also funktional erzogen.

Damit funktionale Erziehung ankommen kann, müssen die folgenden Voraussetzungen erfüllt sein (Treml 2000):

Abbildung 6
Voraussetzungen für eine funktionale Erziehung

Anschaulichkeit Handlungen müssen mit den Sinnen wahrgenommen werden können.	**Ungehinderte Teilnahme** Man muss die Möglichkeit haben, ungehindert am Handeln von Erziehenden teilzunehmen.
Homogenität der Differenzerfahrungen Handlungen müssen immer wiederholt werden bzw. müssen widersprüchliche Alternativen fehlen, damit Handlungen übernommen werden können.	**Entlastung** Es bedarf hier keiner besonderen Planung oder Vorbereitung; keine pädagogischen Kompetenzen sind notwendig; es kostet aber dennoch Zeit, bis Handlungen übernommen werden.

Homogenität
Gleichartigkeit

Auch die Auswirkungen, die bestimmte gesellschaftliche Faktoren auf die Entwicklung von Zöglingen haben, können als funktionale Erziehungsfaktoren bezeichnet werden. So bestehen verschiedene Sitten und Bräuche nicht, um Kinder zu erziehen, trotzdem bewirken sie bei ihnen eine personale oder soziale Weiterentwicklung. Auch Medien wie Fernsehen, Zeitungen oder Internet üben eine gewisse funktionale Erziehungsfunktion auf Menschen aus (Raithel et al. 2009).

Eine weitere Unterscheidung kann zwischen Fremd- und Selbsterziehung getroffen werden:

Abbildung 7
Weitere Arten von Erziehung

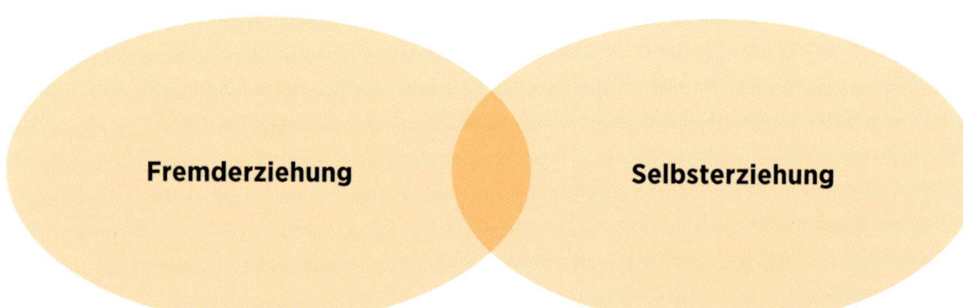

Unter **Fremderziehung** kann man das klassische Verständnis von Erziehung einordnen. Es geht dabei um von außen kommende Anleitung und Führung durch Erziehungspersonen. Zöglinge sind dabei das Objekt der Erziehung, solange sie nicht eigenständig handeln können.

Erziehung wandelt sich im Verlauf des Lebens. Die Fremderziehung wird weniger wichtig, da nicht mehr von außen auf die Person eingewirkt werden muss. Erziehung gelangt damit in die Hand des heranwachsenden Subjektes selbst. An die Stelle der Fremderziehung tritt damit die **Selbsterziehung**, also die innere Verantwortung des Menschen. Alles, was in der Fremderziehung erlernt wurde, wird nun erweitert oder ausdifferenziert. Das Subjekt handelt jetzt allerdings bewusst, um konkrete Probleme zu bewältigen.

2.2 Bildung

Der Begriff „Bildung“ ist sehr eng mit dem Begriff „Erziehung“ verwandt und ebenso wie dieser nicht klar zu definieren. Außerdem ist eine genaue Abgrenzung zwischen den beiden Begriffen nicht einfach.

Der Begriff „Bildung“ wurde im 19. Jahrhundert von **Wilhelm von Humboldt** begründet. Das Idealbild eines gebildeten Menschen wurde durch die geistige Strömung des Humanismus mitbestimmt. Darin gilt ein Mensch dann als gebildet, wenn er Folgendes kann (Keller et al. 1995):

Wilhelm von Humboldt (1767–1835), deutscher Gelehrter und Bildungsreformer.

Humanismus
Weltbild, das sich an der Würde des einzelnen Menschen ausrichtet. Die wichtigsten Prinzipien sind dabei Toleranz, Gewaltfreiheit und Gewissensfreiheit.

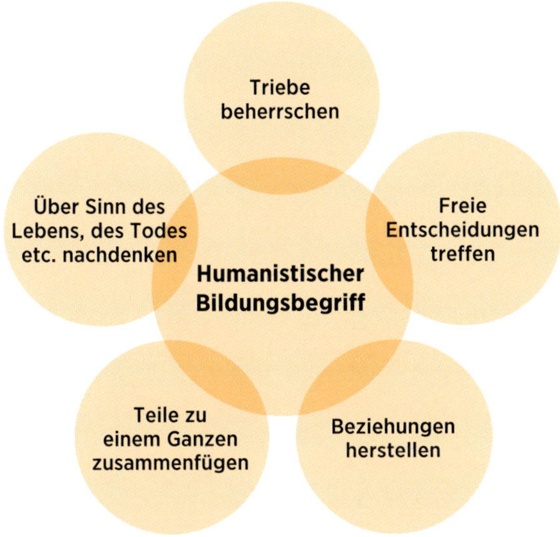
Triebe beherrschen
Über Sinn des Lebens, des Todes etc. nachdenken
Freie Entscheidungen treffen
Humanistischer Bildungsbegriff
Teile zu einem Ganzen zusammenfügen
Beziehungen herstellen

Abbildung 8
Der humanistische Bildungsbegriff nach Humboldt

Ein zentraler Punkt der Bildung war für Humboldt auch die Beherrschung der Sprache, da sie zum Wesen des Menschen gehört.

Der Philosoph **Immanuel Kant** versteht unter Bildung die Fähigkeit, über sich selbst zu bestimmen und gleichzeitig für sich selbst verantwortlich zu sein. Der Mensch ist somit ein freies, selbstbestimmtes Wesen. Bildung bedeutet darüber hinaus auch die Fähigkeit, in Gemeinschaft mit anderen zu leben. **Pestalozzi** beschreibt dies als Menschenbildung von „Kopf, Herz und Hand“. Hinzu kommt noch die moralische Verantwortlichkeit, die mit Bildung verknüpft ist. Zusammengefasst könnte man sagen, dass Bildung bedeutet, die Fähigkeit zu haben, den eigenen Verstand zu nützen (Keller et al. 1995). Somit meinen ältere Definitionen mit „Bildung“ stark die Kultivierung der verschiedenen Ausprägungen des menschlichen Seins, um an der Gesellschaft teilhaben zu können. Neuere Definitionen (ca. ab den 1970er Jahren) gehen stärker davon aus, dass Bildung die Förderung der Eigenständigkeit und Selbstbestimmung eines Menschen zusammenfasst. Dies kann durch die Beschäftigung mit der kulturellen, sozialen und wirtschaftlichen Umwelt erreicht werden (Raithel et al. 2009).

Dabei kann der Begriff Bildung sowohl für den Weg zu diesem Idealzustand stehen als auch Ausdruck des Zustandes selbst sein.

Immanuel Kant (1724–1804), deutscher Philosoph, der mit seinem Werk den Beginn der modernen Philosophie darstellt

Johann Heinrich Pestalozzi (1746–1827), Schweizer Pädagoge, gilt als wichtiger Schul- und Sozialreformer

moralische Verantwortlichkeit
Verantwortung gegenüber dem Sitten- und Normsystem einer Gesellschaft

Abbildung 9
Definition von Bildung

Bildung als Vorgang	▸ Entfaltung eines Menschen ▸ Entwicklung der Persönlichkeit ▸ Prozess der Menschwerdung
Bildung als Zustand	▸ Ergebnis der Entwicklung ▸ Grad der Persönlichkeitsentfaltung ▸ Zustand der Selbstverwirklichung

Ästhetik
Lehre vom Schönen und Harmonischen in Natur und Kunst; „Sinn für das Schöne"

In der klassischen Bildungstheorie umfasst der Begriff Bildung zudem die Entwicklung von **Ästhetik**, wozu eine ganze Reihe von Faktoren zählt (Keller et al. 1995):

- Entwicklung der Fantasie
- Entwicklung des Geschmacks
- Genussfähigkeit
- ästhetische Urteilskraft – Theater, Literatur, Kleidung, Schmuck
- Tanz, Spiel, Musik, Feste feiern, Geselligkeit

Diese Auflistung zeigt, dass Bildung bei Weitem über reine Schulbildung hinausgeht. Bildung erfüllt auch eine sehr wichtige Rolle für die Gesellschaft, denn durch Bildung sollen allen neugeborenen Menschen die Grundlagen vermittelt werden, die für den Weiterbestand der Gesellschaft notwendig sind. Neben dieser Funktion der Bildung für die Gesellschaft dient sie auch dazu, die eigene menschliche Persönlichkeit hervorzubringen.

Man kann zwischen zwei Arten von Bildung unterscheiden, die sich gegenseitig ergänzen: (Keller et al. 1995)

material
stofflich, inhaltlich, sachlich

- **Materiale Bildung**
  Bezieht sich der Bildungsbegriff auf den Besitz von umfangreichem Wissen oder das Verfügen über bestimmte Lernaspekte, spricht man von materialer Bildung. Im Alltagsverständnis ist Bildung häufig damit verbunden, wie viel Wissen eine Person bereits in ihrem Kopf angehäuft hat und wie gut sie dieses Wissen präsentieren kann. Oft ist auch die Rede von gebildeten oder ungebildeten Menschen, was uns gut vor Augen führen kann, was in einer Gesellschaft als Idealvorstellung gilt.

formal
auf die Form bezogen, nur der Form nach

- **Formale Bildung**
  Die meisten pädagogischen Denkenden haben ihre Definition von Bildung über diesen materialen Aspekt hinaus noch stärker auf einen anderen Aspekt hin gelenkt: Wenn es in Bezug auf Bildung nicht nur um Wissen, sondern um die Entwicklung von allgemeinen Fähigkeiten geht, kann von formaler Bildung die Rede sein. Dabei geht es um den Erwerb von Schlüsselqualifikationen, die wir zum Leben als Individuum in der Gesellschaft benötigen .

Beispiel

Im Rahmen der Ausbildung im Bereich der Gesundheits- und Krankenpflege erhält man sowohl materiale als auch formale Bildung.
Einerseits lernt man eine große Menge an Inhalten, die man im Beruf brauchen wird. Nach der Ausbildung hat man ein fundiertes Wissen im pflegerischen Bereich.

Gleichzeitig wird aber auch vieles erlernt, das über das Fachwissen hinausgeht. Es wird versucht werden, die Basiskompetenzen zu vermitteln, die man bei der Arbeit in der Gesundheits- und Krankenpflege benötigt, die aber über reines Faktenwissen hinausgehen (z. B. Teamfähigkeit).

Denken Sie über Ihre bisherige Ausbildung nach. Welche Beispiele fallen Ihnen zu den beiden Bereichen formale und materiale Bildung ein, die Sie bereits erlebt haben?

Ein Ziel von Bildung liegt im Erreichen von Handlungs**kompetenz**. Das bedeutet, dass Menschen dazu befähigt werden, sowohl im privaten als auch im beruflichen Kontext sinnvoll zu handeln (Raithel et al. 2009).

Kompetenz
Sachverstand, Fähigkeiten

Diese Handlungskompetenz umfasst die folgenden Ausprägungen:.

Sozial-kompetenz	▸ Emotionen wahrnehmen können ▸ personenbezogene Verständigung ▸ Verständnis haben ▸ Bereitschaft zur Verständigung
Persönlichkeits-kompetenz	▸ Bewusstsein über eigene Stärken und Schwächen ▸ eigene Rolle, eigene Ausstrahlung, eigene Werte ... ▸ Zulassen von Meinungen, Fehlern, Erfolgen anderer ▸ Entwicklungsmöglichkeiten ▸ nach eigenen Überzeugungen handeln ▸ Selbstkritik, Vorbildfunktion, Verantwortungsbewusstsein ▸ offene Kommunikation
Methoden-kompetenz	▸ Wissen über den richtigen Weg ▸ Fähigkeit, den richtigen Weg zu gehen ▸ Bereitschaft, diesen Weg zu gehen
Sach- bzw. Fachkompetenz	▸ fachliches Wissen besitzen ▸ fachliches Wissen umsetzen können ▸ Bereitschaft zu fachlichem Engagement

Abbildung 10
Dimensionen von Handlungskompetenz

2.3 Unterschiede zwischen Erziehung und Bildung

Abschließend sollen die Unterschiede zwischen den Begriffen „Erziehung“ und „Bildung“ zusammengefasst werden (Bernhard 2021).

Abbildung 11
Unterscheidung Erziehung – Bildung

Erziehung	Bildung
Kind als Objekt, an dem gehandelt wird; von außen werden pädagogische Maßnahmen vollzogen	Mitbeteiligung der Person ist Bedingung für das Funktionieren von Bildung
Ziel ist Integration des Menschen in die Gesellschaft, Vorbereitung auf das Leben	Ziel ist neben Eingliederung in die Gesellschaft auch selbstbestimmtes Handeln und Gestaltung des eigenen Lebens
Übernahme von Normen, Werten und sozialen Regeln einer Gesellschaft	Bildung eines kritischen Verhältnisses zu bestehenden gesellschaftlichen Regeln
unbewusste Vorgänge, Rituale; grundlegende Entwicklungsprozesse	Bewusstsein notwendig
wichtig, solange das Kind noch nicht selbst für sein eigenes Handeln verantwortlich ist	Grundlage eigenverantwortlichen Handelns

2.4 Vertiefung des Lernstoffes

Zusammenfassung

Unter dem Begriff „Erziehung“ können alle Vorgänge zusammengefasst werden, bei denen zwischen Erziehenden und Zöglingen erzieherisches Handeln mit dem Ziel der Verhaltensänderung erfolgt. Wichtige Ziele von Erziehung liegen in der Selbstständigkeit der Person und in der Förderung von wertvollen Eigenschaften. Außerdem soll ein Mensch durch Erziehung in die Gesellschaft eingegliedert werden und deren Normen und Werte erlernen. Dabei kann zwischen intentionaler Erziehung, die eine absichtliche erzieherische Einflussnahme darstellt, und funktionaler Erziehung, die ohne pädagogische Hintergedanken abläuft, unterschieden werden. Sobald eine Person selbstständig handeln kann, wird die Fremderziehung von der Selbsterziehung abgelöst.

Der Begriff „Bildung" wurde von Wilhelm von Humboldt geprägt, der jemanden in seiner humanistischen Denkweise dann als gebildet ansah, wenn er dazu fähig ist, freie Entscheidungen zu treffen, seine Triebe zu beherrschen, Beziehungen herzustellen, Teile zu einem Ganzen zusammenzufügen und über den Sinn verschiedener Dinge nachzudenken. In der klassischen Bildungstheorie umfasst der Begriff außerdem die Entwicklung von ästhetischen Fähigkeiten. In einem moderneren Verständnis von Bildung versteht man darunter aber auch stärker die Förderung der Eigenständigkeit und Selbstbestimmung eines Menschen.

Sowohl Erziehung als auch Bildung spielen eine sehr wichtige Rolle für die Gesellschaft, da nur durch diese beiden Vorgänge der Weiterbestand der Gesellschaft ermöglicht wird. Erst dadurch erhalten Neugeborene die Grundlagen, um in der Gesellschaft überleben zu können.

Zum Üben

1. Was versteht man unter dem Begriff „Erziehung"?
2. Wie läuft ein Erziehungsprozess im Idealfall ab?
3. Mit welchen Zielen sind Erziehungsvorgänge im Normalfall verbunden?
4. Was ist der Unterschied zwischen intentionaler und funktionaler Erziehung?
5. Wie definierte Wilhelm von Humboldt den Begriff „Bildung"?
6. Wie unterscheiden sich materiale und formale Bildung voneinander?

Zum Nachlesen

Gudjons, Herbert/Traub, Silke (2020): Pädagogisches Grundwissen. Überblick – Kompendium – Studienbuch. Klinkhardt.

Hörner, Wolfgang/Drinck, Barbara/Jobst, Solvejg (2010): Bildung, Erziehung, Sozialisation. Grundbegriffe der Erziehungswissenschaft. Budrich.

3 Anwendungsbereiche

Nach dem Studium dieses Kapitels sollten Sie ...

... einige Subdisziplinen und Fachrichtungen der Erziehungswissenschaft kennen.

... die Aufgaben der Schulpädagogik erklären können.

... die Bedeutung und die Aufgaben der Erwachsenenbildung in unserer Gesellschaft beschreiben können.

... einen Einblick in die Subdisziplin der Sonderpädagogik bekommen haben.

... die Fachrichtung Gesundheitserziehung näher kennengelernt haben.

... die unterschiedlichen Arten der Prävention unterscheiden können.

Heute besteht die Erziehungswissenschaft aus einer großen Zahl an Teilgebieten, die sich mit bestimmten Themen in den Bereichen Erziehung, Bildung und Lernen beschäftigen. All diese haben nicht nur einen abgegrenzten Gegenstandsbereich, sondern häufig auch eigene Methoden der Forschung.

Subdisziplin
Teilfach einer Wissenschaft; von (lat.) „sub" für „unter" und „Disziplin" für „Fach einer Wissenschaft"

Zunächst kann eine Vielzahl von **Subdisziplinen** der Erziehungswissenschaft angeführt werden. Diese Teilgebiete werden meist an Hochschulen an eigenen Instituten gelehrt, haben sich also in der Wissenschaft bereits einen wichtigen Namen gemacht (Gudjons et al. 2020).

Abbildung 12
Subdisziplinen der Pädagogik

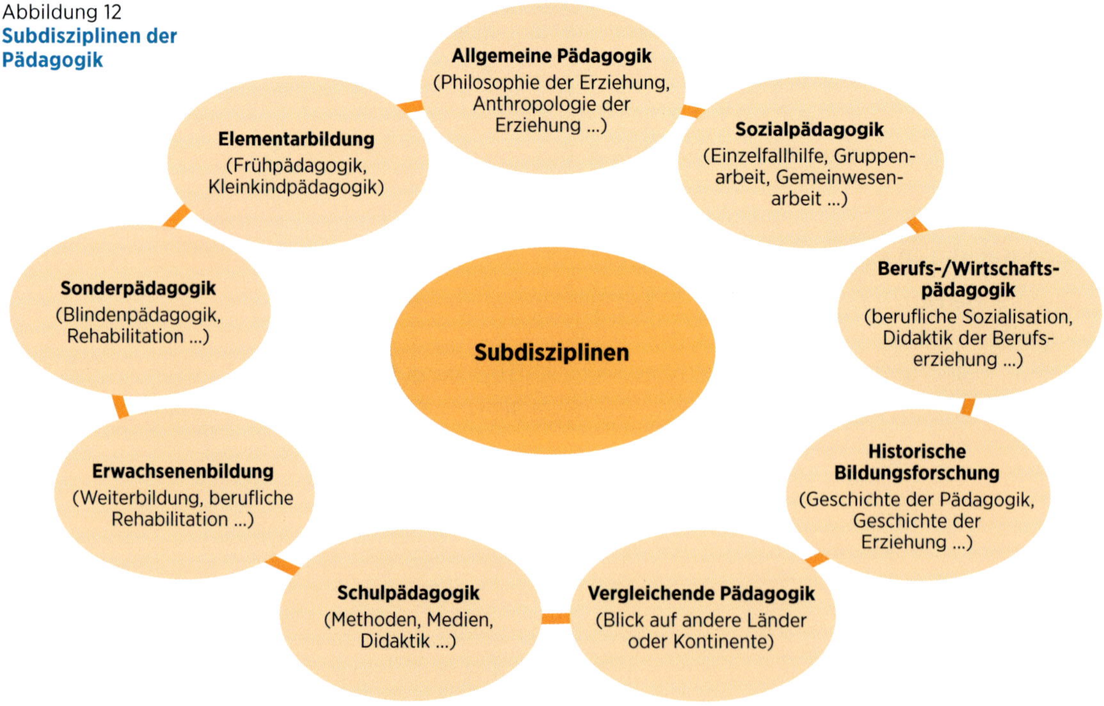

Neben diesen Subdisziplinen gibt es aber auch eine Fülle an Fachrichtungen der Erziehungswissenschaft. Dies sind Spezialisierungen, die noch nicht den Charakter einer Subdisziplin erreicht haben. Die Bedeutung der jeweiligen Bereiche hängt sehr stark davon ab, was in der Gesellschaft gerade ein relevantes Thema bzw. eine Herausforderung ist (Gudjons et al. 2020).

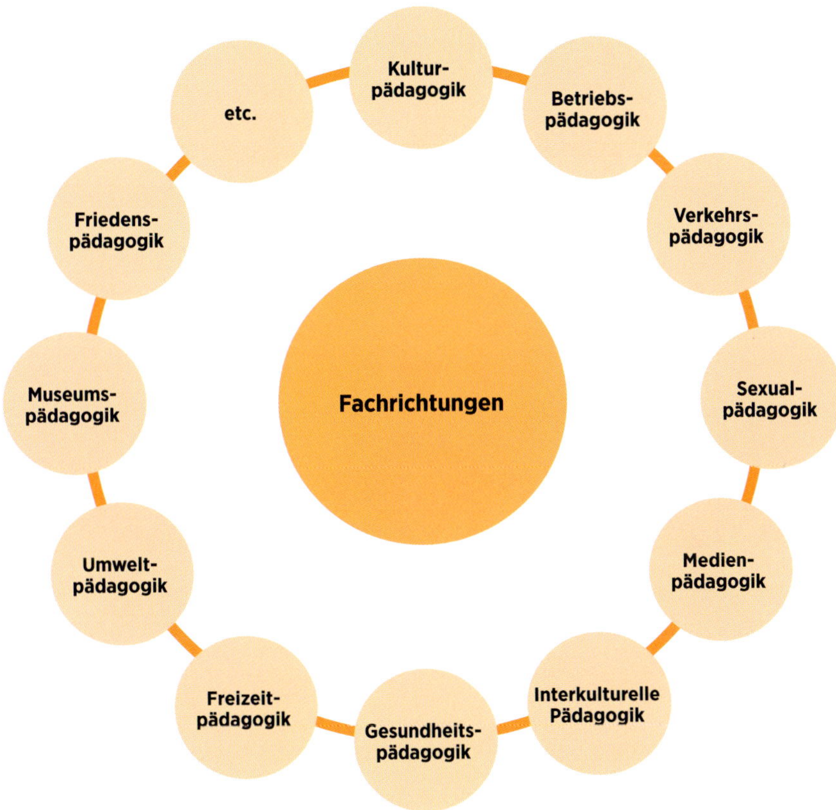

Abbildung 13
Fachrichtungen der Pädagogik

In der Folge sollen nun einige Teilbereiche der Erziehungswissenschaft, die für den Gesundheitsbereich von Wichtigkeit sein können, herausgegriffen und näher beschrieben werden.

3.1 Schulpädagogik

Diese Subdisziplin der Pädagogik beschäftigt sich mit dem Thema Erziehung und Unterrichten in der Schule. Zusätzlich geht es hier um alle Prozesse, die zwar außerhalb der Schule ablaufen, aber mit Vorgängen in der Schule zu tun haben. Als Vorgänge in der Schule können sowohl das Lehren durch ausgebildetes Lehrpersonal als auch das Lernen durch Schüler und Schülerinnen verstanden werden (Keller et al. 1995).

> Man kann zusammenfassen, dass sich der Bereich Schulpädagogik mit allen Aufgaben der pädagogischen Praxis in der Institution Schule beschäftigt. Außerdem geht es immer darum, Theorien darüber aufzustellen, wie pädagogisches Handeln in diesem Umfeld vor sich geht.

Der Bereich, den die Schulpädagogik untersucht, ist dadurch sehr groß. Betrachtet man die wichtigsten Grundkategorien, mit denen die Schulpädagogik arbeitet, wird dies noch deutlicher.

Abbildung 14
Grundkategorien der Schulpädagogik

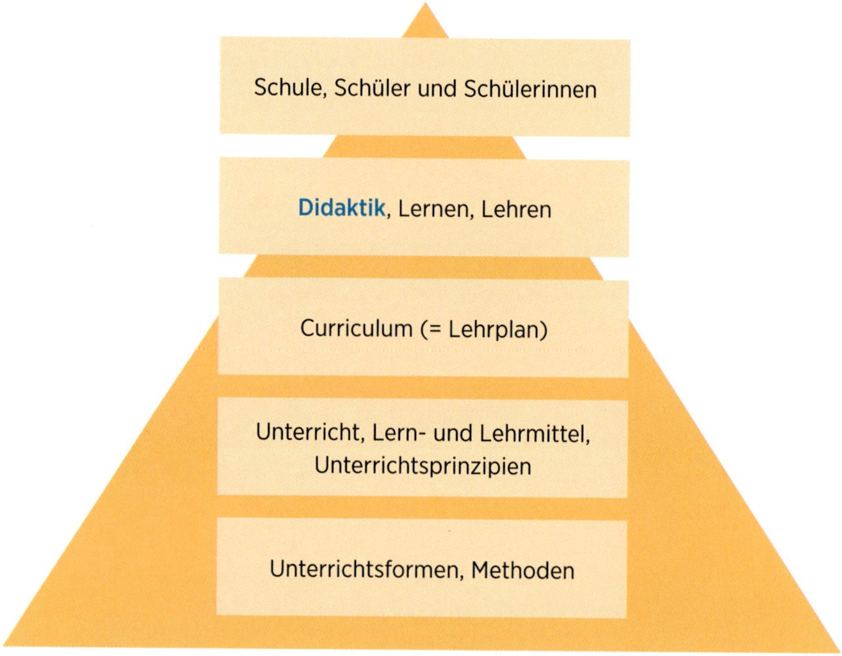

Didaktik
Didaktik ist die Wissenschaft vom Lehren und Lernen und beschreibt die Methoden, die im Rahmen des Unterrichtens eingesetzt werden.

Zunächst beschäftigt sich die Schulpädagogik mit den unterschiedlichsten Formen von Schulen, die es in unserer Gesellschaft gibt (Volksschule, Mittelschule, Gymnasien etc.). Eine damit verbundene Frage ist, wer diese Schulen besucht (Schüler und Schülerinnen) und wer in diesen Schulen unterrichtet (Lehrer und Lehrerinnen).

Außerdem ist es Teil der Schulpädagogik, die Frage zu beantworten, wie das Lernen und Lehren in einer Schule abläuft und welche didaktischen Möglichkeiten hierfür eingesetzt werden. Dies hängt stark damit zusammen, wie das Curriculum (= der Lehrplan) einer bestimmten Schule zusammengesetzt ist. Schulpädagogen sind häufig auch an der Erstellung solcher Lehrpläne beteiligt. Dabei wird überlegt, welche Inhalte wann gelehrt werden sollen.

Schließlich beschäftigt sich die Schulpädagogik auch damit, welche Lern- und Lehrmittel während des Unterrichts eingesetzt werden. Ein Lehrmittel ist ein Hilfsmittel, das bei pädagogischen Handlungen eingesetzt wird, um eine Brücke zwischen den Inhalten und den Lernenden zu schlagen. In der schulischen Praxis werden häufig folgende Lehrmittel eingesetzt: Wandtafeln, Bilder, Bücher, Filme, Anschauungsmodelle, Folien etc. Weiters geht es auch darum, nach welchen Prinzipien unterrichtet wird oder welche **Unterrichtsformen und -methoden** zur Vermittlung von Inhalten angewandt werden.

Weiters muss die Schulpädagogik stets den Blick darauf lenken, welche gesellschaftlichen Rahmenbedingungen zu einer bestimmten Zeit für die Institution Schule von Bedeutung sind. Denn blickt man in die Geschichte zurück, hatte die Schule immer einen sehr großen Einfluss auf die gesellschaftlichen Vorgänge. Außerdem ist es wesentlich, zu hinterfragen, welche Ansätze und Ziele von Bildung und Erziehung in einer Schule verfolgt werden (Riedel 2005).

Unterrichtsformen
Darunter versteht man einerseits, wie der Unterricht organisiert wird, andererseits aber auch, in welchem Verhältnis Aktivitäten von Lehrenden und Lernenden zueinander stehen.

Unterrichtsmethoden
Dies sind Methoden, die im Rahmen des Unterrichts genützt werden, um Inhalte zu vermitteln (z. B. Frontalunterricht, Gruppenarbeit, Einzelarbeit, Spiele, Diskussion, Experimente etc.).

3.2 Erwachsenenbildung

Der Begriff „Erwachsenenbildung“ umfasst jede Art des Lernens, das nach der Schul- und Berufsausbildung vollzogen wird. Es können dabei entweder bestehende Kenntnisse vertieft und erweitert oder aber neue Inhalte erlernt werden.

In der heutigen westlichen Gesellschaft hat Erwachsenenbildung einen sehr hohen Stellenwert, man spricht häufig von einer Lerngesellschaft oder von lebenslangem Lernen, das sowohl Lernen innerhalb bestimmter Einrichtungen als auch das selbstgesteuerte Lernen miteinschließt. Auch der Begriff „Weiterbildung“ wird häufig hierfür verwendet. Die Gründe für die große Bedeutung dieses Bereiches sind sehr vielfältig (Keller et al. 1995):

- Die berufliche Grundausbildung reicht bei wechselnden Anforderungen häufig nicht.
- Der Fortschritt der Wissenschaft bringt schnell neue Erkenntnisse.
- Die Freizeit wird immer länger.
- Durch neue Lernmittel und Lernmethoden ist der Zugang zu neuem Wissen einfacher (z. B. Fernsehen, Internet etc.).

Ein Ziel der Erwachsenenbildung ist es, Hilfestellungen zu geben, wo Menschen diese in veränderten Lebensbedingungen benötigen. Ein weiteres Ziel liegt in der Erhaltung und Förderung des selbstständigen Weiterlernens eines Menschen. Dabei geht es nicht vorrangig um das Erlernen von Inhalten, die die berufliche Karriere erfordert, sondern vor allem um die Entfaltung der eigenen Persönlichkeit. Selbstverständlich ist es für Erwachsene auch wichtig, dass das Gelernte im beruflichen oder privaten Alltag umgesetzt werden kann (Heger 2004).

Drei grundlegende Aufgaben von Erwachsenenbildung können unterschieden werden (ebd.):

Abbildung 15
Grundlegende Aufgaben der Erwachsenenbildung

Defizitorientierung (Mangelorientierung)	▸ Ergänzung von fehlenden schulischen Kenntnissen ▸ Weiterentwicklung beruflicher Qualifikationen ▸ Erlernen neuer Inhalte
Identitäts-orientierung (Orientierung an der eigenen Person)	▸ Begleitung bei der Identitätsentwicklung ▸ Orientierungshilfe ▸ Anregung zur Identitätsentwicklung
Partizipations-orientierung (Teilhabe-orientierung)	▸ Schaffung der Fähigkeit und Anregung zur Teilnahme und Mitarbeit im Gemeinwesen

Zusammengefasst könnte man also sagen, dass die zentrale Aufgabe von Erwachsenenbildung darin liegt, dass Menschen ihren privaten oder beruflichen Alltag bewusster und fachkundiger erleben können. Sie sollen dadurch die Möglichkeit erhalten, ihren Alltag besser gestalten zu können, indem Einschränkungen abgebaut werden (Keller et al. 1995).

Anhand dieser eben getroffenen Unterscheidung der verschiedenen Aufgaben ergeben sich die beiden großen Bereiche der Erwachsenenbildung:

Abbildung 16
Arten der Erwachsenenbildung

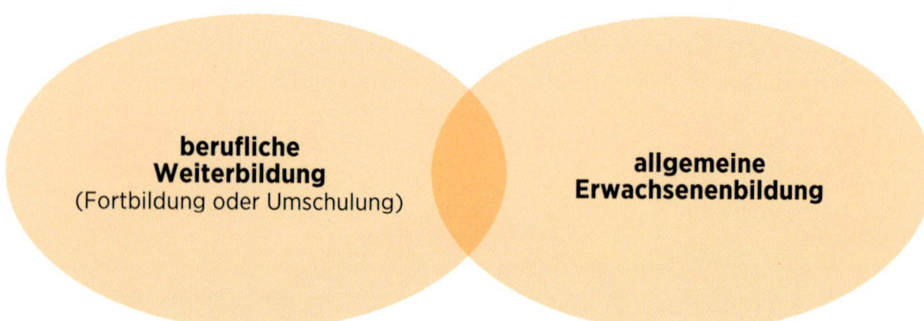

Das Feld der Institutionen, die Erwachsenenbildung anbieten, ist unglaublich weit. Neben dem Bund, den Bundesländern oder Gemeinden bieten auch private Anbieter aus der Wirtschaft oder anderen gesellschaftlichen Organisationen Bildung für Erwachsene an. Die verschiedenen Anbieter verfolgen außerdem die unterschiedlichsten Ziele, setzen unterschiedlichste Methoden ein, haben unterschiedliche Zugangsmöglichkeiten etc. (ebd.).

3.3 Sonderpädagogik

Der Begriff „Sonderpädagogik" beschreibt alle theoretischen Überlegungen und praktischen Möglichkeiten, um bei Menschen, die besondere Bedürfnisse haben, die bestmöglichen Erziehungserfolge zu erzielen. Damit können sowohl Menschen mit verschiedenen Behinderungen als auch Menschen mit besonderen Verhaltensauffälligkeiten gemeint sein.

Bei den genannten Personengruppen ist **Sonderpädagogik** notwendig, da ohne spezielle Förderung neben den vorhandenen Einschränkungen zusätzliche Benachteiligungen entstehen würden (Keller et al. 1995).

Heute geht es in diesem Bereich aber weniger um Integration, sondern vielmehr um Inklusion aller Menschen in einer Gesellschaft. Daher wird die Sonderpädagogik heute auch als Teil der Allgemeinen Pädagogik gesehen, da nicht die Defizite einer Gruppe von Menschen im Vordergrund stehen sollen. Auch das Konzept von Sonderschulen für Menschen mit besonderen Bedürfnissen wird heute stark hinterfragt, da vielmehr eine Schule angestrebt werden soll, in der das Konzept der Inklusion gelebt wird und jeder und jede einen Platz hat. Trotz dieses Gedankens der Inklusion kommt Sonderpädagogen weiterhin eine wichtige Rolle zu, allerdings nicht separat von anderen Berufsgruppen, wie zum Beispiele Lehrenden an Schulen, sondern in Zusammenarbeit mit diesen (Gudjons et al. 2020).

Integration
Anpassung einer zunächst nicht zugehörigen kleineren Gruppe an eine homogene Mehrheitsgruppe. Unterschiede werden bewusst gemacht.

Inklusion
Grundverständnis, dass alle Menschen gleichberechtigt und damit Teil des Ganzen sind. Die Vielfalt der Gesellschaft wird als selbstverständlich gesehen.

Heilpädagogik ist ein veralteter und heute nicht mehr verwendeter Begriff für alle theoretischen und praktischen Überlegungen in Bezug auf die Erziehung und Bildung von Menschen mit besonderen Bedürfnissen. Man darf sich durch den Begriff des „Heilens", der darin enthalten ist, nicht täuschen lassen. Die Heilpädagogik strebt keinesfalls eine Heilung an, sondern vielmehr eine optimale Nutzung des vorhandenen Potenzials (Keller et al. 1995).

In diesem Zusammenhang stellt sich die Frage, was unter Behinderung oder Einschränkung verstanden werden kann. Behinderung wird meist nicht nur daran gemessen, ob eine Person von der statistischen Norm abweicht, sondern vielmehr daran, ob sie die Erwartungen der Gesellschaft erfüllen kann. Ein Mensch hat folglich dann eine Behinderung, wenn er die Verhaltenserwartungen der Gesellschaft nicht realisieren kann. Genauer gesagt ist eine Behinderung eine dauerhafte, umfängliche und schwere Einschränkung, der meistens körperliche, emotionale oder geistige Schädigungen zugrunde liegen. Solche Beeinträchtigungen bringen meist auch eine Einschränkung der Erziehbarkeit mit sich, weshalb spezielle Methoden der Förderung notwendig sind (Marx 2005).

Erfolge im Rahmen der Sonderpädagogik können durch soziale, berufliche oder personale Teilhabe an der Gesellschaft erzielt werden. Ziel ist die Unterstützung von Menschen mit den unterschiedlichsten Einschränkungen beim Leben in der Gesellschaft. Im Mittelpunkt steht dabei, dass das

Leben mit Sinn erfüllt werden soll, wobei die Würde der Person an erster Stelle steht (ebd.).

Um diese Erfolge zu erreichen, stehen im Rahmen der Sonderpädagogik eine Reihe von Methoden zur Verfügung, wie z. B. Spiele, Musiktherapie, Arbeit in Gruppen oder Kompensationstraining.

3.4 Gesundheitserziehung

Eine besondere Bedeutung für den Gesundheitsbereich kommt naturgemäß der Fachrichtung Gesundheitspädagogik zu. Menschen, die zum Beispiel in der Gesundheits- und Krankenpflege arbeiten, haben immer die Aufgabe, mitzuhelfen, dass Menschen sich so verhalten, dass es ihrer Gesundheit förderlich ist.

Der Gegenstand der Gesundheitserziehung ist das Gesundheitsverhalten. Damit ist jenes Verhalten gemeint, das zu einem guten Gesundheitszustand führt. Die Fachrichtung Gesundheitserziehung hat immer eine Veränderung der Einstellung oder des Verhaltens eines Menschen zum Ziel. Auch **kollektive Maßnahmen** der Gesundheitserziehung können damit gemeint sein.

Kollektiv

Gruppe, Gemeinschaft oder Gesellschaft. Kollektive Maßnahmen sind Maßnahmen, die nicht nur für einzelne Menschen, sondern für viele bestimmt sind.

Die Bedeutung der Gesundheitserziehung beschränkt sich nicht nur auf die Schulzeit, sondern geht weit darüber hinaus, da eine positive Beeinflussung des Gesundheitsverhalten auch danach sehr relevant ist (Gujons et al. 2020). Daher ist auch die Prävention von Krankheiten und die Förderung des Wohlbefindens in allen Altersgruppen von großer Relevanz. Laut der Definition der Weltgesundheitsorganisation (WHO) wird zwischen drei Arten von **Prävention** unterschieden, die einen wichtigen Teil der Gesundheitserziehung darstellt. In jeder Stufe wird mit anderen Methoden und Zielgruppen gearbeitet:

Prävention

Vorbeugung, Verhütung

Abbildung 17
Stufen der Prävention

Primäre Prävention	Sekundäre Prävention	Tertiäre Prävention
▸ setzt beim gesunden Menschen an ▸ Gesundheitsvorsorge ▸ Erkennen von möglichen Risikofaktoren ▸ Maßnahmen setzen wie z. B. Bewegung, Impfungen, Ernährung ...	▸ richtet sich an besonders gefährdete Zielgruppen ▸ Krankheitsfrüherkennung ▸ z. B. Vorsorgeuntersuchungen	▸ für bereits kranke Personen ▸ Rückfallvermeidung ▸ Verhinderung von Folgeproblemen und negativen Begleiterscheinungen

Es stellt sich die Frage, wie Zielgruppen zu gesundheitsgerechtem Verhalten motiviert werden können. In jedem Fall sind Hilfen durch Außenstehende notwendig, die in der jeweiligen Situation Unterstützung anbieten. Eine Verhaltensänderung wird dem „**Health Belief Model**“ (HBM) entsprechend dann erreicht, wenn folgende Bedingungen gegeben sind (Lenzen 2004a):

Health Belief Model
Modell zur Analyse und Vorhersage des Gesundheitsverhaltens; von engl. „health“ (Gesundheit) und „belief“ (Glaube, Überzeugung, Vorstellung)

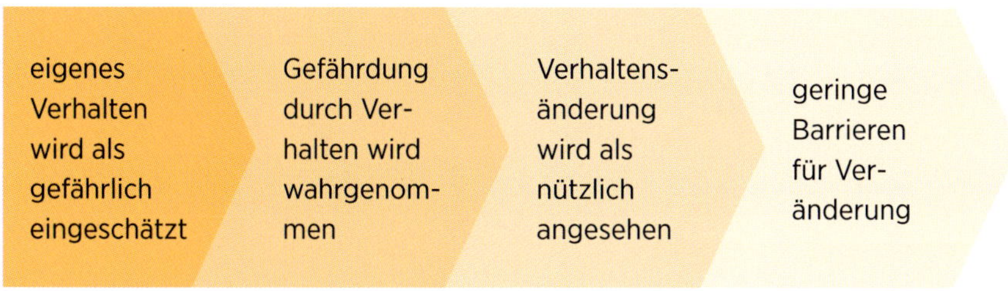

Abbildung 18
Bedingungen für Veränderungen im Gesundheitsverhalten

In der Vergangenheit wurde häufig versucht, eine Verhaltensänderung dadurch herbeizuführen, dass Informationen über negative Verhaltensweisen weitergegeben wurden, die Angst bei Betroffenen verursachen sollten. Eine solche Vorgehensweise trägt aber eher dazu bei, dass Personen ihre Gesundheitsprobleme vor sich selbst und der Umwelt verleugnen. Daher geht man heute davon aus, dass die Motivation zur Verhaltensänderung besser durch die Attraktivität des Angebots bestimmt werden kann. Die Wirksamkeit oder der Nutzen von Veränderungen für die Erhaltung von Gesundheit soll den Betroffenen durch gezielte Aufklärung nähergebracht werden (Lenzen 2004a).

Es ist schwierig, das Gesundheitsverhalten von Erwachsenen zu verändern, die sich aus Gewohnheit schon seit Jahrzehnten gleich verhalten. Gesundheitserziehung muss daher bereits dann einsetzen, wenn sich noch keine Verhaltensmuster verfestigt haben (z. B. im Kindergarten, in der Schule).

In den letzten Jahrzehnten haben sich die Arten der Krankheiten der westlichen Gesellschaften stark gewandelt. Infektiöse Erkrankungen gingen sehr stark zurück, während chronische Krankheiten ständig zunahmen. Damit haben sich auch die Aufgaben der Gesundheitserziehung stark geändert. Denn dieser Wandel entstand nicht nur durch veränderte Umweltbedingungen, sondern auch durch bestimmte Verhaltensweisen der Menschen. Hier wären z. B. Essgewohnheiten, Zigarettenkonsum oder mangelnde körperliche Aktivitäten zu nennen. Genau diese Punkte sind es, die heute im Zentrum der Gesundheitserziehung stehen, nicht mehr vorrangig hygienische Mängel. (Lenzen 2004a)

Die folgenden Themenbereiche können Teil der Gesundheitserziehung in Kindergärten und Schulen sein. Das bedeutet aber nicht zwangsläufig, dass sie nicht auch für Erwachsene relevant sein können (Lenzen 2004a):

Abbildung 19
Themenbereiche der Gesundheitserziehung

Psychohygiene	Entspannungsmaßnahmen, mentale Gesundheit, psychosoziale Kompetenzen ...
allgemeine Suchtprävention	stoffungebundene Süchte, Anti-Drogen-Erziehung, illegale und Alltagsdrogen ...
Ernährungserziehung	Ernährungsgewohnheiten und ihre Folgen, Bestandteile der Nahrung ...
Hygiene	Körper-, Kleider-, Wohn-, Zahnhygiene; Schlaf und Schlafmangel ...
Krankheitserkennung und -vorsorge	medizinische Prophylaxe, Kinderkrankheiten, Aids ...
Sicherheitserziehung	Unfallverhütung, Erste Hilfe ...

3.5 Vertiefung des Lernstoffes

Zusammenfassung

Heute gibt es eine große Zahl an Subdisziplinen und Fachrichtungen innerhalb der Erziehungswissenschaft. Zu den Subdisziplinen zählen etwa die Sozialpädagogik, Erwachsenenbildung, Sonderpädagogik, Schulpädagogik, historische Pädagogik oder Wirtschaftspädagogik. Als Fachrichtungen gelten z. B. die Gesundheitspädagogik, Medienpädagogik, Freizeitpädagogik oder Umweltpädagogik.

Der Bereich der **Schulpädagogik** beschäftigt sich damit, wie pädagogisches Handeln in der Institution Schule vor sich geht und welche Auswirkungen dies hat. Die Themen sind dabei sehr vielfältig und umfassen unter anderem Unterrichtsprinzipien, -formen oder -methoden, Lern- und Lehrmittel oder Lehrpläne. Außerdem muss die Schulpädagogik auch immer die Frage stellen, unter welchen gesellschaftlichen Rahmenbedingungen Schule funktioniert.

Erwachsenenbildung bezeichnet jede Art des Lernens, das nach der Schul- und Berufsausbildung durchlaufen wird. Es können dabei entweder bestehende Kenntnisse vertieft und erweitert oder aber neue Inhalte vermittelt werden. Erwachsenenbildung kann entweder für das berufliche Weiterkommen oder für die Entfaltung der eigenen Persönlichkeit genützt werden. Drei grundlegende Aufgaben von Erwachsenenbildung sind dabei Defizitorientierung, Identitätsorientierung und Partizipationsorientierung.

Der Begriff **Sonderpädagogik** beschreibt alle theoretischen Überlegungen und praktischen Möglichkeiten, um bei Menschen, die besondere Bedürfnisse haben, die bestmöglichen Erziehungserfolge zu erzielen. Bei Personen mit Behinderungen oder sozialen Defiziten ist eine sonderpädagogische Förderung notwendig, da sonst neben den vorhandenen Einschränkungen zusätzliche Benachteiligungen entstehen würden. Dabei ist eine Haltung der Inklusion sehr relevant, die alle Menschen als Gleichberechtigte in einer heterogenen Welt sieht.

Die **Gesundheitserziehung** beschäftigt sich mit den Möglichkeiten, eine Veränderung der Einstellung oder des Handelns eines Menschen in Bezug auf das Gesundheitsverhalten herbeizuführen. Dabei kann zwischen primärer, sekundärer und tertiärer Prävention unterschieden werden. Es ist sinnvoll, schon in jungen Jahren mit Gesundheitserziehung zu beginnen, wobei vor allem die folgenden Themenbereiche relevant erscheinen: Psychohygiene, Suchtprävention, Ernährungserziehung, Hygiene, Krankheitserkennung und -vorsorge sowie Sicherheitserziehung.

Zum Üben

1. Nennen Sie einige wichtige Subdisziplinen und Fachrichtungen der Erziehungswissenschaft.
2. Welche Bereiche werden im Rahmen der Schulpädagogik untersucht?
3. Welche Bedeutung hat Erwachsenenbildung in unserer Gesellschaft?
4. Was sind die unterschiedlichen Aufgabengebiete der Erwachsenenbildung?
5. Was bedeutet der Begriff „Sonderpädagogik" und womit beschäftigt sich diese Teildisziplin?
6. Womit beschäftigt sich die Fachrichtung Gesundheitserziehung?
7. Was sind die drei Arten der Prävention?
8. Welche Themen können im Rahmen der Gesundheitserziehung behandelt werden?

Zum Nachlesen

Gudjons, Herbert/Traub, Silke (2020): Pädagogisches Grundwissen. Überblick - Kompendium - Studienbuch. Klinkhardt.

Heger, Rolf-Joachim (2004): Erwachsenenbildung. In: Lenzen, Dieter (Hrsg.): Pädagogische Grundbegriffe. Band 1. Aggression - Interdisziplinarität. Rowohlt, S. 407–424.

Marx, Rita (2005): Sonderpädagogik. In: Lenzen, Dieter (Hrsg.): Pädagogische Grundbegriffe. Band 2. Jugend - Zeugnis. Rowohlt, S. 1.392–1.408.

4 Wie handeln Pädagoginnen und Pädagogen?

4.1 Pädagogische Haltungen und Prinzipien

Nach dem Studium dieses Kapitels sollten Sie ...

... wissen, was eine professionelle pädagogische Beziehung ausmacht.

... die beiden unterschiedlichen Grundvorstellungen der Rolle von Pädagogen und Pädagoginnen kennen.

... die Prinzipien pädagogischen Denkens und Handelns nachvollziehen können.

... einige Grundformen pädagogischen Handelns erklären können.

Handeln ist stets ein bewusster Vorgang. Pädagogisches Handeln ist in jedem Fall soziales Handeln, weil damit versucht wird, auf andere Menschen einzuwirken. Allerdings gibt es hier kein richtiges oder falsches Handeln, sondern nur ein Handeln, das den Bedingungen angemessen erscheint; dadurch sind immer mehrere Möglichkeiten vorhanden. Professionelles pädagogisches Handeln hat das Ziel, Lernen zu ermöglichen. (Giesecke 1987)

Pädagogisches Handeln ist stets auf Menschen bezogen. Es wird eine Situation vorausgesetzt, in der es ein natürliches Gefälle zwischen den beteiligten Personen gibt. Dieses Handeln hat das Ziel, die Möglichkeiten der eigenständigen Lebensbewältigung entweder aufzubauen oder zu sichern bzw. wiederherzustellen. Ziel ist es immer, sich durch das eigene Handeln überflüssig zu machen. Sobald die anvertrauten Menschen dazu fähig sind, eigenverantwortlich zu handeln, sind Erziehende nicht mehr notwendig. Es handelt sich dabei allerdings um keinen Prozess, der irgendwann vollkommen abgeschlossen ist. Vielmehr ist pädagogisches

Handeln ein Leben lang notwendig, da Mündigkeit immer wieder erneuert und abgesichert werden muss (Bernhard 2021). Im folgenden Kapitel soll daher der Frage nachgegangen werden, nach welchen Prinzipien und auf welche Arten professionelles pädagogisches Handeln erfolgen kann.

4.1.1 Professionelle pädagogische Beziehung

In unserem Alltag haben wir Beziehungen zu den unterschiedlichsten Menschen. Diese Beziehungen können verschieden stark ausgeprägt sein: Sie reichen von sehr engen Bindungen (Partnerschaft, Kinder, Verwandte etc.) bis hin zur sehr lockeren Verbundenheit (Bekannte etc.).

Eine pädagogische Beziehung ist eine besondere Form der Beziehung zwischen zwei Menschen. Sie bezieht sich nur auf einen Teil unseres Lebens, nämlich auf das Ziel, etwas zu lernen. Das gemeinsame Ziel muss auch allen Beteiligten klar sein. Außerdem ist eine pädagogische Beziehung meist zeitlich beschränkt. Man verfolgt nur über eine bestimmte Zeitspanne das gemeinsame Ziel des Lernens, danach ist man wieder frei. Die Beteiligten können sich das Gegenüber meist auch nicht aussuchen, daher ist die Beziehung eher distanziert, denn es kann keine Gleichrangigkeit geben. Die beteiligten Personen haben unterschiedlich viel Macht, sich in das Geschehen einzubringen, sind also nie gleichberechtigt (Giesecke 2015).

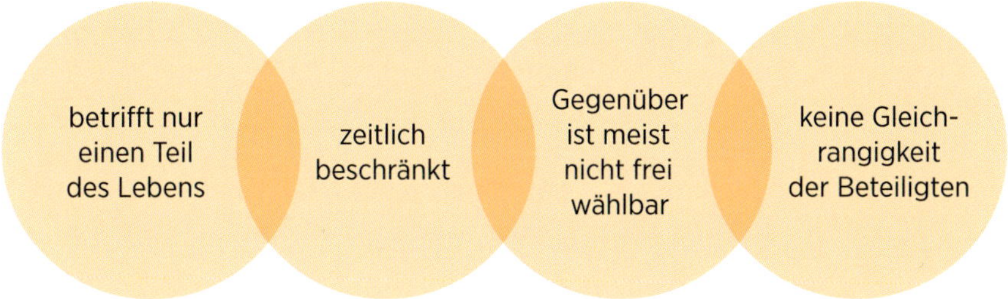

Abbildung 20
Charakteristika einer professionellen pädagogischen Beziehung

Wird einer dieser Punkte verletzt, kann man nicht mehr von einer vollkommen professionellen pädagogischen Beziehung sprechen.

Beispiele

Eine Lehrerin und eine Gruppe von Schülerinnen treffen sich in ihrer Freizeit, um gemeinsam ins Kino zu gehen.

- Damit betrifft das pädagogische Handeln nicht mehr nur einen lernbezogenen Teil des Lebens, sondern auch die Freizeit. Man kann nicht mehr von vollkommen professionellem pädagogischem Handeln sprechen.

Ein Lehrer und eine Gruppe von ehemaligen Schülern treffen sich regelmäßig zum gemeinsamen Sport.

- Die pädagogische Beziehung ist hier nicht mehr zeitlich beschränkt, da sie über das Ende der Schulzeit hinausgeht. Es ist damit kein vollkommen professionelles pädagogisches Handeln mehr gegeben.

Gleichrangigkeit zwischen allen Beteiligten darf nur in einem Punkt gegeben sein: Alle Personen, ob Lehrende oder Lernende, müssen die Möglichkeit haben, ihre Erfahrungen einzubringen. Denn gerade die Unterschiedlichkeit der Erfahrungen ermöglicht es, Neues zu erlernen. Aus diesem Respekt vor dem unterschiedlichen Erfahrungsschatz aller Beteiligten kann sich Vertrauen bilden. Allerdings muss das noch nicht heißen, dass der Person des Pädagogen als Ganzes vertraut wird, sondern nur in Bezug auf den gemeinsamen Zweck – das Lernen.

In erster Linie ist es wichtig, die Kompetenz von Pädagoginnen wahrzunehmen, um Vertrauen in die Situation zu haben. Dies bedeutet aber nicht, dass zu einer professionellen pädagogischen Beziehung nicht auch Kritikfähigkeit gehört. Die Kompetenz von Lehrenden muss aber auch glaubwürdig vermittelt werden.

Pädagogische Beziehungen sind immer offen für Veränderungen, können sogar zerbrechen, wenn das Vertrauen oder der Respekt zu gering werden. Man muss bedenken, dass Pädagogen stets eine Beziehung zu mehreren Menschen eingehen müssen; dazu ist die nötige Distanz erforderlich. Zu starke Annäherung kann dazu führen, dass nicht mehr alle gleich behandelt werden können und damit die professionelle Beziehung aufgebrochen wird. Von Grund auf ist diese Art der Beziehung daraufhin angelegt, dass sie zeitlich und örtlich begrenzt ist.

Auch als Pflegeperson ist es eine wichtige Aufgabe, eine professionelle Beziehung zu Patientinnen zu wahren. Wesentliche Punkte, die eine professionelle pädagogische Beziehung ausmachen, können hier übernommen werden:

- Es kann keine Gleichrangigkeit zwischen zu Betreuenden und Pflegenden geben.
- Die Beziehung zwischen Pflegenden und Betreuten betrifft für beide Seiten nur einen Teil des Lebens.
- Die Beziehung ist zeitlich beschränkt.
- Weder Gepflegte noch Pflegende können sich im Normalfall das Gegenüber aussuchen.
- Erfahrungen der Betreuten sollten zugelassen werden, damit sich Vertrauen bilden kann.
- Die Kompetenz von Pflegepersonal sollte wahrgenommen werden, damit Respekt gegeben ist.

4.1.2 Rolle von Pädagogen und Pädagoginnen

Eine soziale Rolle ist ein Bündel aus Erwartungen an das Verhalten einer Person in einer bestimmten sozialen Situation durch die Gesellschaft. Durch die Verteilung von Rollen wird die Aufgabenverteilung in der Gesellschaft sichergestellt und erleichtert dadurch das soziale Miteinander. Menschen können generell als Erziehende verstanden werden. Egal, wel-

ches Verhalten eine einzelne Person zeigt oder auch nicht zeigt, ergeben sich daraus positive oder negative erzieherische Einflüsse auf andere, auch wenn dies meist nicht bewusst passiert (Braun 1997).

In der Pädagogik gibt es zwei Grundvorstellungen von Erziehung und damit auch von der Rolle, die Erziehende gegenüber Zöglingen einnehmen. Beide Vorstellungen haben auch die bisherige Geschichte der Pädagogik durchzogen. Man kann die Rolle von Pädagogen heute aber wahrscheinlich am besten als Kombination von beidem verstehen (Gudjons 2003).

Herstellendes Machen	Begleitendes Wachsenlassen
▸ Erziehung als Handeln, bei dem etwas hergestellt wird ▸ Erziehende handeln mithilfe bestimmter Methoden, um ein angestrebtes Ziel zu erreichen ▸ Erziehende gleichen z. B. Handwerkern oder Bildhauerinnen	▸ Erziehung als begleitendes Handeln ▸ Erziehende unterstützen den Entwicklungsprozess, indem sie schützen und pflegen ▸ Erziehende gleichen z. B. Gärtnerinnen oder Bauern

Abbildung 21
Grundvorstellungen von Erziehung

4.1.3 Prinzipien pädagogischen Denkens und Handelns

Hinter jedem Denken und Handeln von Pädagoginnen sollten gewisse Prinzipien stehen, die sich in der Geschichte der Pädagogik etabliert haben. Diese Grundsätze beziehen sich einerseits auf die Erziehung von Menschen, andererseits auf ihre Bildung.

Im Bereich der Erziehung sollten pädagogische Handlungen immer so erfolgen, dass sie die Erzogenen nicht zu sehr einschränken. Erziehende sollen hier nur so einwirken, dass die Erzogenen herausgefordert werden, selbst tätig zu werden. Im Rahmen der Erziehung sollte also zur **Selbsttätigkeit** aufgefordert werden (Benner 2005).

Bildsamkeit	Selbsttätigkeit
Zöglinge sind in der pädagogischen Interaktion als Mitwirkende zu sehen, die an der Aneignung von Neuem interessiert sind.	Die pädagogische Handlung soll so ausgerichtet sein, dass sie offen hält, was Heranwachsende für sich selbst als zukünftige Aufgaben und Ziele ansehen möchten.

Abbildung 22
Prinzipien pädagogischen Denkens und Handelns

Auf der anderen Seite geht es im Bereich der Bildung darum, dass genügend Offenheit in der pädagogischen Interaktion vorhanden ist, um vielseitige Möglichkeiten offenzuhalten. Man sollte allgemein davon ausgehen, dass jeder Mensch formbar, ja sogar auf Erziehung angewiesen ist. Diese Tatsache kann man auch als grundsätzliche **Bildsamkeit** des Menschen bezeichnen. Allerdings ist jeder Mensch ein Individuum, das aktiv am Erziehungsprozess beteiligt ist; nur so kann Individualität des Menschen entstehen. Bildsamkeit darf folglich keinesfalls als Formung des Menschen durch Erziehende verstanden werden. Vielmehr könnte man diesen Begriff als **Ansprechbarkeit** definieren (Braun 1997).

Die beiden Prinzipien Selbsttätigkeit und Bildsamkeit müssen jedoch immer in Kombination mit gesellschaftlichen Einflüssen betrachtet werden. Selbsttätigkeit kann etwa nur dann stattfinden, wenn sie nicht durch bestimmte gesellschaftliche Einflüsse gehemmt wird. Erziehende müssen sich deshalb immer die Frage stellen, in welchem gesellschaftlichen Umfeld ihre Zöglinge leben und ob dies für die Entfaltung der Person förderlich oder hinderlich sein könnte. Nur wenn diese **Überprüfung des gesellschaftlichen Einflusses** stattfindet, können die anderen Prinzipien eingehalten werden.

4.2 Grundformen pädagogischen Handelns

Es gibt die unterschiedlichsten Formen, wie Pädagoginnen handeln können. Einige, die auch für den Gesundheitsbereich wichtig scheinen, sollen hier näher beschrieben werden.

4.2.1 Unterrichten

Im Zusammenhang mit dem Begriff „Unterrichten" wird man zwangsläufig an eine Form von Schule denken, in der Lehrende den Schülern etwas beibringen. Der Begriff bedeutet aber weit mehr. So kommt es in sehr vielen Berufen vor, dass mündlich oder schriftlich Berichte abgegeben werden müssen.

> Es geht beim Unterrichten immer darum, anderen relativ komplexe Sachverhalte zu erklären. Das Grundmuster ist also, dass jemand etwas weiß und dies anderen verständlich mitteilt.

Folgende Voraussetzungen müssen erfüllt sein, damit von Unterricht gesprochen werden kann (Giesecke 2015):

1	Vortragende müssen über das Thema sehr gut Bescheid wissen, um auch zusätzlichen Fragen gerecht werden zu können. Sie müssen außerdem fähig sein, Sachverhalte auf verschiedene Weisen zu erklären.
2	Die Art der Präsentation ist meist ein Vortrag, und nicht etwa eine Gesprächsrunde.
3	Es muss eine Auswahl getroffen werden, was gesagt werden soll und was nicht, je nachdem, welches Ziel mit dem Unterricht verfolgt wird. Die Inhalte müssen einerseits auf die Vortragenden selbst, aber auch auf das Publikum abgestimmt werden.
4	Vortragende müssen sich eine Struktur überlegen, wie die Inhalte präsentiert werden sollen.
5	Schließlich muss auch gut überlegt sein, wie Vortragende methodisch vorgehen möchten. Dabei geht es darum, welche Medien eingesetzt werden sollen.

Abbildung 23
Charakteristika von Unterricht

Unterricht kann auch als Zusammenwirken von Lehrenden und Lernenden in einem institutionell geregelten Kontext definiert werden. Dabei erhalten Lehrende durch das Rollenverständnis der Gesellschaft die Berechtigung, die Führung zu übernehmen. Von Lehrkräften wird dabei aber auch die Kenntnis der Inhalte und der Methoden der Vermittlung erwartet (Geißler 2005).

Außerdem kann Unterricht als Vorgang der Auseinandersetzung mit bestimmten Inhalten durch Kommunikation bzw. durch Lehr- und Lernprozesse verstanden werden, wobei die Inhalte entweder durch die Institution oder durch die Gesellschaft vorgeschrieben werden (Geißler 2005). Unterricht ist immer mit dem Erwerb von Wissen, Kenntnissen oder Fertigkeiten verbunden. Eine Erziehungsfunktion hat Unterricht aber nur dann, wenn dieses Wissen auch zur sittlichen Höherführung des Menschen führt. Erziehung erfolgt meist durch Unterricht, aber nicht jeder Unterricht muss zwangsläufig Erziehung sein (Braun 1997).

Unterricht läuft normalerweise in den folgenden drei Phasen ab (Keller et al. 1995):

Bestimmung von Lernzielen → **Gestaltung von Lernsituationen** → **Überprüfung der Ergebnisse**

Abbildung 24
Unterrichtsphasen

Neben diesen Phasen gibt es auch sechs Prinzipien, die Lehrkräfte oder Vortragende beachten müssen, wenn sie sich in einer Unterrichtssituation befinden (Keller et al. 1995):

- Zielorientierung
- Motivation der Schüler und Schülerinnen
- Strukturierung des Unterrichts
- Aktivierung zur Selbsttätigkeit
- Angemessenheit des Unterrichts
- Leistungssicherung bzw. -kontrolle

Beispiel

Menschen, die im Bereich der Gesundheits- und Krankenpflege arbeiten, unterrichten nicht nur dann, wenn sie in der Krankenpflegeausbildung tätig sind. Es kommt auch vor, dass Pflegende in anderen Bereichen unterrichtend tätig sind. Vor allem dann, wenn Pflegende spezielles Wissen besitzen, kann dieses z. B. im Rahmen von Kursen weitergegeben werden (z. B. Diabetesschulungen, Gesundheitserziehung in Schulen).

4.2.2 Informieren

Eine weitere Form der pädagogischen Handlung ist das Informieren.

Unter Informieren versteht man ebenfalls eine Weitergabe von Wissen. Eine weitere Interpretation des Gesagten, wie beim Unterrichten, ist allerdings nicht nötig.

Informieren ist eine alltägliche Handlung: Wir informieren andere, lassen uns aber auch selbst informieren. Die Person, die informiert, weiß immer mehr als ihr Gegenüber. Wir geben also Antworten auf Fragen, die jemand beantwortet haben möchte. Die Besonderheit an der Information ist, dass sie immer auf eine aktuelle Lebenssituation hin ausgerichtet ist. Information ist nötig, damit wir uns in einer bestimmten Situation angemessen verhalten können (Giesecke 2015).

Beim Informieren ist die Auswahl der Informationen ein wesentlicher Aspekt. Es muss immer überlegt werden, welche Informationen das Gegenüber brauchen könnte. Informieren steht außerdem fast nie allein, sondern ist meist eine ergänzende pädagogische Handlungsform, die dazu dient, dass andere pädagogische Maßnahmen gelingen können.

Beispiel

Gesundheits- und Krankenpflegepersonen werden häufig in die Situation kommen, andere Menschen über die verschiedensten Themen zu informieren. Dies reicht etwa von der Information im Krankenhaus über die folgenden pflegerischen Handlungen bis hin zur Informationsweitergabe vor der Entlassung oder auch zur Information über Pflegemöglichkeiten nach einem stationären Aufenthalt.

4.2.3 Beraten

Beratung ist immer eine Interaktion zwischen Personen, die Rat suchen, und Beratenden. Das Ziel von Beratung ist es, persönliche Probleme zu verringern oder sogar insgesamt zu beseitigen. Beratende verfolgen dabei die Absicht, Probleme richtig zu erkennen und die nötige Hilfe zur Selbsthilfe zu geben (Keller et al. 1995).

Jede Situation, in der Kommunikation erfolgt, kann Elemente der Beratung aufweisen, sobald von einer Seite ein Problem geäußert wird, zu dem die andere Seite Hilfestellungen anbietet. Beratung ist die pädagogisch-professionelle Bearbeitung von Teilaspekten und Teilproblemen von Menschen in jedem Lebensalter. Beratene werden dadurch in den Handlungs- und Entscheidungskompetenzen gestärkt. Ziel ist die eigenständige Gestaltung der Lebensverhältnisse (de Haan 2005).

Interessant erscheint, dass durch eine beratende Situation die autoritäre Struktur eines Erziehungsprozesses unterbrochen wird. Da Beratung meist auf Wunsch des Beratenen zustande kommt, wird die Abhängigkeit von Erziehenden aufgehoben. Außerdem besteht kein so großes Machtgefälle zwischen den Beteiligten wie in Erziehungsprozessen (ebd.).

Entscheidend für die Form der Beratung ist nämlich, dass Ratsuchenden freigestellt ist, ob sie Ratschläge annehmen möchten oder nicht. Es darf keine Sanktionen dafür geben, wenn ein Rat nicht befolgt wird. Damit verknüpft ist ein notwendiges Maß an Vertrauen, das für eine gelungene Beratung gegeben sein muss. Die Verantwortung bleibt bei den Ratsuchenden selbst. Beratende müssen die Fähigkeit haben, die Probleme zu erkennen und die Folgen von Entwicklungen abschätzen zu können (Bernhard 2021).

Zielführend bei einer Beratung ist meist, dass sie im Rahmen eines Prozesses stattfindet, da sich damit meist ein größerer Erfolg einstellt, als wenn nur einmalig ein Gespräch stattfindet. Im Idealfall sollte eine Beratung in drei Stufen ablaufen, wobei vor allem der erste Schritt einer passenden Diagnose des Problems für den Erfolg äußerst wichtig ist (Keller et al. 1995):

Abbildung 25
Idealtypischer Ablauf von Beratung

Diagnose
Informationssammlung über das Problem und dessen Ursachen

→ **Behandlung**
Durchführung von Therapie oder anderen Hilfemöglichkeiten

→ **Erfolgskontrolle**
Bewertung des Erfolges und wenn nötig Nachbehandlung

Heute sind Beratungseinrichtungen für alle Themen des menschlichen Lebens aus unserer Gesellschaft nicht mehr wegzudenken.

Beispiel

Personal in der Gesundheits- und Krankenpflege hat auch die Aufgabe, Betreute und deren Angehörige zu beraten. Geht es etwa um die Frage, wie eine Familie die Betreuung der pflegebedürftigen Mutter organisieren soll, können Pflegepersonen beratend mitwirken.

4.2.4 Arrangieren

arrangieren
(franz.) = anordnen

Jede pädagogische Handlung muss im Vorhinein geplant und **arrangiert** werden. Dabei geht es darum, eine Lernsituation herzustellen, die für die jeweilige Gruppe von Personen passend erscheint. Das Arrangieren kann vier verschiedene Ausprägungen haben (Giesecke 2015):

Abbildung 26
Dimensionen von Arrangieren

Arrangieren

Arrangieren kann bedeuten, dass jene sozialen Bedingungen hergestellt werden, die ein Zusammenleben bzw. ein pädagogisches Feld ermöglichen (z. B. Unterteilung einer Gruppe).

Ein Arrangement kann auch ein Mittel sein, um ein bestimmtes Ziel zu erreichen (Anordnung von Möbeln, Rituale).

Es kann auch nur eine Situation arrangiert werden und die Lernziele vom Partner bzw. von der Partnerin bestimmt werden (Veranstaltungen, Fachleute einladen).

Arrangements können auch auf emotionale Gegebenheiten abgestimmt werden. Es geht hier vor allem um eine ästhetische Dimension: Teilnehmende sollten etwas als schön oder zumindest positiv empfinden. Damit wird Lernen leichter möglich.

Beispiel

Auch Pflegepersonen müssen Arrangements treffen, um handeln zu können. Sie müssen versuchen, eine Situation herzustellen, die ihr Handeln ermöglicht. Pflegende in einem Pflegeheim können z.B. versuchen, einen Raum besonders zu dekorieren, um für die Bewohner die Möglichkeit zu schaffen, ihre Sinneswahrnehmungen zu verbessern. Ein anderes Beispiel wäre die Organisation eines Vortrages, zu dem eine Expertin eingeladen wird.

4.2.5 Animieren

Animieren ist ein Vorgang, in dem versucht wird, andere Personen in einer Situation dazu zu bewegen, mögliche Lernchancen auszunützen. Man könnte dies auch als Motivation, Anregung oder Förderung bezeichnen (Giesecke 2015).

animieren
(franz.) = beleben, anregen, ermuntern

Man kennt den Begriff „Animateur bzw. Animateurin" heute vor allem aus dem Tourismus, wo Angestellte in Ferienanlagen versuchen, die Gäste zu ermutigen, bei verschiedenen Aktivitäten mitzumachen. Allerdings ist auch mit inbegriffen, dass diese Personen die Aufgabe haben, Urlaubende zu unterhalten.

Natürlich kann auch geselliges Handeln ein Teil pädagogischen Handelns sein. Es geht aber hierbei in erster Linie darum, anderen einen Anstoß für eine Lernsituation zu geben, auf die sie sich sonst wahrscheinlich nicht einlassen würden. Dies kann auf drei verschiedene Arten erfolgen:

Verbesserung eines bestehenden Tuns
z.B. bestehende Interessen erweitern, ausbauen

Nahebringen von Dingen, die noch nicht getan werden
z.B. Interessen wecken, die noch nicht bestehen

Eigeninitiative fördern
z.B. neue Fähigkeiten entdecken, Talente erkennen

Abbildung 27 **Dimensionen des Animierens**

Es gibt keine festgelegten Techniken, wie man andere Menschen animieren kann. Hier spielt vielmehr sowohl die Person der Pädagogin als auch die der zu animierenden Person eine große Rolle.

Beispiel

Personen, die in der Gesundheits- und Krankenpflege arbeiten, werden immer wieder gefordert sein, andere Menschen zu verschiedensten Aktivitäten oder Handlungen zu animieren. Das kann vom Animieren von alten Menschen im Pflegeheim zum Besuch einer Gymnastikstunde über die Anregung zu einer Vorsorgeuntersuchung bis hin zur Animation zu gesünderer Ernährung oder mehr Bewegung für Betreute im Krankenhaus reichen.

4.3 Vertiefung des Lernstoffes

Zusammenfassung

In diesem Kapitel wurden pädagogische Haltungen und Prinzipien bzw. verschiedene Formen des pädagogischen Handelns beschrieben.

Eine professionelle pädagogische Beziehung zwischen zwei Menschen ist nur dann gegeben, wenn bestimmte Kriterien erfüllt sind. Eine solche Beziehung betrifft immer nur einen Teil des Lebens und ist zeitlich beschränkt. Außerdem kann man das Gegenüber meist nicht selbst wählen und ist niemals untereinander gleichgestellt. Gleichrangigkeit darf es nur in der Hinsicht geben, dass alle Personen ihre Erfahrungen einbringen können. Vertrauen und Respekt sind weitere Grundvoraussetzungen.

Je nach Definition, was Erziehung bedeutet, können Pädagoginnen unterschiedliche Rollen einnehmen. Einerseits kann man von Pädagogen als Bildhauerinnen oder Handwerkern sprechen, die versuchen, ein Individuum zu formen. Andererseits gibt es das Bild von Erziehenden als Gärtnern oder Bäuerinnen, die den Entwicklungsprozess unterstützend begleiten.

Wichtige Prinzipien des pädagogischen Denkens und Handelns sind Bildsamkeit und Selbsttätigkeit der zu Erziehenden. Dafür muss aber immer der gesellschaftliche Einfluss auf Erziehungsprozesse überprüft werden. Außerdem muss jede Art der menschlichen Praxis akzeptiert werden.

Grundformen, wie Pädagogen handeln können, sind:

Unterrichten	jemand, der etwas weiß, vermittelt sein Sachwissen jemand anderem
Informieren	Weitergabe von Wissen ohne anschließende Interpretation
Beraten	durch Interaktion zwischen zwei Personen sollen Probleme verringert oder gelöst werden
Arrangieren	Planung und Vorbereitung von pädagogischen Handlungen
Animieren	Personen dazu bewegen, mögliche Lernchancen wahrzunehmen

Zum Üben

1. Welche Faktoren machen eine professionelle pädagogische Beziehung aus?
2. Welche unterschiedlichen Rollenbilder von Pädagogen und Pädagoginnen kennen Sie?
3. Was sind die beiden Grundprinzipien pädagogischen Denkens und Handelns und durch welche Voraussetzungen werden sie beeinflusst?
4. Wie würden Sie die Grundformen pädagogischen Handelns erklären?

Zum Nachlesen

Geißler, Harald (2005): Unterricht. In: Lenzen, Dieter (Hrsg.): Pädagogische Grundbegriffe. Band 2. Jugend – Zeugnis. Rowohlt, S. 1.538–1.543.

Giesecke, Hermann (2015): Pädagogik als Beruf. Grundformen pädagogischen Handelns. Juventa.

5 Erziehungs- und Führungsstile

Nach dem Studium dieses Kapitels sollten Sie ...

... wissen, was unter dem Begriff „Erziehungsstil" zu verstehen ist.

... die zweidimensionale Einteilung der Erziehungsstile nach Klaus Hurrelmann kennen.

... wissen, was den autoritären, permissiven, überbehütenden, vernachlässigenden und autoritativ-partizipativen Erziehungsstil ausmacht.

... weitere Dimensionen erzieherischen Handelns beschreiben können.

... Auswirkungen verschiedener Erziehungsstile nachvollziehen können.

Im letzten Kapitel soll es nun darum gehen, welche unterschiedlichen Erziehungsmuster es in Erziehungsprozessen geben kann.

Der Begriff „Erziehungsstil" beschreibt ein Bündel von Verhaltensweisen von einzelnen oder mehreren Erziehenden, die einem bestimmten Grundmuster folgen.

Mit „Erziehungsstil" ist folglich die Gesamtheit des erzieherischen Verhaltens gemeint, es können darunter aber auch Besonderheiten des Verhaltens oder typische Verhaltensweisen von Personen verstanden werden. Auch die Folgen, die ein bestimmtes Verhalten bewirken, sind Teil des Themas Erziehungsstile (Weber 1974).

Bei Erziehungsstilen handelt es sich immer um theoretische Möglichkeiten, wie sich Erziehende verhalten können. Erziehungsstile sind der Versuch, die unterschiedlichsten Verhaltensweisen von Erziehenden zu ordnen, es muss sich dabei aber nicht um praktisch vorhandene Merkmale des Verhaltens handeln. Außerdem wird man in der Praxis, sei es bei Eltern, Lehrkräften oder sonstigen Erziehenden, nie einen Erziehungsstil in reiner Form finden. Das Erziehungsverhalten jedes Menschen wird immer eine Mischform aus den verschiedensten Stilen sein (Keller et al. 1995).

Es muss außerdem betont werden, dass es keinen „richtigen" oder „falschen" Erziehungsstil gibt. Die passenden Erziehungsstile hängen sehr stark vom Wesen des Menschen, von der Art des Zusammenlebens, der Kultur, der Zeit und der Gesellschaftsordnung ab. Man muss beim Thema Erziehungsstile also auch immer die gesellschaftlichen Voraussetzungen mitbedenken, in denen erzogen wird. Weiters spielen auch Alter, Geschlecht, Entwicklungsniveau oder die Persönlichkeit von Kindern eine große Rolle dafür, wie erzogen wird. Weiters darf nie vergessen werden, dass Erziehen immer ein Wechselspiel zwischen Erziehenden und Erzogenen ist (ebd.).

Je nachdem, in welchem Kontext von Stilen des Erziehungsverhaltens gesprochen wird, können auch die Bezeichnungen „Führungsstil" oder „Unterrichtsstil" verwendet werden. Die in der Folge beschriebenen Verhaltensmuster sind nicht nur auf die Beziehung zwischen Eltern und Kindern anwendbar, sondern auch auf die Beziehung zwischen Lehrkräften und Lernenden, Führungskräften und Angestellten oder auch auf die Beziehung zwischen Pflegenden und Gepflegten.

5.1 Einteilung der Erziehungsstile nach Hurrelmann

Sehr viele Pädagogen haben versucht, die unterschiedlichsten Erziehungsstile in eine Ordnung zu bringen. Daraus sind viele verschiedene Ordnungssysteme und Bezeichnungen entstanden.

Ein Versuch der systematischen Ordnung von Erziehungsstilen stammt vom deutschen Bildungswissenschaftler **Klaus Hurrelmann**. Dieser teilt die Erziehungsstile anhand von zwei Dimensionen ein: Die eine Dimension betrifft das Ausmaß der elterlichen Autorität, die andere Dimension bezieht sich darauf, wie stark die Bedürfnisse des Kindes berücksichtigt werden. Kombiniert man diese beiden Dimensionen, so erhält man vier unterschiedliche Erziehungsstile bzw. einen Mischtyp in der Mitte, wie die unten stehende Grafik zeigt. Die einzelnen Stile sollen in der Folge näher beschrieben werden (Hurrelmann 2006):

Klaus Hurrelmann (*1944) ist ein deutscher Wissenschaftler, der aktuell an der Hertie School of Governance in Berlin eine Professur für Public Health and Education innehat.

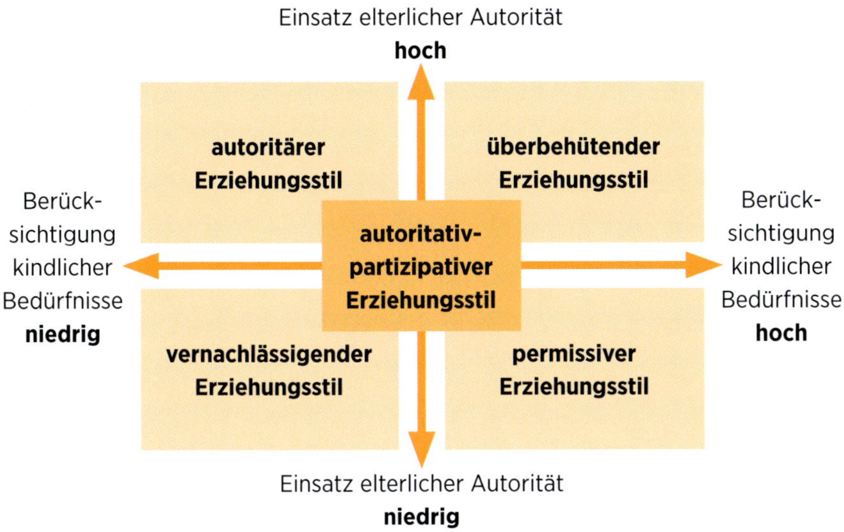

Abbildung 28
Übersicht zu Erziehungsstilen nach Hurrelmann (2006)

5.1.1 Autoritärer Erziehungsstil

Von **autoritärem** Erziehungsstil kann dann gesprochen werden, wenn die elterliche Autorität als sehr hoch und gleichzeitig die Berücksichtigung der kindlichen Bedürfnisse als sehr niedrig eingestuft werden.

autoritär
unbedingten Gehorsam fordernd

Der Begriff „Autorität“ beschreibt die Macht, das Ansehen, die Geltung und den Einfluss einer Person gegenüber anderen. Im Mittelpunkt dieses Erziehungsstils stehen demnach die Einhaltung von Regeln und die Durchsetzung der Autorität der Eltern mit dem Ziel der Kontrolle über das Kind (Keller et al. 1995).

Es kann immer zwischen drei Arten von Autorität unterschieden werden (ebd.):

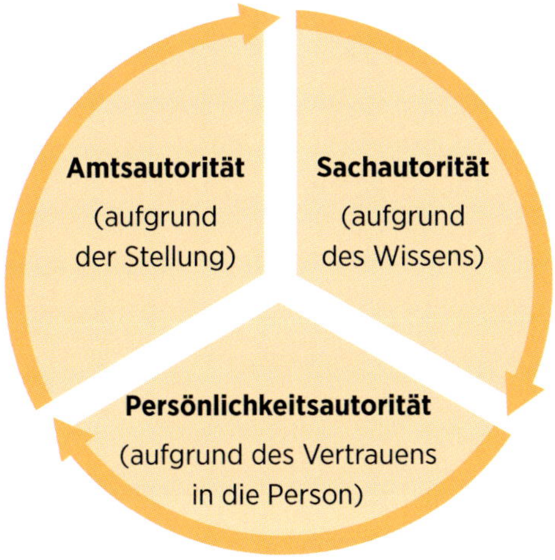

Abbildung 29
Arten von Autorität

Ein gewisser Grad an Autorität ist eine Grundvoraussetzung für eine erfolgreiche Erziehung. Da das Kind erst lernen muss, sich in der Gesellschaft zurechtzufinden, ist es auf Erziehende angewiesen, die das notwendige Wissen mitbringen. Natürlich wird die Notwendigkeit von Sachautorität von Kindern oft nicht gern gesehen. Heute bestehen Autoritätsverhältnisse zwischen Eltern und Kindern selten nur mehr aufgrund des Amtes (Vater, Lehrerin etc.). Sowohl das Vertrauen als auch das nötige Sachwissen müssen zusätzlich gegeben sein (ebd.).

Autoritäres Verhalten bezeichnet hingegen jede Art von Handlungen, bei der die Macht einer Person dazu ausgenützt wird, um andere zu bestimmten Tätigkeiten zu zwingen. Diese Art von Handlung kann auch als Ausgleich dazu fungieren, dass eine Person zu wenig Autorität besitzt, durch die sich andere automatisch beugen würden (ebd.). Das Klima zwischen Eltern und Kind ist in diesem Rahmen eher als kalt und feindselig einzustufen. Außerdem werden Bestrafungen für falsches Verhalten eingesetzt (Bernhard 2021).

5.1.2 Permissiver Erziehungsstil

Von permissivem Erziehungsstil kann hingegen dann die Rede sein, wenn die elterliche Autorität sehr gering ist und gleichzeitig die kindlichen Bedürfnisse sehr stark berücksichtigt werden.

> Das Wort „permissiv" bedeutet „gewährend" oder auch „erlaubend". Dementsprechend ist dann von permissivem Erziehungsverhalten die Rede, wenn die Erziehenden pädagogisch so wenig wie möglich in die Entwicklung des Kindes eingreifen wollen.

Ein Kind soll sich hier frei nach seiner Natur entwickeln können. Daher soll es auch keine Regeln, Strukturen, Kontrollen oder Strafen geben. Die Erziehenden stehen dem kindlichen Verhalten mit großer Toleranz und Akzeptanz gegenüber. Es werden kaum Grenzen gesetzt.

Eine besonders starke Ausprägung des permissiven Erziehungsstils ist der sogenannte „Laissez-faire-Stil", was wörtlich so viel bedeutet wie „treiben lassen". Dieser Erziehungsstil ist dadurch gekennzeichnet, dass man Kindern eher gleichgültig gegenübertritt und ihr Tun in keinerlei Weise beeinflusst wird. Erziehende treten hier eher passiv auf, Kinder werden in ihrem Handeln mehr oder weniger sich selbst überlassen.

5.1.3 Überbehütender Erziehungsstil

Sind sowohl die elterliche Autorität gegenüber dem Kind als auch die Berücksichtigung kindlicher Bedürfnisse im Erziehungsverhalten stark ausgeprägt, spricht man vom überbehütenden Erziehungsstil. Im Zentrum dieses Erziehungsstils steht große Fürsorge gegenüber dem Kind. Diese geht so weit, dass Kinder auch dann, wenn sie zur Selbstständigkeit erzogen werden sollten, von Eltern große Unterstützung erhalten.

5.1.4 Vernachlässigender Erziehungsstil

Im Gegensatz dazu kann man vom vernachlässigenden Erziehungsstil sprechen, wenn sowohl Autorität als auch das Miteinbeziehen des Kindes sehr gering ausgeprägt sind. Das bedeutet, dass die Eltern dem Kind eher zurückweisend und nicht kontrollierend gegenübertreten. Die Eltern bringen nur sehr wenig Zeit und Mühe für die Interaktion mit dem Kind auf, die Beziehung wird demnach eher distanziert ausfallen.

5.1.5 Autoritativ-partizipativer Erziehungsstil

Der autoritativ-partizipative Erziehungsstil steht in der Mitte der Grafik, ist also dann gegeben, wenn sowohl die elterliche Autorität als auch die Berücksichtigung der kindlichen Bedürfnisse mittelstark ausgeprägt sind. Er ist sozusagen eine Mischform aus allen anderen Stilen und trägt dementsprechend auch Elemente der anderen Stile in sich.

autoritativ
sich auf echte Autorität stützend, maßgebend

partizipativ
unter Beteiligung der Betroffenen

Dieser **Erziehungsstil** kann als abgeschwächte Form des autoritären Erziehungsstils betrachtet werden. Auch bei diesem Stil geht es hauptsächlich um die Anforderungen, die Eltern an ihre Kinder stellen. Hier kommt aber eine Begründung des Willens der Eltern hinzu, Ziel ist dabei die Förderung der Eigeninitiative und Autonomie eines Kindes (Bernhard 2021).

Mit der zusätzlichen Bezeichnung des Stils als partizipativ wird deutlich, dass der Erziehungsprozess partnerschaftlich, also unter Beteiligung sowohl der Eltern als auch der Kinder ablaufen soll. Keine der beiden Seiten soll dabei die Beziehung stärker dominieren, wie bei manchen zuvor beschriebenen Stilen. Die Bedürfnisse von beiden Seiten sollten relevant sein.

Dieser Stil zeichnet sich dadurch aus, dass die Eltern zwar Kontrolle über ihr Kind ausüben, gleichzeitig aber große Akzeptanz gegenüber dem kindlichen Tun zeigen. Zu den hohen Anforderungen kommt ein hohes Maß an Unterstützung hinzu. Außerdem besteht zwischen Erziehenden und Erzogenen eine sehr offene Kommunikation, wobei beide Standpunkte Gehör finden sollen.

Auch im Bereich der Gesundheits- und Krankenpflege gibt es Führungspersonen, die unterschiedliches Verhalten gegenüber ihren Mitarbeiterinnen anwenden. Ebenso sind Pflegende gegenüber Betreuten häufig in der Situation, dass sie pädagogisch handeln.

Überlegen Sie, in welchen Bereichen oder Situationen die unterschiedlichen Erziehungsstile im Bereich der Gesundheits- und Krankenpflege vorkommen können. Welche Auswirkungen könnte die Anwendung verschiedener Verhaltensmuster in diesem Bereich haben?

5.2 Weitere Dimensionen erzieherischen Handelns

Eduard Spranger (1882–1963), deutscher Philosoph, Pädagoge und Psychologe. Er hat maßgeblich zur Etablierung der Pädagogik als akademische Disziplin beigetragen.

Der Pädagoge **Eduard Spranger** hat neben den oben beschriebenen Dimensionen noch einige weitere Stile genannt, nach denen erzieherisches Handeln unterteilt werden kann. Auch diese treten nie in reiner Form auf, sondern immer nur in Kombination mit anderen Verhaltensweisen (Weber 1974).

Abbildung 30
Weitere Erziehungsstile

Weltnah	Isolierend
▸ Zöglinge sollen von Beginn an mit der Realität konfrontiert werden ▸ alltägliche Momente werden als Erziehungsmöglichkeiten genutzt ▸ Nachahmen und Mitmachen mit Erwachsenen spielen eine wichtige Rolle ▸ z. B. Lehre	▸ Zöglinge sollen von den Anforderungen der Wirklichkeit ferngehalten werden ▸ zuerst sollen die Fähigkeiten erworben werden, die zum alltäglichen Leben notwendig sind ▸ Schonung ▸ z. B. Schule
Vorgreifend	**Entwicklungstreu**
▸ Ziel ist es, eine möglichst frühe geistige Reife zu erreichen ▸ Kindheit und Jugend werden als Durchgangsstadium angesehen	▸ alle Entwicklungsschritte sollen vom Kind aus initiiert werden ▸ Schonzeit zum Reifen des Kindes
Uniform	**Individualisierend**
▸ alle sollen gleich behandelt werden ▸ von allen soll das Gleiche gefordert werden ▸ Anpassungs- und Kooperationsfähigkeit werden gefördert	▸ auf die Besonderheiten der Einzelnen soll Rücksicht genommen werden ▸ Ziel ist die optimale Entfaltung der subjektiven Möglichkeiten von Einzelnen ▸ Einmaligkeit, Unverwechselbarkeit werden gefördert

5.3 Auswirkungen verschiedener Erziehungs- bzw. Führungsstile

Nachdem nun eine Reihe von unterschiedlichen Erziehungsstilen beschrieben wurde, soll es in der Folge darum gehen, welche Auswirkungen die Anwendung dieser Verhaltensmuster auf Kinder oder auch Erwachsene haben kann. Die Autoren und Autorinnen der im Folgenden beschriebenen Untersuchungen haben jeweils eigene Einteilungen von Erziehungs- und Führungsstilen vorgenommen und deren Auswirkungen untersucht.

5.3.1 Die Untersuchungen von Kurt Lewin

Der Psychologe Kurt Lewin war einer der Mitbegründer der Theorien über Erziehungsstile. In einem bekannten Experiment versuchte er im Rahmen eines Ferienlagers herauszufinden, wie sich unterschiedliche Stile der Gruppenleiterinnen auf das Zusammenleben und die Arbeit der verschiedenen Gruppen auswirkten. Dabei sollten die Gruppenleiter jeweils einen der drei unten stehenden Stile anwenden. In der Folge wurde beobachtet, wie sich das Verhalten der Gruppen dadurch beeinflussen lässt (Weber 1974).

Kurt Lewin (1890–1947), aus Polen stammender Psychologe, der sich besonders in der Sozialpsychologie einen Namen gemacht hat.

Autokratisch	Demokratisch	Laissez-faire
▸ Leitung legt alle Richtlinien fest und bestimmt das gesamte Vorgehen ▸ Vorgaben werden immer nur für die nächsten Schritte gemacht ▸ der große Gesamtplan bleibt verborgen ▸ Distanz zur Gruppe	▸ Vorgehensweise wird in Gruppendiskussion festgelegt ▸ Verantwortung trägt die Gruppe ▸ Führungsperson hat beratende Funktion, liefert Lösungsmöglichkeiten ▸ Leitung erscheint als Gruppenmitglied ▸ jede Person hat einen Beitrag zu leisten, damit die Gruppe funktioniert	▸ keine Beeinflussung oder Versuch der Veränderung der Gruppenmitglieder ▸ Passivität der Leitungsperson ▸ alles wird der Gruppe überlassen ▸ Informationen werden nur auf Verlangen gegeben

Abbildung 31
Führungsstile nach Kurt Lewin

In jenen Gruppen, bei denen der autokratische Führungsstil angewendet wurde, zeigte sich ein sehr passives Verhalten der Gruppenmitglieder. Es konnte wenig spontanes Verhalten entstehen. Vielmehr wurden die Anweisungen der Leitungspersonen abgewartet. Unter Anwendung dieses

Stils zeigten sich außerdem wenig Individualität der Beteiligten und eine eher angespannte, konfliktreiche, aggressive Atmosphäre. Die Mitglieder der Gruppe fühlten sich auch nur wenig zusammengehörig.

Dort, wo der demokratische Führungsstil zur Anwendung kam, zeigten sich deutlich mehr spontanes Verhalten und mehr Initiativen der Teilnehmenden. Es traten die unterschiedlichsten Verhaltensweisen auf, die aber immer konstruktiv waren. Außerdem waren die Beteiligten deutlich zufriedener und hatten auch ein sehr positives Verhältnis zur Leitungsperson. Die Gruppenmoral war sehr hoch, ebenso wie die gegenseitige Bereitschaft, einander zu helfen.

Die Anwendung des Laissez-faire-Führungsstils schließlich brachte große Unzufriedenheit mit sich. Durch die Passivität der Führungsperson kam nur wenig zustande. Es herrschte große Unzufriedenheit, die Situation wurde auch als zu frei empfunden. Dies brachte zudem eine starke Gereiztheit und fehlenden Zusammenhalt der Gruppenmitglieder mit sich.

5.3.2 Dominativer und integrativer Stil

Die Forschungen von Kurt Lewin wurden von vielen Forschenden fortgesetzt. So untersuchte etwa der US-amerikanische Wissenschaftler H. H. Anderson in den 1940er Jahren an einer Vielzahl von Schulen, wie sich unterschiedliches Führungsverhalten auf die Schüler auswirkte. Die beiden Dimensionen der Erziehung, die er dazu verwendete, leiteten sich von Lewins Stilen ab. Aus dem autokratischen Stil wurde hierbei der dominante Stil, der demokratische Stil wurde zum integrativen Stil (Raithel et al. 2009).

Die unten stehende Grafik stellt die beiden Stile und deren Auswirkungen dar. Es zeigt sich deutlich, wie sehr das Verhalten von Erziehenden das Verhalten der Erzogenen beeinflusst. Andersons Studien veranschaulichen, dass dominantes Verhalten bei den Schülern und Schülerinnen eher Angst und Aggression auslöste, während integratives Verhalten der Lehrkräfte eher Aktivität und Kooperation mit sich brachte.

Abbildung 32
Auswirkungen der Führungsstile nach H. H. Anderson

Dominantes Verhalten

- rigorose Lenkung
- Tadel, Verwarnung
- Drohung, Strafen
- Kritik, Zurechtweisung
- Vorwurf, Missbilligung
- Ermahnung und Befehle
- keine Rücksicht auf Bedürfnisse

Angst – Aggression

- Widerstand
- Aggression gegenüber anderen Kindern
- Nervosität
- Zappeln
- Passivität
- apathische Reaktionen

Integratives Verhalten	**Aktivität – Kooperation**
▸ wenig Lenkung	▸ Berichte über eigene Erfahrungen
▸ freundliche Haltung	▸ spontanes Handeln
▸ Meinungen der Kinder akzeptieren	▸ Mitarbeit
▸ Lob	▸ kaum Widerstand
▸ Ermunterung zur Formulierung von eigenen Vorschlägen	▸ wenig Aggression
	▸ wenig Nervosität

5.3.3 Autokratischer und sozialintegrativer Stil

Auch das deutsche Psychologen-Ehepaar Reinhard und Anne-Marie Tausch beschäftigte sich intensiv mit den Auswirkungen des Lehrerverhaltens auf die Schüler (Keller et al. 1995).

Die beiden Forschenden nannten die untersuchten Dimensionen von Führungsstilen den **sozialintegrativen** und den **autokratischen** Stil.

sozialintegrativer Stil
Mitbestimmung aller Beteiligten ist möglich

autokratischer Stil
uneingeschränkte (Allein-) Herrschaft einer Person

Sozial-integrativer Stil

- Echtheit – Aufrichtigkeit (natürlich, ehrlich)
- Achtung – Wärme – Rücksichtnahme (wertschätzend, ermutigend)
- vollständiges Verstehen (nichtwertend, auf Gefühle eingehend)
- fördernde, nichtdirigierende Aktivitäten (anregend, unterstützend)

→ **gesunde Entwicklung von Kindern wird gefördert**

Auto-kratischer Stil

- Unechtheit – Fassadenhaftigkeit (gekünstelt, routinemäßig)
- Missachtung – Kälte – Härte (geringschätzig, entmutigend)
- kein Verstehen (Belehrungen, Missachtung der Gefühle)
- keine fördernden, nichtdirigierenden Aktivitäten (keine Angebote, Vorschläge, Anregungen)
- starke Lenkung (befehlen, anordnen, verbieten, kontrollieren)

→ **gesunde Entwicklung von Kindern wird gefördert**

Abbildung 33
Auswirkungen der Führungsstile nach Tausch/Tausch

Beispiele

Die beiden Führungsstile „sozialintegrativ" und „autokratisch" können nicht nur in Schulklassen, sondern auch im Handeln zwischen Pflegenden und Gepflegten auftreten.

Zeigt ein Krankenpfleger etwa in einem Gespräch mit einer Patientin wenig Verständnis für die Situation der Gepflegten, so kann man vom autokratischen Stil sprechen. Hinzu kommt, dass bei Anwendung dieses Stils Pflegende hauptsächlich mit Belehrungen, Befehlen und Kontrolle über Patienten arbeiten.

Für den sozialintegrativen Stil wäre es z.B. typisch, wenn eine Krankenpflegerin sehr wertschätzend mit ihren Patienten umgeht und eher anregend und unterstützend als befehlend auftritt.

Wie die Grafik zeigt, wirkte sich der integrative Stil positiv, der autokratische Stil eher negativ auf die gesunde Entwicklung von Kindern aus. Was führt nun aber zu diesen unterschiedlichen Auswirkungen? Die beiden untersuchten Stile unterscheiden sich einerseits hinsichtlich der Stärke der Lenkung durch die Führungsperson, auf der anderen Seite hinsichtlich des emotionalen Umgangs miteinander.

Im **sozialintegrativen** Führungsstil übt die Führungsperson nur **wenig Lenkung** auf die Geführten aus. Dadurch können sich die Beteiligten stärker in die Situation einbringen, wodurch Zufriedenheit und Sicherheit entstehen. Auch ist zu beobachten, dass vermehrt freundlichere Beziehungen sowohl zu den Führungspersonen als auch untereinander entstehen können. Außerdem zeigt sich stärkeres Interesse an den Inhalten, um die es geht.

Der **sozialintegrative Stil** zeichnet sich darüber hinaus durch **hohe Wertschätzung** des Gegenübers aus. Dadurch können bei den Geführten auch größere Selbstachtung und mehr Selbstvertrauen entstehen. Durch die geringeren Spannungen untereinander kann das wertschätzende Verhalten übernommen werden.

Der **autokratische** Stil ist hingegen von **starker Lenkung** durch die Führungsperson geprägt. Dadurch entsteht zwangsläufig eine größere Abhängigkeit von Erwachsenen, die zu Spannungen, Reizbarkeit und sogar Aggressivität führen kann.

Was den emotionalen Umgang im **autokratischen** Stil betrifft, ist eher von **Geringschätzung** zu sprechen. Dies löst häufig Angst und Unsicherheit bei den Geführten aus, aber auch Ablehnung und Abhängigkeit.

5.4 Vertiefung des Lernstoffes

Zusammenfassung

Unter dem Begriff „Erziehungsstil" versteht man ein Bündel an Verhaltensweisen, die einem bestimmten Muster folgen. Allerdings handelt es sich dabei nur um eine theoretische Einteilung von Verhaltensmöglichkeiten – und nicht um praktisches Verhalten. Außerdem treten Erziehungsstile immer in Mischformen auf.

Erziehungsstile lassen sich z. B. nach dem Ausmaß der elterlichen Autorität und der Stärke der Berücksichtigung der kindlichen Bedürfnisse einteilen. Daraus ergeben sich der „autoritäre Erziehungsstil", bei dem die Einhaltung von Regeln und die Kontrolle im Mittelpunkt stehen, und der „permissive Erziehungsstil", der durch so wenig pädagogische Eingriffe wie möglich gekennzeichnet ist. Weiters lassen sich der „überbehütende" und der „vernachlässigende Erziehungsstil" unterscheiden. Der „autoritativ-partizipative Erziehungsstil" stellt eine Mittelform aller anderen Stile dar.

Außerdem kann Erziehung eher weltnah oder isolierend ablaufen, in der Entwicklung vorgreifen oder entwicklungstreu sein bzw. alle zu Erziehenden uniform oder individualisierend behandeln.

Unterschiedliche Untersuchungen geben Auskunft darüber, wie sich verschiedene Führungsstile auf die Geführten auswirken. Kurt Lewin zeigte in seinen Untersuchungen von Gruppen, dass ein „autokratischer Führungsstil" eher Konflikte, Aggression und wenig spontanes Verhalten bewirkte. „Demokratisches Führungsverhalten" veranlasste die Teilnehmenden zu größerer Gruppenmoral und konstruktiverem Verhalten. Der „Laissez-faire-Stil" hingegen brachte eher Gereiztheit und fehlenden Zusammenhalt mit sich.

Auch der amerikanische Forscher H. H. Anderson fand heraus, dass dominatives Verhalten Angst und Aggression auslöst, während integratives Verhalten eher zu Aktivität und Kooperation führt.

Ebenso zeigen die Studien von Reinhard und Anne-Marie Tausch in verschiedenen Schulen, dass sozialintegratives Verhalten der Führungspersonen eine gesunde Entwicklung von Kindern eher fördert. Autokratisches Verhalten stört die gesunde Entwicklung hingegen bzw. hemmt sie.

Zum Üben

1. Was versteht man unter dem Begriff „Erziehungsstil"?
2. Nach welchen Dimensionen kann man Klaus Hurrelmanns Erziehungsstile einteilen?
3. Versuchen Sie, die Unterschiede zwischen autoritärem, permissivem, überbehütendem, vernachlässigendem und autoritativ-partizipativem Erziehungsstil zu erklären.
4. Welche weiteren Dimensionen erzieherischen Handelns führt Eduard Spranger an?
5. Welche Auswirkungen verschiedener Erziehungsstile kennen Sie? Führen Sie die Ergebnisse der Untersuchungen von Lewin, Anderson und Tausch/Tausch an.

Zum Nachlesen

Hurrelmann, Klaus (2021): Einführung in die Sozialisationstheorie. 14. Auflage. Beltz.

Tausch, Reinhard/Tausch, Anne-Marie (1998): Erziehungs-Psychologie. Begegnung von Person zu Person. Hogrefe.

Literaturverzeichnis

Teil I Grundlagen der Psychologie

BMFG – Bundesministerium für Frauen und Gesundheit (2016): Liste der Klinischen Psychologinnen und Klinischen Psychologen. klinischepsychologie.ehealth.gv.at (26.9.2016)

Bowlby, John (1975): Bindung. Eine Analyse der Mutter-Kind-Beziehung. Kindler.

Brehm, Sharon/Brehm, Jack W. (1981): Psychological Reactance: A Theory of Freedom and Control. Academic Press.

Erikson, Erik H. (1988): Der vollständige Lebenszyklus. Suhrkamp.

Freud, Anna (1936): Das Ich und die Abwehrmechanismen. Neuauflage. Fischer Taschenbuch.

Freud, Sigmund (1917): Vorlesungen zur Einführung in die Psychoanalyse. Neuauflage. Fischer Taschenbuch.

Gerrig, Richard (2015): Psychologie. Pearson.

Hausmann, Clemens (2011): Das erste Jahr in der Pflege. Wege in den Pflegeberuf. Facultas.

Hausmann, Clemens (2021): Interventionen der Notfallpsychologie. Was man tun kann, wenn das Schlimmste passiert. 2., überarb. Auflage. Facultas.

Jonas, Klaus/Stroebe, Wolfgang/Hewstone, Miles (2014): Sozialpsychologie. 6. Auflage. Springer.

Lück, Helmut/Guski-Leinwand, Susanne (2014): Geschichte der Psychologie: Strömungen, Schulen, Entwicklungen. 7. Auflage. Kohlhammer.

Maslow, Abraham H. (1981): Motivation und Persönlichkeit. Rowohlt.

Mehta, Gerda (Hrsg.) (2004): Die Praxis der Psychologie. Springer.

Psychologengesetz (2013): Bundesgesetzblatt für die Republik Österreich.

Roth, Gerhard/Strüber, Nicole (2014): Wie das Gehirn die Seele macht. Klett-Cotta.

Sagerschnig, Sophie (2014): Psychotherapie, Klinische Psychologie, Gesundheitspsychologie.

Satir, Virginia (20047): Kommunikation. Selbstwert. Kongruenz. Konzepte und Perspektiven familientherapeutischer Praxis. Junfermann.

Sbz Schulungsbedarf-Handelsges. m. b. H. (Hrsg.) (1993): Psychologie. Bd. 1, Folienbuch.

Schandry, Rainer (2016): Biologische Psychologie. 4. Auflage. Beltz.

Schneider, Wolfgang & Lindenberger, Ulman (Hrsg.) (2012): Entwicklungspsychologie. 7. Auflage. Beltz.

Seligman, Martin E. P. (20002): Erlernte Hilflosigkeit. Beltz.

Spering, Miriam/Schmidt, Thomas (2012): Allgemeine Psychologie 1 kompakt: Wahrnehmung, Aufmerksamkeit, Denken, Sprache. 2. Auflage. Beltz.

Spitz, René A. (2005): Vom Säugling zum Kleinkind. Naturgeschichte der Mutter-Kind-Beziehung im ersten Lebensjahr. Klett-Cotta.

Statistik der Berufsgruppen 1991–2013. Wien: Bundesministerium für Gesundheit.

Weiner, Bernhard (1994): Motivationspsychologie. Beltz.

Wüstner, Kerstin (2001). Subjektive Krankheitstheorien. PPmP – Psychotherapie · Psychosomatik · Medizinische Psychologie, 51, S. 308–319.

Teil II Grundlagen der Soziologie

Abels, Heinz (2019a): Einführung in die Soziologie. Band 1: Der Blick auf die Gesellschaft. Springer VS.

Abels, Heinz (2019b): Einführung in die Soziologie. Band 2: Die Individuen in ihrer Gesellschaft. Springer VS.

Abraham, Martin/Büschges, Günter (2009): Einführung in die Organisationssoziologie. Verlag für Sozialwissenschaften.

Amann, Anton (1996): Soziologie. Ein Leitfaden zu Theorien, Geschichte und Denkweisen. Böhlau.

Antweiler, Christof (2016): Kultur. In: Kopp, Johannes/Steinbach Anja (Hrsg.): Grundbegriffe der Soziologie. Springer VS, S. 184–188.

Bahrdt, Hans Paul (2003): Schlüsselbegriffe der Soziologie. Eine Einführung mit Lehrbeispielen. C. H. Beck.

Beckers, Tilo (2016): Werte. In: Kopp, Johannes/Steinbach Anja (Hrsg.): Grundbegriffe der Soziologie. Springer VS, S. 306–309.

Büchner, Peter (1985): Einführung in die Soziologie der Erziehung und des Bildungswesens. Wissenschaftliche Buchgesellschaft.

Bundesministerium für Soziales, Gesundheit, Pflege und Konsumentenschutz (2020): COVID-19: Analyse der sozialen Lage in Österreich. Online: www.sozialministerium.at/dam/sozialministeriumat/Anlagen/Services/News/2020/Downloads/BMSGPK_Analyse-der-sozialen-Lage.pdf (2.4.2022)

Cooley, Charles Horton (1962): Social organization: a study of the larger mind. Schocken Books.

Eder, Anselm (2008): Was ist Soziologie? Bekenntnisse von einem, der es auch nicht weiß. facultas.

Garfinkel, Harold (1994): Studies in ethnomethodology. Polity Press.

Geulen, Dieter/Veith, Hermann (2020): Sozialisation. In: Joas, Hans/Mau Steffen (Hrsg.): Lehrbuch der Soziologie. Campus. S. 209–241.

Giddens, Anthony/Fleck, Christian/Egger de Campo, Marianne (2009): Soziologie. Nausner & Nausner.

Goffman, Erving (1975): Stigma. Über Techniken der Bewältigung beschädigter Identität. Suhrkamp.

Goffman, Erving (1986): Interaktionsrituale. Über Verhalten in direkter Kommunikation. Suhrkamp.

Goffman, Erving (2001): Interaktion und Geschlecht. Campus.

Goffman, Erving (2011): Wir alle spielen Theater. Die Selbstdarstellung im Alltag. Piper.

Grundmann, Matthias (1992): Familienstruktur und Lebensverlauf. Historische und gesellschaftliche Bedingungen individueller Entwicklung. Campus.

Grundmann, Matthias (2006): Sozialisation. Skizze einer allgemeinen Theorie. UVK.

Haindorfer, Raimund/ Schlechter, Maria/Seewann, Lena (Hrsg.) (2019): Soziologische Momente im Alltag. Von der Sauna bis zur Kirchenbank. new academic press.

Häußermann, Hartmut (Hrsg.) (2000): Großstadt. Soziologische Stichworte. Leske & Budrich.

Heritage, John (1992): Garfinkel and ethnomethodology. Polity Press.

Hurrelmann, Klaus (2006): Einführung in die Sozialisationstheorie. Beltz.

Hurrelmann, Klaus/Richter, Matthias (2013): Gesundheits- und Medizinsoziologie. Eine Einführung in sozialwissenschaftliche Gesundheitsforschung. Juventa.

Jahoda, Marie/Lazarsfeld, Paul. F./Zeisel, Hans (1960): Die Arbeitslosen von Marienthal. Ein soziographischer Versuch über die Wirkungen langandauernder Arbeitslosigkeit. edition suhrkamp.

Joas, Hans/Mau Steffen (Hrsg.) (2020): Lehrbuch der Soziologie. Campus.

Kopp, Johannes/Steinbach Anja (Hrsg.) (2016): Grundbegriffe der Soziologie. Springer VS.

Kröll, Friedhelm (2009): Einblicke. Grundlagen sozialwissenschaftlicher Denkweisen. Braumüller.

Kronauer, Martin (2000): Armut. In: Häußermann, Hartmut (Hrsg.): Großstadt. Soziologische Stichworte. Leske & Budrich, S. 13–27.

Mau, Steffen/Verwiebe, Roland (2020): Soziale Ungleichheit und Sozialstruktur. In: Joas, Hans/Mau, Steffen (Hrsg.): Lehrbuch der Soziologie. Campus, S. 347–378.

Newcomb, Theodore M. (1959): Sozialpsychologie. Hain.

Rehberg, Karl-Siegbert/Moebius Stephan (2020): Kultur. In: Joas, Hans/Mau, Steffen (Hrsg.): Lehrbuch der Soziologie. Campus, S. 133–170.

Richter, Rudolf (2016): Soziologische Paradigmen. Eine Einführung in klassische und moderne Konzepte. WUV Universitätsverlag.

Schäfers, Bernhard (2016): Soziologie. In: Kopp, Johannes/Steinbach Anja (Hrsg.): Grundbegriffe der Soziologie. Springer VS, S. 312–316.

Scherr, Albert (2016): Sozialisation. In: Kopp, Johannes/Steinbach Anja (Hrsg.): Grundbegriffe der Soziologie. Springer VS, S. 306–309.

Schimank, Uwe (2020): Gruppen und Organisationen. In: Joas, Hans/Mau, Steffen (Hrsg.): Lehrbuch der Soziologie. Campus, S. 321–346.

Schneider, Hans Dieter (1985): Kleingruppenforschung. Teuber.

Schulz, Wolfgang (2008): Soziologie. Für Studierende der Sozialwissenschaften, Wirtschaftswissenschaften, Rechtswissenschaften. Neuer wissenschaftlicher Verlag.

Schütz, Alfred (1972): Gesammelte Aufsätze. Band 2: Studien zur soziologischen Theorie. Martinus Nijhoff.

Secord, Paul F./Backman, Carl W. (1997): Sozialpsychologie. Klotz.

Siegrist, Johannes (2005): Medizinische Soziologie. Urban & Fischer.

Simmel, Georg (1992): Soziologie. Untersuchungen über die Formen der Vergesellschaftung. Gesamtausgabe. Band 11. Suhrkamp.

Statistik Austria (2022): Armut und soziale Eingliederung – FAQs. EU-SILC 2021. Online: https://www.statistik.at/fileadmin/pages/338/FAQs_Armut_April2022.pdf (13.6.2022).

Statistik Austria (2021a): Statistisches Jahrbuch Österreichs 2022. Verlag Österreich.

Statistik Austria (2021b): Tabellenband EUSILC 2020. Einkommen, Armut und Lebensbedingungen. Online: https://www.statistik.at/fileadmin/pages/338/Tabellenband_EUSILC_2020.pdf (13.6.2022).

Steinbach, Anja/Hank, Karsten (2020): Familie. In: Joas, Hans/Mau Steffen (Hrsg.): Lehrbuch der Soziologie. Campus. S. 209–241.

Weber, Max (1972): Wirtschaft und Gesellschaft. Grundriss der verstehenden Soziologie. Mohr.

Weber, Max (1973): Soziologie. Universalgeschichtliche Analysen. Politik. Kröner.

Weber, Max (1984): Soziologische Grundbegriffe. Mohr.

Weymann, Ansgar (2020): Interaktion, Sozialstruktur und Gesellschaft. In: Joas, Hans/Mau, Steffen (Hrsg.): Lehrbuch der Soziologie. Campus, S. 171–207.

Teil III Grundlagen der Pädagogik

Benner, Dietrich (2005): Systematische Pädagogik. In: Lenzen, Dieter (Hrsg.): Pädagogische Grundbegriffe. Band 2. Jugend – Zeugnis. Rowohlt, S. 1.231–1.246.

Bernhard, Armin (2021): Pädagogisches Denken. Einführung in allgemeine Grundlagen der Erziehungs- und Bildungswissenschaft. Schneider.

Bokelmann, Hans (1970): Pädagogik, Erziehung, Erziehungswissenschaft. In: Speck, Josef/Wehle, Gerhard (Hrsg.): Handbuch pädagogischer Grundbegriffe. Kösel, S. 178–267.

Braun, Walter (1997): Einführung in die Pädagogik. Peter Athmann.

Brenzinka, Wolfgang (1990): Grundbegriffe der Erziehungswissenschaft. Reinhardt.

Büchner, Peter (1985): Einführung in die Soziologie der Erziehung und des Bildungswesens. Wissenschaftliche Buchgesellschaft.

Geißler, Harald (2005): Unterricht. In: Lenzen, Dieter (Hrsg.): Pädagogische Grundbegriffe. Band 2. Jugend – Zeugnis. Rowohlt, S. 1.538–1.543.

Giesecke, Hermann (2015): Pädagogik als Beruf. Grundformen pädagogischen Handelns. Juventa.

Gudjons, Herbert/Traub, Silke (2020): Pädagogisches Grundwissen. Überblick – Kompendium – Studienbuch. Klinkhardt.

Haan, de Gerhard (2005): Beratung. In: Lenzen, Dieter (Hrsg.): Pädagogische Grundbegriffe. Band 1. Aggression – Interdisziplinarität. Rowohlt, S. 160–166.

Heger, Rolf Joachim (2004): Erwachsenenbildung. In: Lenzen, Dieter (Hrsg.): Pädagogische Grundbegriffe. Band 1. Aggression – Interdisziplinarität. Rowohlt, S. 407–424.

Heidbrink, Horst/Lück, Helmut E. (2004): Erziehungs-/Unterrichtsstil. In: Lenzen, Dieter (Hrsg.): Pädagogische Grundbegriffe. Band 1. Aggression – Interdisziplinarität. Rowohlt, S. 469–481.

Hörner, Wolfgang/Drinck, Barbara/Jobst, Solvejg (2010): Bildung, Erziehung, Sozialisation. Grundbegriffe der Erziehungswissenschaft. Budrich.

Hurrelmann, Klaus (2006): Einführung in die Sozialisationstheorie. Beltz.

Keller, Josef A./Novak, Felix (1995): Kleines Pädagogisches Wörterbuch. Grundbegriffe – Praxisorientierungen – Reformideen. Herder.

Koller, Hans Christoph (2004): Grundbegriffe, Theorien und Methoden der Erziehungswissenschaft. Eine Einführung. Kohlhammer.

Lenzen, Dieter (Hrsg.) (2004a): Erziehungswissenschaft. Ein Grundkurs. Rowohlt.

Lenzen, Dieter (Hrsg.) (2004b): Pädagogische Grundbegriffe. Band 1. Aggression – Interdisziplinarität. Rowohlt.

Lenzen, Dieter (Hrsg.) (2005): Pädagogische Grundbegriffe. Band 2. Jugend – Zeugnis. Rowohlt.

Marx, Rita (2005): Sonderpädagogik. In: Lenzen, Dieter (Hrsg.): Pädagogische Grundbegriffe. Band 2. Jugend – Zeugnis. Rowohlt, S. 1.392–1.408.

Raithel, Jürgen/Dollinger, Bernd/Hörmann, Georg (2009): Einführung Pädagogik. Begriffe – Strömungen – Klassiker – Fachrichtungen. Verlag für Sozialwissenschaften.

Riedel, Klaus (2005): Schulpädagogik. In: Lenzen, Dieter (Hrsg.): Pädagogische Grundbegriffe. Band 2. Jugend – Zeugnis. Rowohlt, S. 1.392–1.408.

Speck, Josef/Wehle, Gerhard (Hrsg.) (1970): Handbuch pädagogischer Grundbegriffe. Kösel.

Tausch, Reinhard & Tausch, Anne-Marie (1998): Erziehungs-Psychologie. Begegnung von Person zu Person. Hogrefe.

Treml, Alfred K. (2000): Allgemeine Pädagogik. Grundlagen, Handlungsfelder und Perspektiven der Erziehung. Kohlhammer.

Weber, Erich (1974): Erziehungsstile. Ludwig Auer.

Stichwort- und Namensverzeichnis

Abbildungsverzeichnis

Teil I Grundlagen der Psychologie

Teil II Grundlagen der Soziologie

Teil III Grundlagen der Pädagogik